Fördern durch Pflege bei schweren Hirnschädigungen

Frank Riehl

Fördern durch Pflege bei schweren Hirnschädigungen

Connected Care® Concept

Mit 95 Abbildungen

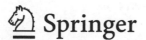 Springer

Frank Riehl
Frank Riehl Institut
Kronshagen
Deutschland

ISBN-13 978-3-642-30259-6   ISBN 978-3-642-30260-2 (eBook)
DOI 10.1007/978-3-642-30260-2

Die Deutsche Nationalbibliothek verzeichnet diese Publikation in der Deutschen Nationalbibliografie;
detaillierte bibliografische Daten sind im Internet über http://dnb.d-nb.de abrufbar.

Springer Medizin
© Springer-Verlag Berlin Heidelberg 2013

Planung: Susanne Moritz, Berlin
Projektmanagement: Ulrike Niesel, Heidelberg
Lektorat: Annette Allée, Dinslaken
Projektkoordination: Cécile Schütze-Gaukel, Heidelberg
Umschlaggestaltung: deblik Berlin
Satz: Fotosatz Detzner, Speyer

Gedruckt auf säurefreiem und chlorfrei gebleichtem Papier

Springer Medizin ist Teil der Fachverlagsgruppe Springer Science+Business Media
www.springer.com

Geleitwort

Die neurologische Rehabilitation mit all ihren Chancen und Möglichkeiten ist derzeit wohl die herausforderndste und spannendste Aufgabe in Medizin, Therapie und Pflege.

Gerade durch interdisziplinäre Zusammenarbeit aller Rehabereiche erschließt sich in der Neurologie dann auch der Erfolg für die Schwer- und Schwerstbetroffenen nach Schädelhirnverletzung.

Immer mehr bestätigen nun auch wissenschaftliche Erkenntnisse und Forschungsarbeiten, was in der Praxis bereits erkannt, getestet und erfolgreich praktiziert wurde.

- **Pioniere der Neurorehabilitation**

Gerade in den Jahren des Aufbaus und des Umbruchs, von vormals eher negativ geprägter Erwartung hin zu optimistisch-positivem Erfolg, waren und sind die »Pioniere der Neurorehabilitation« die wahren Wegbereiter dieser neurologischen Rehabilitationskette.

Ein Mann der ersten Stunde und solch ein Pionier ist Frank Riehl, vom gleichnamigen Institut.

- **Aktivierende Pflegetherapie**

Zusammen mit unserem Verband »Schädel-Hirnpatienten in Not e. V.«, »Deutsche Wachkomagesellschaft« und anderen Pionieren gaben wir uns nicht mit dem Auftrag »zustandserhaltender Pflege« zufrieden, sondern forderten für Patienten im Koma/Wachkoma mit dem Krankheitsbild »apallisches Durchgangssyndrom« eine durchgängige positive Entwicklungsförderung mit einer **aktivierenden Pflegetherapie**.

- **Recht auf Leben und Rehabilitation**

Frank Riehl steht unserem Verband schon viele Jahre beratend, helfend und unterstützend zur Seite. Für unsere Familienangehörigen und die Betroffenen ist er Vorbild und Hoffnung, da er durch seine Ausbildung zum Fachkrankenpfleger für Intensivpflege und als Kursleiter »Basale Stimulation« in der Pflege, als Trainer für Kinästhetik, Anwender des Bobath-Konzeptes und weiteren Konzepten in seiner Person Vieles vereint. Als zugelassener Sachverständiger mit Arbeitsschwerpunkt »Betreuung und Förderung von Menschen mit erworbener Hirnschädigung« ist Frank Riehl Pionier, Praktiker und Lehrer.

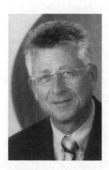

Armin Nentwig, Vorsitzender des Bundesverbandes Schädel-Hirnpatienten in Not e.V.

- **»Nie aufgeben«**

Sein Entwicklungskonzept »Connected Care« und sein »teilhabe- und entwicklungsorientiertes Modell« sind längst ein logischer und notwendiger Schritt in der Neuroreha.

Die Betroffenen verdanken Frank Riehl viel und wissen dies auch durch dieses Buch bestätigt. Möge dies ein weiteres Signal geben, in der Neurorehabilitation nie aufzugeben!

Armin Nentwig, Amberg 2012
Bundesverband Schädel-Hirnpatienten in Not e. V. Deutsche Wachkomagesellschaft

Vorwort

Seit über 25 Jahren arbeite ich mit größtenteils kritisch kranken Menschen. Nach der Zeit meiner Tätigkeit auf Intensivpflegestationen mit dem Schwerpunkt innere Medizin, Neurologie und Neurochirurgie war besonders die Arbeit innerhalb der neurologischen Langzeitrehabilitation prägend für die Entwicklung des »Connected Care Concept« (CCC) nebst dem »teilhabe- und entwicklungsorientierten Betreuungsmodell« (TEPM).

Während der gesamten Zeit meiner beruflichen Tätigkeit steht die pflegende und fördernde Begleitung von Menschen mit neurologischen Erkrankungen im Vordergrund meines Handelns. Bewusst habe ich mich entschieden, dass Vorwort zu nutzen, um mich bei den wichtigen und besonderen Menschen, die mein berufliches Handeln geprägt haben, zu bedanken. Zu diesen Menschen gehören: Professor Andreas Fröhlich, Professorin Christel Bienstein, Ulrike van Loosen, Patricia M. Davies, Walter Ullmer, Armin Nentwig, Kerstin Schlee, Hans Sonderegger, der leider im Januar 2012 verstorben ist, und alle Betroffenen. Mein besonderer Dank gehört Professor Dr. Dr. Franz Gerstenbrand, der mir in eindrucksvoller Weise gezeigt hat, ein wichtiges Anliegen konsequent zu verfolgen.

Sie alle haben einen wesentlichen Anteil an meiner Arbeit, und sie haben mir geholfen, nicht die Zustandserhaltung, sondern vielmehr die positive Entwicklungsförderung des Einzelnen zum Ziel meines beruflichen Wirkens zu machen.

In dem nachfolgenden Gedicht in drei Strophen von Rainer Maria Rilke erkenne ich die Lebenssituation von vielen schwerstbetroffenen Menschen im übertragenen Sinne wieder. Diese Lebenssituation möchte das Konzept aktiv verändern.

Der Panther

Sein Blick ist vom Vorübergehn der Stäbe
so müd geworden, dass er nichts mehr hält.
Ihm ist, als ob es tausend Stäbe gäbe
und hinter tausend Stäben keine Welt.

Der weiche Gang geschmeidig starker Schritte,
der sich im allerkleinsten Kreise dreht,
ist wie ein Tanz von Kraft um eine Mitte,
in der betäubt ein großer Wille steht.

Nur manchmal schiebt der Vorhang der Pupille
sich lautlos auf –. Dann geht ein Bild hinein,
geht durch der Glieder angespannte Stille –
und hört im Herzen auf zu sein (Rainer Maria Rilke 1902).

Dieses Buch versteht sich als Beitrag in der Begleitung von Menschen mit schweren und schwersten Störungen des zentralen Nervensystems. Es soll Betroffene, die Familie der Betroffenen, Pflegende, Therapeuten, Ärzte, Mitarbeiter des Medizinischen Dienstes, der Krankenversicherung und der einzelnen Kostenträger gleichermaßen ansprechen.

Frank Riehl
Kiel/Kronshagen, 2012

▪ **Die Wahl der Worte**

Worte sollen erklären, Worte sollen beschreiben und Worte werden geschrieben, dienen also oftmals zur Information anderer am Förderprozess beteiligter Menschen. Worte müssen wertschätzend sein und genau dieses sind sie in der täglichen Routine nicht immer. Bezeichnungen wie unter anderem »fertig machen«, »versorgen«, »er/sie ist heute schlecht« u. v. a. m. finden sich nicht nur im Sprachschatz wieder, sondern werden auch in der Dokumentation verewigt. Das gesprochene und das geschriebene Wort beeinflusst direkt und indirekt: Menschen werden »begleitet«, sie werden »umsorgt« und »ihre momentane Verfassung ist nicht stabil«. In den Inhalten dieses Buches wird bewusst auf einige Bezeichnungen oder Wendungen verzichtet bzw. werden dafür andere Benennungen gewählt. Dies soll an zwei Beispielen deutlich gemacht werden: In den Texten wird nicht von der »Pflegekraft« gesprochen, sondern ausschließlich von der »Pflegeperson«. Auch wird auf die Beschreibung »Wachkomapatienten« verzichtet, hierfür wird die Formulierung »Menschen mit schweren Störungen des zentralen Nervensystems« gewählt.

Zum Autor

Frank Riehl

Ausbildung zum Krankenpfleger – Klinikum Wuppertal-Barmen. Das Klinikum ist eine akademische Lehreinrichtung der Universität Witten-Herdecke. Fachweiterbildung zum Fachkrankenpfleger für Intensivpflege – Heinrich-Heine-Universitätsklinik in Düsseldorf, Schwerpunkt Innere Medizin, Neurologie und Neurochirurgie. 1984–1998 Intensivpflegestationen großer Universitätskliniken, Schwerpunkt Neurologie und Neurochirurgie. Seit 1994 Kursleiter für Basale Stimulation in der Pflege – Internationaler Förderverein für Basale Stimulation (Kursleiternummer 53). Ausbildung zum Trainer für Kinästhetik bei der Deutschen Gesellschaft für Kinästhetik in Berlin. IHK-anerkannter DIHT-Trainer – bundesweit anerkannter Dozent in der Erwachsenenbildung. Anwender des F.O.T.T. – Umgang mit Schluckbeeinträchtigung unterschiedlicher Genese. Anwender des Bobath-Konzepts; weitergebildet durch Pat Davies, Werner Münz, Sigrid Tscharntke. Anwender des Konzepts »Intensivtherapeutisches Führen«; weitergebildet durch Pat Davies (Italien) und Hans Sonderegger (Schweiz, jetzt Österreich). Zugelassener Sachverständiger bei den Sozialgerichten Lübeck und Kiel. Arbeitsschwerpunkt der letzten 15 Jahre ist die Betreuung und Förderung von Menschen mit erworbener Hirnschädigung – davon 6 Jahre als verantwortlicher Pflegeexperte in der Phase F des Therapiezentrums Middelburg. Behindertenhilfe – Schwerpunkt ist die Arbeit mit schwerst mehrfach behinderten jungen Erwachsenen in Tagesförderstätten. Entwicklung des »teilhabe- und entwicklungsorientierten Betreuungsmodells« nach Frank Riehl. Entwicklung des pflegetherapeutischen Konzepts »Connected Care Concept« nach Frank Riehl. Entwicklung der Pflegetherapie mit systemischem Ansatz nach Frank Riehl. Bildungspartner des MDK Nord und des MDS e. V. Essen. Seit 2011 ist das Connected Care Concept in das Rahmenkonzept Phase F des Landes Schleswig-Holstein als Qualifikationsmaßnahme eingebunden.

Inhaltsverzeichnis

Die Einzigartigkeit der neurologischen Rehabilitation und Langzeitrehabilitation in Deutschland

Heute überleben eine zunehmende Zahl von Menschen schwere und schwerste Erkrankungen des zentralen Nervensystems (ZNS). Die Möglichkeiten der Akutmedizin haben sich gemäß den Erkenntnissen weiterentwickelt, die Rettungskette wurde weiter optimiert, und die Medizintechnik kann angepasste Hilfsmittel zur Verfügung stellen. Im Gegensatz zu den Fortschritten auf den genannten Sektoren wurde die langfristig ausgelegte Begleitung von Menschen mit schweren Schädigungen des ZNS nicht im gleichen Maße ausgebaut, und diese Menschen benötigen im Besonderen eine auf Langfristigkeit ausgelegte Förderung und Wiedereingliederung (◘ Abb. 1.1).

Familien, die ihre schwerstneurologisch geschädigten Angehörigen zu Hause betreuen, geraten oftmals an ihre Grenzen. Neben dem Betroffenen selbst ist auch die gesamte Familie durch die Ereignisse tief traumatisiert. An dieser Stelle sind professionelle Wegbegleiter nötig. Eine solche Wegbegleitung ist eine qualitativ hochwertig arbeitende vollstationäre Pflegeeinrichtung, denn nicht immer ist eine Betreuung im häuslichen Umfeld möglich, auch wenn sie noch so wünschenswert wäre.

» Viele versorgende Angehörige der Gruppe schwerstneurologisch Geschädigter, die ihre Betroffenen selbst zu Hause betreuen, fühlen sich heute mit der Arbeit überfordert und im Bereich ambulanter Unterstützung unter den vor Ort geltenden Bedingungen weitgehend im Stich gelassen… Die Verlegung von Menschen aus der betreffenden Gruppe nach Hause erfolgt leider heute in einer nennenswerten Zahl von Fällen nicht aus Gründen der entsprechenden Indikation, sondern aus Ermangelung geeigneter stationärer Einrichtungen. Die besonderen Qualitätserfordernisse – insbesondere im Blick auf den Bereich der Langzeitrehabilitation – legen in vielen Fällen eine entsprechend spezialisierte stationäre Lösung nahe, die es allerdings erlauben sollte, der Individualität Betroffener und den bestehenden familiären Bindungen hinreichend Rechnung zu tragen (Deutsche Vereinigung für die Rehabilitation Behinderter e. V. 1996). «

1.1 Überleben nach einer schweren Schädigung des zentralen Nervensystems

Die Lebenserwartung der Betroffenen nähert sich an die »normale« Lebensspanne an. Zu bemerken ist, dass es sich bei den Betroffenen zumeist um jüngere Menschen handelt.

━ Etwa jeder zweite Traumatisierte ist zwischen 15 und 40 Jahren alt; ein Viertel der Betroffenen befinden sich jenseits des 65. Lebensjahres.

━ Jeder zehnte Betroffene ist ein Kind unter 12 Jahren.

Insgesamt werden es die nächsten Jahrzehnte zeigen, inwieweit sich die veränderten Rahmenbedingungen, wie die Reduzierung der mittleren Krankenhausverweilzeiten durch Implementierung der diagnosebezogenen Fallgruppen (DRG), und der Umstand, dass längst nicht mehr jeder Schwerstkranke mit einer schweren Störung des ZNS eine adäquate Frührehabilitation wahrnehmen kann, auswirken werden.

Es liegen trotz der »fast normalen« Lebenserwartung zurzeit wenige verwertbare Erkenntnisse über die Langzeitentwicklung vor (länger als 18 Monate nach Trauma oder Krankheitsbeginn).

1.2 Neurologische Rehabilitation – das Phasenmodell

Im Mai 1996 fand im pfälzischen Maikammer eine Konferenz statt unter der Mitwirkung von:
━ Spitzenverbänden der Kranken- und Pflegekassen,
━ Rentenversicherern,
━ Unfallversicherern und Berufsgenossenschaften,
━ der Medizinischen Dienste der Krankenversicherungen,
━ der Deutschen Vereinigung für die Rehabilitation Behinderter e. V.,
━ des Bundesverbands Schädel-Hirnpatienten in Not e. V.,
━ des Kuratoriums ZNS für Unfallverletzte mit Schäden des zentralen Nervensystems e. V.,

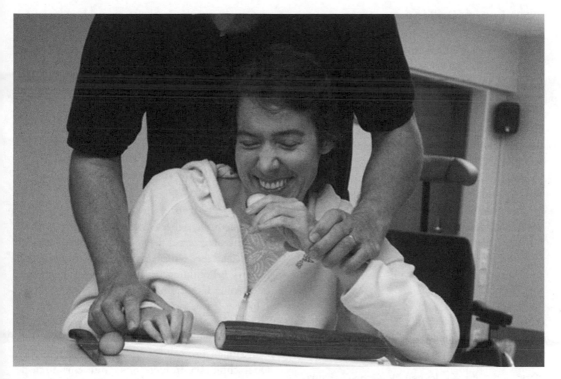

☐ **Abb. 1.1** Das intensivtherapeutische Führen – Förderung mit Erfolgserlebnis. (Mit freundl. Genehmigung der Behindertenhilfe Hamburg)

━ BAR – Bundesarbeitsgemeinschaft für Rehabilitation,

━ zahlreicher Teilnehmer mit erheblicher Fachkompetenz

mit dem Ziel, erstmals eine bundeseinheitliche »Empfehlung zur Rehabilitation und Pflege von Menschen mit schwersten neurologischen Schädigungen – Standards der Langzeitbehandlung in der Phase F« zu verfassen.

1.2.1 Phasen der neurologischen Rehabilitation

Die gesamte neurologische Rehabilitation umfasst folgende Phasen:

━ **A – Akutbehandlung** (Intensivstation oder periphere Station eines Akut-Krankenhauses),

━ **B – Frührehabilitation** (in der intensivmedizinische Behandlungs- und Pflegemöglichkeiten vorgehalten werden müssen),

━ **C – weiterführende Rehabilitation** (die Patienten sind kooperativ und können intensiv therapiert werden, müssen aber noch kurativmedizinisch und mit hohem pflegerischem Aufwand betreut werden),

━ **D – Rehabilitationsphase nach Abschluss der Frühmobilisation** (medizinische Rehabilitation – Anschlussheilbehandlung im bisherigen Sinne),

━ **E – Rehabilitation nach Abschluss der medizinischen Rehabilitation** (nachfolgende ambulante Rehabilitation und berufliche Wiedereingliederung),

━ **F – Behandlungs-/Rehabilitationsphase** (in der dauerhaft unterstützende, betreuende und/ oder zustandserhaltende Leistungen erforderlich sind, bei positiver Entwicklung besteht die Möglichkeit, den Betroffenen in einer anderen Phase zu rehabilitieren),

━ **G – Überleitungsphase** (zunehmende Selbstständigkeit innerhalb einer betreuten Wohnversorgung).

1.2.2 Langzeitpflege

Langzeitpflege im Kontext der vollstationären Pflege (vgl. staatlich anerkannte Fachweiterbildung für Rehabilitation und Langzeitpflege des Landes Schleswig-Holstein) betrifft Menschen mit schweren und schwersten Störungen des zentralen Nervensystems. Folgende Diagnosen sind unter der Beschreibung zusammengefasst:

- Schädelhirntrauma,
- hypoxische Hirnschädigung,
- entzündliche Erkrankungen des zentralen Nervensystems,
- Schlaganfall,
- Morbus Parkinson,
- multiple Sklerose,
- Demenz,
- Morbus Alzheimer u. a.

Aus der Maikammerkonferenz resultiert folgende Definition für die vollstationäre Langzeitrehabilitation:

» Unter der Phase F der neurologischen Rehabilitation wird die Behandlungs- und Rehabilitationsphase verstanden, in der dauerhaft unterstützende, betreuende und/oder zustandserhaltende Leistungen erforderlich sind. Zu diesen Leistungen können in Abhängigkeit von Befinden und Bedarfslage der betroffenen Personen Grund- und Behandlungspflege, ständige Beaufsichtigung, medizinisch-diagnostische und medizinisch-therapeutische, psychodiagnostische und psychotherapeutische sowie heilpädagogisch-sozialtherapeutische Maßnahmen, Leistungen zur Unterstützung der schulischen, beruflichen und sozialen Eingliederungen, Beratung und schließlich betreute Wohnversorgung bis hin zum stationären Langzeitaufenthalt gehören (Deutsche Vereinigung für die Rehabilitation Behinderter e. V. 1996). «

Aus dem Inhalt der Maikammerkonferenz lassen sich vier Grundprinzipien für die vollstationäre Langzeitrehabilitation ableiten:

- die herausragende Rolle der Familien,
- Alltagsbegleitung durch pflegetherapeutische Aktivitäten,
- Alltagsbegleitung durch therapeutische Aktivitäten folgender Disziplinen: Physiotherapie, Ergotherapie, Logopädie (hier ist besonders die Behandlung der Dysphagien und das Trachealkanülenmanagement zu nennen),
- das kontinuierliche Prinzip der einheitlichen ärztlichen Versorgung.

1.2.3 Identifikation der betroffenen Menschen

Die Patientengruppe wird gebildet aus Menschen nach neurologischen Akutereignissen (Schädelhirntraumen, zerebralen Sauerstoffmangelschäden, z. B. nach Herz-Kreislauf-Versagen), mit entzündlichen Erkrankungsprozessen wie Enzephalitis oder Poliradikulitis, nach akuten zerebralen Gefäßschäden (insbesondere Schlaganfällen) oder mit Folgen chronischer Erkrankungen der hirnversorgenden Gefäße, mit Schäden durch Tumoren oder Infektionen im ZNS-Bereich, mit neurologischen Querschnittssyndromen oder mit chronisch-degenerativen Hirnerkrankungen. Entscheidend ist nicht die ursächliche Schädigung, sondern deren Folgeproblematik. Die Zielgruppe setzt sich demnach aus betroffenen Menschen mit körperlichen und geistigen Beeinträchtigungen unterschiedlicher Ursache zusammen.

Durch schwere und schwerste neurologische Schädigungen erleben die betroffenen Menschen oftmals Beeinträchtigungen in ihrer Wahrnehmung, Bewegung, Interaktion mit anderen Personen und in der Möglichkeit, den eigenen Körper in Beziehung zur festen Umwelt zu fühlen.

1.2.4 Bausteine der Förderung

Folgende Bausteine umfasst die notwendige Förderung in der vollstationären Langzeitrehabilitation:
- Integration in eine stabile Lebensgemeinschaft,
- Begleitung der Familien,
- teilhabe- und entwicklungsorientiertes Betreuungsmodell und Pflegetheorie nach Frank Riehl,
- Pflegekonzept »Connected Care Concept« (CCC) nach Frank Riehl,

- Pflege durch Personen mit besonderem Kenntnisstand – Pflegepraktiker mit Trainer- und Expertenkompetenz,
- Pflege nach dem System der »Verantwortlichkeit« der direkten und beziehungsorientierten Pflege,
- Logopädie, insbesondere im Hinblick auf die Behandlung von Dysphagien und einem angepassten Trachealkanülenmanagement, aber auch Sprachförderung,
- Sozialarbeit,
- Physiotherapie und Ergotherapie,
- Medizin – die nach dem Katalog der Praxisbesonderheiten arbeitet,
- ggfs. arbeits- und werktherapeutische Ansätze
- u. a.

Ein Ziel mit hoher Priorität ist die wohnortnahe Möglichkeit der Begleitung, so dass die Einbeziehung der Familien in intensiver Form möglich ist. Das transdisziplinäre Netzwerk, wozu in erster Linie die Integration der Familie durch eine aktive Mitbestimmung des Alltagsgeschehens und einer engen professionellen Begleitung und Schulung von einzelnen Familienmitgliedern gehört.

E. A. Freeman misst den Familienmitgliedern eine herausragende Rolle als Co-Therapeuten bei, dies gilt insbesondere für die Aufwachphase nach einem Wachkoma. Keine andere Person im therapeutischen Team kann die Funktion der Familienangehörigen ersetzen (Freeman 1987).

Vorstellbar ist eine Haus- bzw. »Schicksalsgemeinschaft«, in der jedes Mitglied am Leben anderer partizipieren kann. Die Entstehung einer solchen gewünschten Gemeinschaft wird u. a. auch durch ein spezielles Raumkonzept unterstützt. Nicht das Pflegezimmer steht im Vordergrund, sondern vielmehr der »Vita-Raum«, in dem die persönliche Geschichte jeder Person ihren Platz findet. Er bildet das Zentrum der Wohn- und Pflegegemeinschaft.

1.3 Das notwendige soziale Netzwerk

Das notwendige soziale Netzwerk bestimmt das direkte und unmittelbare soziale Umfeld. Familienmitglieder können und sollen den Alltag selbst bestimmen und gestalten. Die Familien und die Betroffenen bilden das Fundament für die Lebensgemeinschaft. Sie werden unterstützt von Pflegenden mit besonderem Wissen, von Therapeuten und Medizinern. Im Vordergrund stehen das pädagogische Begleiten und die professionelle Anleitung zu pflegetherapeutischen Handlungen. Das gemeinsame Erleben des Tages hat Priorität, wobei der Vita-Raum als Aktivitätsebene zu werten ist.

Der Wissenstransfer findet mittels Seminaren, praktischer Anleitung und gemeinsamer Arbeit mit dem Betroffenen statt. Die dafür notwendige Kontinuität wird durch die erforderliche wohnortnahe vollstationäre Begleitung ermöglicht. Das Motto »gemeinsames Erleben eines besonderen Lebensabschnittes« macht z. B. Übernachtungsmöglichkeiten, Gästezimmer und/oder Apartments notwendig. Die Bewohnerzimmer (Einzelzimmer) sollen ausschließlich den Ruhephasen am Tag und in der Nacht dienen, die Aktivzeiten finden im Vita-Raum und außerhalb des Gebäudes statt. Gleichsam von großer Bedeutung sind die konstruktive Einbindung der Pflege- und Krankenkassen und deren Bereitschaft zum gemeinsamen Erleben vor Ort. Der Bundesverband für Schädel-Hirnpatienten in Not e. V. unterstützt tatkräftig und zu jeder Zeit.

1.3.1 Das tragende Netzwerk

In einem möglichen Kerncurriculum für die neurologische Rehabilitation spielt auch der Schwerpunkt »gut aussehen« eine herausragende Rolle. Beim »Gutaussehen« ist absolut darauf zu achten, dass keine Gelenkdeformitäten entstehen. Gut aussehen, auch gut angezogen sein, saubere Haare, ein gepflegtes Äußeres sind bedeutende Faktoren.

Im Hinblick auf diesen Schwerpunkt muss über einen direkten räumlichen Bezug zur behandelnden Akutklinik und zur neurologischen Frührehabilitation nachgedacht werden. Da auch in diesen Bereichen die Therapie und die professionelle Pflege in einem 24-Stunden-Management arbeiten, ist eine gemeinsame Basis hinsichtlich der Pflege- und Therapieinhalte und des Bildungsstandes unerlässlich.

Wünschenswert ist eine direkte Anbindung z. B. an die Neurologie/Neurochirurgie durch die Implementierung eines »Facharztes für Neurologie als Heimarzt«. Diese Anbindung würde eine Qualitätsentwicklung ungeahnten Ausmaßes hervorbringen. Der betroffene Mensch und seine Familie würden unmittelbar von dieser Verbindung profitieren.

1.3.2 Ergänzende Bausteine

Nach der Behandlung innerhalb der Phase A (Behandlung in der Klinik) und im Laufe der Zeit geht der anfänglich akute Zustand in einen chronischen Verlauf über. Frühzeitig wird die große Bedeutung ergänzender Faktoren immer deutlicher. Neben der Familie, den Angehörigen und Freunden kommt den nachfolgenden Bereichen eine besondere Bedeutung zu:

- der Alltagsbegleitung durch pflegetherapeutische Aktivitäten,
- der Alltagsbegleitung durch therapeutische Aktivitäten folgender Disziplinen:
- Physiotherapie,
- Ergotherapie,
- Logopädie (hier ist besonders die Behandlung der Dysphagien und das Trachealkanülenmanagement zu nennen),
- dem kontinuierlichen Prinzip der einheitlichen ärztlichen Versorgung. Hierdurch würde es aller Wahrscheinlichkeit nach zu einer Reduzierung der Gesamtkosten kommen, aber in erster Linie könnten z. B. schmerzauslösende Kontrakturen und weitere krankheitsfördernde Faktoren minimiert werden.

Die in den folgenden Kapiteln dargestellten Inhalte werden den Betroffenen, ihren Familien und allen am Prozess beteiligten Berufsgruppen eine unschätzbar große Hilfe in der Begleitung von **allen** Menschen mit schweren Störungen des zentralen Nervensystems sein.

Das teilhabe- und entwicklungsorientierte Betreuungsmodell nach Frank Riehl

Das »teilhabe- und entwicklungsorientierte Betreuungsmodell« (TEPM) nach Frank Riehl ist entstanden aus zahlreichen Empfindungen und Erkenntnissen aus der Begleitung von Menschen mit schweren und schwersten Störungen des zentralen Nervensystems. Das Modell steht in direktem Zusammenhang mit den einzelnen Stationen meines beruflichen Werdegangs.

Es beschreibt den notwendigen Rahmen zur Förderung und Unterstützung der Menschen mit hohem pflegetherapeutischem Interventionsbedarf. Dazu gehören in erster Linie Menschen mit schwersten neurologischen Schädigungen.

Mit seinem Namen »teilhabe- und entwicklungsorientiertes Betreuungsmodell« greift es eine domänenübergreifende Erklärung auf, die allgemein anwendbar ist. Der Begriff »Modell« wird durch drei Merkmale gekennzeichnet:

- **Abbildung:** Ein Modell ist immer ein Abbild von etwas, eine beispielhafte Abbildung des Originals in seiner Komplexität.
- **Verkürzung:** Ein Modell erfasst nicht alle Beschreibungen und Begründungen des Originals, sondern nur diejenigen, die dem Modellschaffer relevant erscheinen.
- **Pragmatismus:** Pragmatismus bedeutet Orientierung am Nützlichen.

Die Zuordnung wird durch die Fragen **Für wen?**, **Warum?** und **Wozu?** relativiert.

❯ **Ein Modell zeichnet sich also durch Abstraktion aus.**

Der Mensch wird innerhalb des Modells mit all seinen Möglichkeiten und Wünschen betrachtet. Es sieht den einzelnen Menschen als einzigartiges Ergebnis der evolutionären Entwicklung. Das TEPM ist hinsichtlich der Zielsetzung in Phase 1 und Phase 2 aufgeteilt (◘ Abb. 2.1, ◘ Abb. 2.2).

Es berücksichtigt die erforderliche vitale und vegetative Stabilität. Die Bereiche Wahrnehmung, Bewegung, Interaktion zwischen Personen und die Interaktion der einzelnen Person mit der festen und real spürbaren Umwelt bedingen einander. Die Aufgabe lautet, dem Betroffenen die notwendigen und unterstützenden Informationen anzubieten. Ziel ist es, dass die betroffene Person die größtmögliche Balance zwischen den einzelnen Bereichen erlebt. Hierdurch vergrößert sich die Möglichkeit zur Teilhabe und zur Partizipation. In erster Linie gilt es, vitale und vegetative Parameter zu stabilisieren wie Atmung (Atemfrequenz und Atemtiefe), Körpertemperatur, Kreislauf (Herzfrequenz und Blutdruck), Gleichgewichtsempfindung, Bewegungsempfindung, Aspirationsschutz (Schutz vor dem Verschlucken) und Schmerzfreiheit. Nachdem die vitale und vegetative Stabilität erreicht ist, werden durch die Gestaltung neuerlicher, passender und sinngebender Inhalte und Angebote weiterführende Entwicklungsziele verfolgt.

2.1 Definitionen

2.1.1 Grundannahme

Das Konzept orientiert sich an der folgenden Grundannahme:

❯ **Jeder Mensch kann zu jedem Zeitpunkt seines Lebens Lernangebote wahrnehmen – unabhängig der Schwere seiner zentralen Störung! Infolgedessen ist jeder Mensch, zu jedem Zeitpunkt seines Lebens, imstande zu lernen.**

Jede direkte Handlung am Betroffenen stellt ein solches Lernangebot dar. Dazu gehört jede pflegerische, therapeutische, pädagogische und ärztliche Handlung. Jedes Lernangebot wird von dem betroffenen Menschen reflektiert und mit seinen individuellen Möglichkeiten verarbeitet und beantwortet.

In der Begleitung von Menschen mit schweren Störungen des zentralen Nervensystems stehen die Beeinträchtigungen im Bereich der Wahrnehmung, der Bewegung, der Interaktion mit anderen Menschen und der Interaktion des Körpers mit der festen und stabilen Umwelt im Vordergrund. Bedingt durch die Dysregulation durch Störungen im Bereich der Informationsaufnahme und Informationsverarbeitung ist eine dosierte Betreuung und eine individuelle Alltagsbegleitung unbedingt notwendig.

Das Konzept zur Begleitung von Menschen mit schweren neurologischen Schädigungen ist in Anlehnung an das TEPM nach Frank Riehl ent-

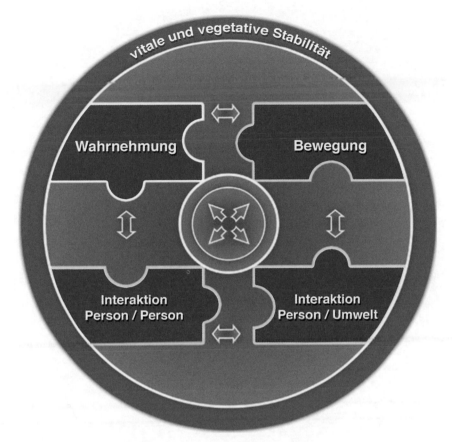

■ Abb. 2.1 Phase 1 des Betreuungsmodells

standen und orientiert sich an folgenden Phänomenen:

- die Umgebung sehen können,
- sich fühlen können,
- Schwerkraft empfinden können,
- mit der festen Umwelt interagieren können,
- die Gerüche der Umgebung wahrnehmen können,
- die Geräusche der Umgebung wahrnehmen können,
- orale Angebote schmecken können,
- orale Angebote schlucken können,
- den Körper im Gleichgewicht erleben können,
- den eigenen Körper berühren können,
- den Muskeltonus regulieren können,
- Raum-Lage-Sinn empfinden können,
- sich am Ort oder im Raum fortbewegen können
- u. a.

2.1.2 Grundthesen

Aus der Grundannahme resultieren hinsichtlich der Konzeptarbeit folgende handlungsorientierte Thesen:

- Der Mensch will sich wahrnehmen.
- Der Mensch will sich am Ort und im Raum bewegen.
- Der Mensch will mit anderen Menschen interagieren.
- Der Mensch will im Informationsaustausch mit seiner festen, spürbaren und stabilen Umwelt sein.
- Der Mensch will aufrecht stehen, sich gegen die Schwerkraft aufrichten.
- Der Mensch will lernen.

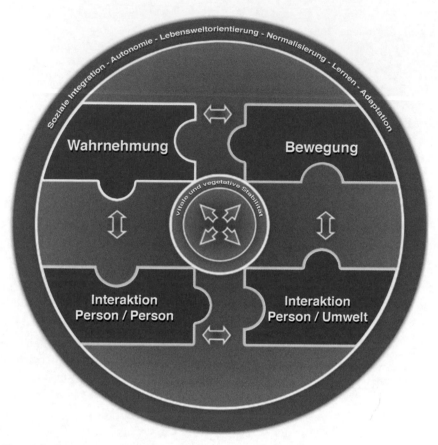

◘ Abb. 2.2 Phase 2 des Betreuungsmodells

2.1.3 Teilhabe

Die Weltgesundheitsorganisation (WHO) definiert im Jahr 2001 Teilhabe als das »Einbezogensein in eine Lebenssituation«. »Behinderung« bedeutet nach dieser Definition neben der medizinisch diagnostizierbaren »Schädigung« eine »Beeinträchtigung der Teilhabe als Wechselwirkung zwischen dem gesundheitlichen Problem einer Person und ihren Umweltfaktoren«. Diese Definition trifft sicherlich auch oder gerade auf Menschen zu, die an den Folgen einer schweren Störung des zentralen Nervensystems leiden. Auch sie haben ein zum Teil starkes mehrfaches Handicap erfahren und brauchen neben der hochqualifizierten Pflege auch Förderung hinsichtlich einer Wiedereingliederung, um die elementaren Aspekte der Teilhabe zu erleben und zu erfahren.

2.1.4 Inklusion

Der Begriff Inklusion ist vom lateinischen »inclusio« abgeleitet und bedeutet u. a. Einbeziehung, Einschluss, Dazugehörigkeit. Inklusion bedeutet auch, unter zu schaffenden Bedingungen am Arbeitsleben oder am Leben in der Gesellschaft teilnehmen zu können. Hierzu zählt sicherlich die Barrierefreiheit, aber auch eine adäquate Rollstuhlversorgung u. v. m.

2.1.5 Mix der Einrichtungen

Um eine umfassende Teilhabe zu gewährleisten, bieten sich neben Einrichtungen der neurologischen Langzeitrehabilitation auch Sondereinrichtungen wie z. B. Werkstätten für behinderte Menschen oder Tagesförderstätten an. Der Besuch dieser speziellen Einrichtungen muss obligatorisch sein. Im Moment ist Hamburg eines der wenigen Bundesländer, die diesem aussichtsreichen Modell folgen.

2.1.6 Soziale Integration

Der Begriff Integration ist vom lateinischen »integratio« abgeleitet und bedeutet u. a. Herstellung eines Ganzen, Erneuerung, Akzeptanz und seinen Platz finden.

Integration beschreibt einen dynamischen, andauernden und differenzierten Prozess des Zusammenfügens und Zusammenwachsens. Dieser Prozess besteht aus Annäherung, gegenseitiger Auseinandersetzung, Kommunikation, Finden von Gemeinsamkeiten, Feststellen von Unterschieden und der Übernahme gemeinschaftlicher Verantwortung zwischen den Personen.

2.1.7 Autonomie

Der Begriff Autonomie ist vom griechischen »autonomia« abgeleitet und bedeutet u. a. Selbstständigkeit, Willensfreiheit.

Autonomie ist z. B. die Fähigkeit des Menschen, sich als Wesen der Freiheit zu begreifen und aus dieser Freiheit zu handeln.

2.1.8 Lebensweltorientierung

Der Mensch findet sich in einer schon vorhandenen, schon vor ihm von anderen Menschen geprägten Welt vor. Hierdurch ergeben sich folgende Merkmale:

- Die Welt ist geprägt von bereits vorhandenen und vorgegebenen Mustern.
- Die Welt wird im alltäglichen Leben vermittelt, bestimmt von Varianten hinsichtlich des Raums, der Zeit, der Beziehung u. a.
- Der Mensch will sein Leben nach seinen Vorstellungen gestalten:
  - Er will seine Bedürfnisse erfüllen.
  - Er will seinen Träumen nachgehen.

- Er will sich in Aufgaben bewähren und sie meistern.
- Er kann auch manchmal hinter seinen Möglichkeiten und seinem Geschick zurückbleiben.

Dies erfordert Einstellungen und Verhaltensweisen wie »kritisch sein«, »respektvoll sein«, »taktvoll sein«, »notwendige Veränderung herbeiführen wollen«, »konstruktiv und kreativ sein« und Weiteres.

2.1.9 Adaptation

Adaptation ist abgeleitet von dem lateinischen Begriff »adaptare« (anpassen). Adaptation beschreibt die Möglichkeit des Menschen, sich auf wechselnde Umwelt- und Umgebungsinformationen einzustellen.

> ❯ Die Begleitung von betroffenen Menschen mit schweren neurologischen Schädigungen wird als ausgesprochenes Privileg betrachtet.

Das Modell sowie auch das im Folgenden vorgestellte Konzept berücksichtigen den Bereich Pflege und Wiedereingliederung gleichermaßen.

Die Pflegepersonen und ihre Arbeit bilden das Bindeglied in der Förderung. Sie sind Teil eines interdisziplinär handelnden Begleitteams, in dessen Mitte der Betroffene und seine Familie stehen.

2.2 Begleiten, fördern und gestalten

Die fördernde und lehrende Begleitung und Pflege braucht eine Struktur, die den Handelnden einen Überblick ihrer Wirkung vermittelt. Das teilhabe- und entwicklungsorientierte Betreuungsmodell und das darauf aufbauende Connected Care Concept (CCC) haben die notwendigen pflegetherapeutischen Interventionen in Bezug zu den Gestaltgesetzen gesetzt.

Die Gestaltgesetze wurden u. a. von dem Psychologen Max Wertheimer (1880–1943) formuliert. Ein Gestaltgesetz betrachtet und beschreibt die Beziehung vom wahrgenommenen Einzelnen zum Ganzen. Das Entstandene ist gekennzeichnet durch Merkmale wie z. B. einfach, einheitlich, gleichartig, unterschiedlich, gemeinsam u. a. Je angepasster ein Informationsangebot ist, umso wahrscheinlicher ist die Wahrnehmung und Verarbeitung der Information.

Die Gestaltgesetze beschreiben auch die Auswirkungen von Pflegehandlungen auf die betroffenen Menschen. Aus den Gestaltgesetzen selbst lassen sich Zielsetzungen hinsichtlich der Konzeption von Pflegehandlungen ableiten. Eine pflegerische Handlung muss so konzipiert sein, dass der betroffene Mensch das Informationsangebot z. B. als »prägnant« oder »nah« erlebt.

2.3 Normalisierung

Das Normalisierungsprinzip besagt, dass das Leben von Menschen mit schweren Störungen des zentralen Nervensystems in allen Phasen so normal wie möglich zu gestalten ist.

Die acht Bereiche des Normalisierungskonzepts nach Bengt Nirje. Thimm Walter (Hrsg.): Das Normalisierungsprinzip. Ein Lesebuch zu Geschichte und Gegenwart eines Reformkonzepts. Lebenshilfe Verlag Marburg 2005:

- normaler Tagesrhythmus,
- Trennung von Arbeit, Freizeit und Wohnen,
- normaler Jahresrhythmus,
- normale Erfahrungen im Ablauf des Lebenszyklus,
- normaler Respekt vor dem Individuum und dessen Recht auf Selbstbestimmung,
- normale sexuelle Lebensmuster innerhalb der jeweiligen Kultur,
- normale ökonomische Lebensmuster und Rechte im Rahmen gesellschaftlicher Gegebenheiten,
- normale Umweltmuster und Standards innerhalb der Gemeinschaft.

Wünschenswert wäre gerade für die schwerstbetroffenen Menschen die Möglichkeit, in gemeindenahen Wohngemeinschaften zu leben. Hierzu gehören insbesondere die Voraussetzungen, am normalen Alltagsleben außerhalb des Wohnraums innerhalb der Gemeinde teilzunehmen. Zentren für die Betreuung von Menschen mit schweren Störungen des zentralen Nervensystems können und dürfen nur eine vorübergehende Lösung darstellen. Die Unterbringung in einem herkömmlichen Pflegeheim stellt für den schwerstbetroffenen Menschen in der Regel keine sinnvolle Lösung dar. Normalisierung heißt auch das gemeinsame Leben innerhalb der liebenden Familie, unter der Begleitung von besonders ausgebildeten Personen.

2.4 Lernen

Unterschiedliche Lernwege beschreiben den individuellen oder kollektiven Erwerb von Methodenkompetenz, hierzu gehören u. a. geistige, körperliche, soziale Kenntnisse und Fähig- bzw. Fertigkeiten. Lernen ist zudem ein Prozess, der zu einer Verhaltensänderung führt. Hinzu kommen Veränderungen im Denken und Fühlen. Ursache dafür sind neue und ansprechende Erfahrungen, Einsichten und ein durch die Wahrnehmung von Umweltinformationen erzeugtes Verständnis.

Lernen ist eine Grundvoraussetzung dafür, mit den Besonderheiten des Lebens und der Umwelt interagieren zu können. Lernen bedeutet Bildung und ermöglicht ein adäquates Reflexionsverhalten gegenüber der eigenen Person, einer fremden Person und gegenüber der Welt.

2.4.1 Unbeabsichtigtes Lernen (inzidentelles Lernen)

Der Mensch mit einer Schädigung des zentralen Nervensystems trifft auf dem Weg, ein therapeutisches Ziel zu erreichen, auf eine Vielzahl von begleitenden Informationen. Diese begleitenden Informationen sind nicht primäres Suchziel. Dennoch muss sich der betroffene Mensch auch mit diesen Informationen kognitiv beschäftigen und sich darauf einlassen. Auch wenn diese Begleitinformationen nicht das primäre therapeutische Ziel darstellen, kann sich niemand gegen sie verschließen. Das entsprechende Lernangebot ergibt sich also nicht nur durch das Therapieziel, vielmehr sind alle Aspekte einer Handlung für das Lernen entscheidend.

2.4.2 Neuroplastizität

Die »neuronale Plastizität« beschreibt die Eigenschaft von Synapsen und Nervenzellen, sich gemäß der Anforderungen, die an sie gestellt sind, zu verändern. Die ersten Erkenntnisse über das Phänomen veröffentlichte der Psychologe Hebb bereits Mitte des 20. Jahrhunderts.

Der Begriff der »synaptischen Plastizität« beschreibt die Veränderung der Übertragungsstärke. Das neurowissenschaftliche Wissen über Plastizität könnte grundlegende Erkenntnisse über das Lernen bedeuten. Die Dauer der Plastizität kann Teile einer Sekunde bis hin zu mehreren Stunden betragen. Es wird angenommen, dass diese Fähigkeit ein Leben lang besteht. Die »kortikale Plastizität« bezeichnet die Eigenschaft des ganzen Gehirns und nicht nur der Großhirnrinde. Funktionen müssen nicht zwangsläufig statisch zugeordnet sein, die Orte, an denen bestimmte Funktionen lokalisiert sind, können wechseln.

Donald Hebb beschrieb die Regeln hinsichtlich eines oder mehrerer neuronaler Netzwerke bzw. die gemeinsame Entwicklung von Neuronenverbänden, die Synapsen gemeinsam nutzen (Hebb 1949).

> **Je häufiger einzelne Neuronen miteinander in Aktion sind, desto intensiver reagieren sie aufeinander.**

Allgemein gilt Hebb als der Wissenschaftler, der erstmals die neuronale Plastizität beschrieben hat. Bereits 1890 erkannte und beschrieb der Psychologe William James dieses Phänomen. Im Jahre 1896 folgte der Psychoanalytiker Sigmund Freud diesem Ansatz.

Das Connected Care Concept

3.1   Wahrnehmung und Sensibilität im Connected Care Concept

Der hirnverletzte Mensch kann sich nur in dem Maße entwickeln, wie die Umgebenden sich darauf verstehen, adäquate und verarbeitungsfähige Informationen zu verfassen. Die Fähigkeit, wahrzunehmen, also Informationen aus der Umwelt aufzunehmen, diese zu verarbeiten und daraus relevante Handlungen zu gestalten, ist auch dem teilhabe- und pflegebedürftigen Menschen möglich. Dies gilt nicht zuletzt für die Menschen, die durch schicksalhafte Umstände an den Folgen einer schweren Störung des zentralen Nervensystems leiden. Ein Teil der diese Umgebenden sind pflegende Personen, Therapeuten und Ärzte und – nicht zu vergessen – die Familien der Betroffenen. Die adäquate Begleitung und Förderung stellt eine Form von moralischer Verpflichtung dar. Ein gesellschaftliches System ist nur so wertvoll wie seine Bemühungen den schwächsten Mitgliedern gegenüber.

Im Kontext der entwicklungsorientierten Förderung spielt neben der Entwicklung der Wahrnehmungskompetenz ebenso die Entwicklung der Bewegung, der Interaktion zwischen Individuen und der Interaktion zwischen dem Menschen und seiner ihn umgebenden, spürbaren und realen Umwelt eine tragende Rolle.

3.1.1   Die Wahrnehmungsbeziehung am Beispiel der Körperwaschung – einer Herausforderung an die Sinnessysteme

Einer Information folgt die Verarbeitung, und der Verarbeitung folgt die Handlung. Dieser Prozess, oftmals als sensorischer Input und dadurch beeinflusster motorischer Output beschrieben, ist eine Quelle, auf die die Wirkung des CCC zurückzuführen ist.

Am deutlichsten wird dieses Prinzip durch die Beschreibung einer alltäglichen pflegerischen Handlung – der Körperwaschung. Die Körperwaschung wurde von uns vielerorts beobachtet und nachfolgend in kleine Handlungsschritte unterteilt.

— Atmung brodelt.
— Die Vibrationen des Motors der Antidekubitusmatratze sind kontinuierlich spürbar.
— Stimmen und Geräusche vor der Tür.
— Schritte vor der Tür.
— Klopfen an der Tür.
— Der Türöffner wird bedient.
— Türe wird geöffnet, unter Umständen auch hörbar.
— Zugluft entsteht.
— Oft wird das Deckenlicht angemacht, der Lichtschalter klickt.
— Stimme im Raum.
— Geräusche im Zimmer: das Fenster wird geschlossen, der Heizkörper wird angestellt, der Heizkörper rauscht…
— Geruch einer anderen Person im Raum.
— Badezimmertüre wird geöffnet und der Lichtschalter klickt.
— Geräusche im Bad: Utensilien zur Körperwaschung werden bereitgestellt.
— Die Waschtischarmatur wird geöffnet – Wasser rauscht.
— Wasser plätschert in der Waschschüssel.
— Zusätze werden dem Waschwasser zugeführt.
— Die Waschtischarmatur wird geschlossen.
— Schritte im Bad.
— Schritte im Zimmer.
— Waschschüssel wird am Bett platziert.
— Geruch des Waschzusatzes im Raum.
— Stimme am Bett.
— Erhöhte Seitenteile des Bettes werden verstellt.
— Erschütterungen am Bett.
— Stimme am Bett.
— Bettdecke verlässt den Körper.
— Der Körper friert und zittert.
— Unterstützende Flächen (Kissen etc.) verlassen den Körper.
— Immer wieder steigt die Muskelspannung im Körper.
— und, und, und.

Bevor die Körperwaschung zu Ende ist, werden noch sehr viele Ereignisse folgen. Diese Vielzahl an zum Teil ungezielten Informationen trägt nicht gerade zur inneren Ordnung bei.

Endlich ist die alltägliche Körperwaschung überstanden, und die Wahrnehmungskanäle des einzelnen Sinnessystems müssen erst einmal in der Lage sein, diese ungeheure Vielfalt an Informationen aufzunehmen, zu verarbeiten und daraufhin zu handeln. Dies ist nur eine Handlung, und viele weitere werden im Verlauf des Tages folgen. Schnell enden Alltagssituationen jeglicher Art in eine Überforderung, die eine positive Entwicklung negativ beeinflussen. Die Intensivierung der Eigenwahrnehmung und die damit verbundene Steigerung der Sensibilität insbesondere bei pflegenden Personen, Therapeuten und Ärzten sind zwingend. Im Verlauf dieses Buches werden verschiedene Anleitungen zur Selbsterfahrung eingeflochten.

3.1.2 Selbsterfahrung: Das taktil-kinästhetische Erleben

Dies ist eine spielerische Interaktion. Zwei Personen bilden eine Gruppe. Ab Person A beginnt die Übung. Person A schließt die Augen und legt die rechte oder linke Hand mit der Handfläche nach oben auf den Tisch. Die Augen bleiben geschlossen, und die Hand bleibt die gesamte Zeit über bewegungslos liegen. Es soll während der gesamten Zeit nicht gesprochen werden.

Übung

(Dauer 4 Minuten)
- Person B sucht nun aus seiner Umgebung einen Gegenstand und legt diesen auf die Handfläche: Temperatur? Material? Werden die Informationen im Laufe der Zeit mehr oder weniger? u. a. (◧ Abb. 3.1)
- Person B legt den Gegenstand in die Handfläche und führt diesen dreidimensional über die Handfläche (◧ Abb. 3.2).
- Person B legt den Gegenstand erneut in die Handfläche und schließt die Finger von Person A um den Gegenstand (◧ Abb. 3.3).
- Person A darf nun selber den Gegenstand mit einer Hand erfühlen. Mit welchen Regionen der Hand wird gefühlt? (◧ Abb. 3.4)

- Informiert der Gegenstand zu jeder Zeit gleich?
- Welche Informationen und Veränderungen können gesammelt werden, z. B. hinsichtlich Temperatur, Material, Oberfläche, Form, Funktion?

Übung

(Dauer 4 Minuten)
- Person A sucht nun aus seiner Umgebung einen Gegenstand und legt diesen auf die Handfläche (Temperatur? Material? Werden die Informationen im Laufe der Zeit mehr oder weniger? u. a.)
- Person A legt den Gegenstand in die Handfläche und führt diesen dreidimensional über die Handfläche.
- Person A nimmt den Gegenstand aus der Hand und deponiert den Gegenstand so, dass er von Person B nicht gesehen werden kann.
- Person B soll anhand der Spürinformationen den Gegenstand naturgetreu aufmalen.

Das am Ende der Übung entstehende Bild zeigt Züge, die mit dem Original vergleichbar sind – eine bildhafte, komplette und dreidimensionale Darstellung des Gegenstandes ist jedoch nahezu ausgeschlossen. Die zur Verfügung stehende Zeit reicht nicht aus, um alle Informationen zu vermitteln bzw. zu erfassen.

Der Gegenstand verhält sich in der Hand so wie der menschliche Körper im Bett liegend oder im Rollstuhl sitzend. Erst Bewegung ermöglicht Veränderung und erlaubt der betroffenen Person, den eigenen Körper zu spüren und zu bewegen. Umgebungsfaktoren spielen hierfür eine wesentliche Rolle. Je leichter der Gegenstand in der Hand oder je weicher der Untergrund unter dem Körper, umso schneller reduziert sich die Information. Wenn dem Menschen keine adäquaten und verwertbaren Informationen zur Verfügung stehen, ist er gezwungen, seine internen Quellen zu mobilisieren.

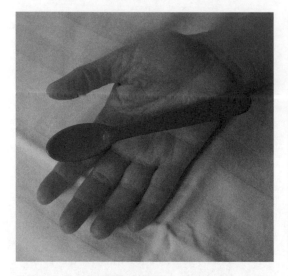

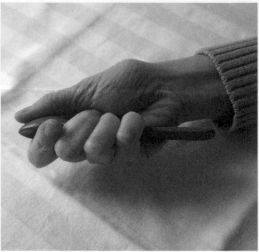

■ **Abb. 3.1** Spüren ohne Bewegung verändert die sensorische Informationsdichte

■ **Abb. 3.4** Eine Vorstellung der sinngebenden Umwelt kann Handlung erzeugen

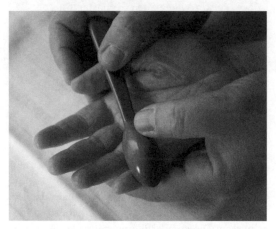

3.2   Der systemische Ansatz des Connected Care Concept

Das CCC folgt strikt einem systemischen Ansatz.

> Das Ergebnis eines jeden Angebots kann nur so gut sein, wie das zuvor gemachte Angebot war. Die Güte des aktuellen Angebots bestimmt den möglichen Verlauf des nachfolgenden Angebots.

Beispiel: Nur so gut, wie die Körperwaschung war, kann der nachfolgende Transfer werden. Nur so gut, wie der Transfer ist, kann das Sitzen im Rollstuhl werden.

■ **Abb. 3.2** Das geführte Spüren vermittelt dreidimensionales Erleben

Die in den weiteren Kapiteln beschriebenen Handlungen werden immer wieder in Bezug zum systemischen Ansatz gestellt. Das Motto: »Alles ist eins«.

3.3   Gesetz der kleinen wahrnehmbaren Veränderung

Das CCC berücksichtigt in seiner inhaltlichen Struktur unterschiedliche Erkenntnisse wie z. B. das »Weber-Fechner-Gesetz«.

Bereits 1834 bemerkte der Physiologe und Anatom Ernst Heinrich Weber, dass eine Information

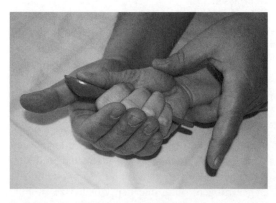

■ **Abb. 3.3** Eigenbewegung und Erforschen

an das Sinnessystem eine veränderte Intensität aufweisen muss, um als eine Veränderung registriert zu werden (differenzielle Wahrnehmbarkeitsschwelle; englisch: »just noticeable difference« = gerade noch wahrnehmbarer Unterschied),

> Bei Veränderung der Intensität einer Information gilt: Je größer der ursprüngliche Reiz ist, desto größer muss auch das Ausmaß der physikalischen Veränderung sein, um beim ZNS einen gerade wahrnehmbaren Unterschied hervorzurufen.

Das zum Erreichen der Wahrnehmbarkeitsschwelle erforderliche Ausmaß der Veränderungen beträgt z. B.:
— Tastsinn: etwa 3% des Hautdrucks,
— Helligkeitssehen: etwa 1–2% der Lichtstärke,
— Geschmack: Anstieg der Konzentration um 10–20%.

Die Anleitung zur Selbsterfahrung, das taktile-kinästhetische Erleben, wurde bereits in ► Abschn. 3.1.2 dargestellt. Wird nun der Gegenstand in der Hand schwerer gemacht, so muss die relative Gewichtszunahme ungefähr 2% betragen, um den Unterschied wahrzunehmen. Ein Gegenstand mit einem Gewicht von 50 g muss um 1 g schwerer werden, damit der Unterschied spürbar wird. Entsprechend muss 5000 g Gewicht um 100 g wachsen, um als schwerer wahrgenommen zu werden. Beim Tragen ist es leicht, den Unterschied zwischen 5 und 5,5 kg wahrzunehmen, aber es ist wesentlich schwerer, den Unterschied zwischen 25 und 25,5 kg festzustellen.

Ein weiteres Beispiel: In einem Raum, der von 30 Glühbirnen beleuchtet wird, bemerkt man den Ausfall von 2 Birnen, während dies bei einem Raum, der durch 60 Glühbirnen oder mehr beleuchtet wird, unmöglich ist.

Die Erlebniswelt der Menschen mit einer schweren Schädigung des zentralen Nervensystems muss besonders sensibel und gezielt mit fördernden Inhalten gefüllt werden. Jedes einzelne Angebot muss für den betroffenen Menschen verwertbar gestaltet werden. Einen Anhalt bieten die nachfolgenden Gestaltgesetze nach Max Wertheimer und Stephen Palmer (Sarris 1995; Palmer 1999).

3.4 Gestaltgesetze nach Wertheimer

3.4.1 Gesetz der Prägnanz

■ Definition
Es werden bevorzugt Gestalten wahrgenommen, die sich von anderen durch ein bestimmtes Merkmal abheben. Jede Figur wird so wahrgenommen, dass sie in einer möglichst einfachen Struktur resultiert (= »gute Gestalt«).

■ Bezug zur pflegetherapeutischen Handlung
Beispiel: Bewegungsübergänge und Lagerung, eindeutig nachvollziehbare Bewegungen und eindeutig informierende Körperinformationsflächen.

3.4.2 Gesetz der Nähe

■ Definition
Elemente mit geringen Abständen zueinander werden als zusammengehörig wahrgenommen.

■ Bezug zur pflegetherapeutischen Handlung
Beispiel: Körperkontakt halten, Körperbezug zur spürbaren Umwelt aufbauen (◘ Abb. 3.5).

3.4.3 Gesetz der Ähnlichkeit

■ Definition
Einander ähnliche Elemente werden eher als zusammengehörig erlebt als einander unähnliche.

■ Bezug zur pflegetherapeutischen Handlung
Beispiel: Angebote in der Art und Weise konzipieren, dass neue Inhalte nicht zu neu und alte Inhalte nicht zu gleich sind.

3.4.4 Gesetz der Kontinuität

■ Definition
Reize, die eine Fortsetzung vorangehender Reize zu sein scheinen, werden als zusammengehörig angesehen.

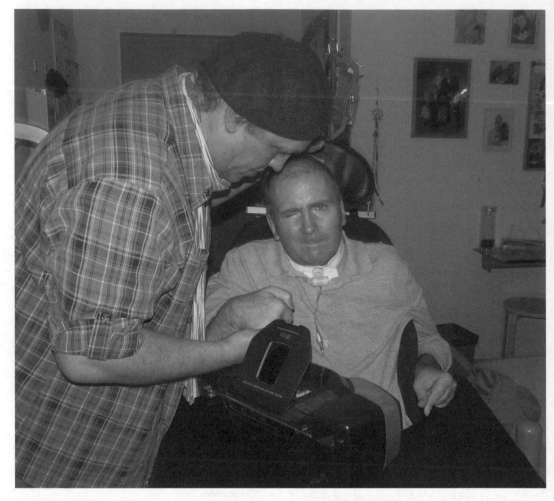

◘ Abb. 3.5 Gestaltgesetz der Nähe. (Mit freundl. Genehmigung von Frau Knigge)

■ **Bezug zur pflegetherapeutischen Handlung**

Beispiel: Angebote wiederkehrend anbieten; sie bieten die Möglichkeit, wiedererkannt zu werden (◘ Abb. 3.6).

3.4.5 Gesetz der Geschlossenheit

■ **Definition**

Linien, die eine Fläche umschließen, werden unter sonst gleichen Umständen leichter als eine Einheit aufgefasst als diejenigen, die sich nicht zusammenschließen (Katz 1969).

■ **Bezug zur pflegetherapeutischen Handlung**

Beispiel: Handlungen in sich logisch und vollendet anbieten (◘ Abb. 3.7).

3.4.6 Gesetz der gemeinsamen Bewegung/des gemeinsamen Schicksals

■ **Definition**

Zwei oder mehrere sich gleichzeitig in eine Richtung bewegende Elemente werden als eine Einheit oder Gestalt wahrgenommen.

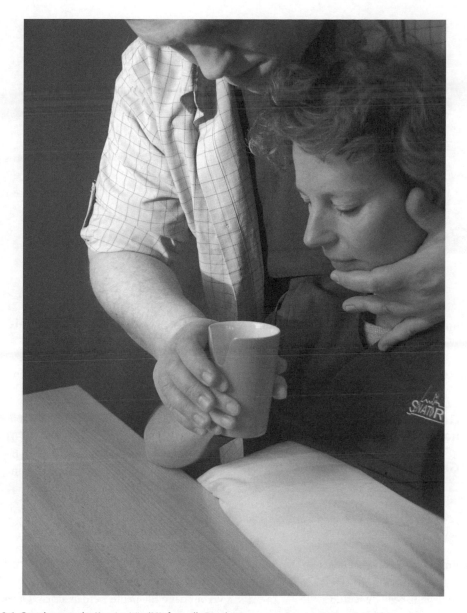

◘ Abb. 3.6 Gestaltgesetz der Kontinuität. (Mit freundl. Genehmigung von Senator Senioreneinrichtungen)

■ **Bezug zur pflegetherapeutischen Handlung**

Beispiel: Transfer als gemeinsamer Weg vom Bett in den Rollstuhl. Hierbei den Körper wiederkehrend über seine feste und spürbare Umgebung informieren. Auch wenn der betreuenden Person durch die körperliche Arbeit warm wird, kann der zu betreuende Mensch trotzdem frieren.

3.4.7 Gesetz der fortgesetzt durchgehenden Linie

■ **Definition**

Linien werden immer so gesehen, als folgten sie dem einfachsten Weg. Kreuzen sich zwei Linien, so gehen wir nicht davon aus, dass der Verlauf der Linien an dieser Stelle einen Knick macht.

3

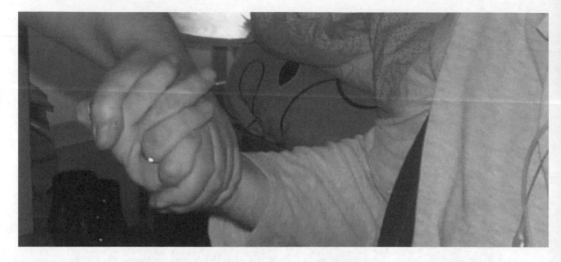

◘ Abb. 3.7 Prinzip der Geschlossenheit. (Mit freundl. Genehmigung von Frau Knigge)

■ Bezug zur pflegetherapeutischen Handlung

Beispiel: Gestaltung eines adäquaten visuellen Raumes beim Bewegen, Lagern und Transfer (◘ Abb. 3.8).

3.5 Gestaltgesetze nach Stephen Palmer

3.5.1 Gesetz der gemeinsamen Region

■ Definition

Elemente in abgegrenzten Gebieten werden als zusammengehörig empfunden.

■ Bezug zur pflegetherapeutischen Handlung

Beispiel: Hierbei bekommt Bett, Zimmer, Wohnbereich eine ganz neue Bedeutung.

3.5.2 Gesetz der Gleichzeitigkeit

■ Definition

Elemente, die sich gleichzeitig verändern, werden als zusammengehörig empfunden.

■ Bezug zur pflegetherapeutischen Handlung

Beispiel: Nicht nur der Betroffene muss sich innerhalb von Angeboten verändern, auch die begleitende Person unterliegt Veränderungen in diesem Prozess (◘ Abb. 3.9).

3.5.3 Gesetz der verbundenen Elemente

■ Definition

Verbundene Elemente werden als ein Objekt empfunden.

■ Bezug zur pflegetherapeutischen Handlung

Beispiel: Transfer via Rutschbrett vom Bett in den Rollstuhl.

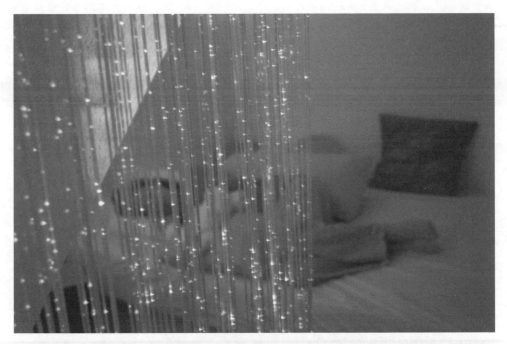

◨ **Abb. 3.8** Wenige und klare Informationen ermöglichen die Orientierung. (Mit freundl. Genehmigung von Kerstin Schlee)

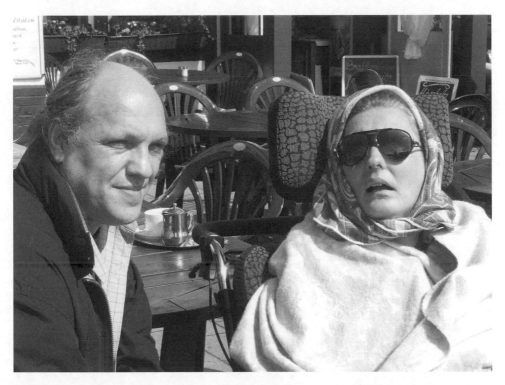

◨ **Abb. 3.9** Das gemeinsame Erleben von alltäglichen Ereignissen. (Mit freundl. Genehmigung von Herrn Walter Ulmer)

Das Sinnessystem

4.1 Die Entwicklung des Menschen: Keimzelle und Keimblätter

In den drei Keimblättern – Entoderm, Mesoderm und Ektoderm – nimmt die Entwicklung von unterschiedlichen Strukturen und unterschiedlichem Gewebe ihren Anfang. Aus den verschiedenen Geweben heraus entwickeln sich die einzelnen Organsysteme des Menschen. Ein Organsystem kann auch seinen Ursprung in verschiedenen Keimblättern haben.

4.1.1 Entoderm

Aus dem inneren Keimblatt – dem Entoderm – bilden sich die Epithelien folgender Organe:
- Mittelteil des Magens,
- Verdauungstrakt (ausgenommen Mundhöhle und After) inklusive seiner Drüsen,
- Teil der Leber,
- Pankreas,
- Schilddrüse,
- Thymus,
- Atmungstrakt, Teil der Lunge,
- Prostata,
- Gebärmutterschleimhaut,
- Harnblase,
- Harnröhre.

Dem inneren Keimblatt bzw. den entsprechenden Organen wird das Stammhirn zugeordnet.

4.1.2 Mesoderm

Das Mesoderm ist das mittlere Keimblatt. Die Mesodermzellen entstehen beim Menschen in der 3. Entwicklungswoche. Aus dem Mesoderm bilden sich folgende Strukturen:
- Skelett und Muskeln des Rumpfs,
- Lederhaut, Unterhautbindegewebe,
- Nieren,
- Keimdrüsen mit Ausführungsgängen außer Geschlechtszellen,
- glatte Muskulatur,
- Herz,
- Blutzellen,
- Gefäße,
- Mesothel der Eingeweide,
- Nebennierenrinde,
- Milz,
- Bindegewebe,
- Harnblase,
- Pleura,
- Perikard,
- Peritoneum,
- hormonproduzierende Drüsen wie Eierstock, Hoden, Brustdrüsen und Nebennieren.

Dem mittleren Keimblatt bzw. den entsprechenden Organen und Häuten wird das Kleinhirn und Teile vom Großhirnmarklager zugeordnet.

4.1.3 Ektoderm

Das Ektoderm ist das obere oder erste Keimblatt. Es ist die außen liegende Zellschicht. Aus dem Ektoderm bilden sich folgende Strukturen:
- Haut (Cutis),
- Nervensystem,
- Sinnesorgane,
- Koronararterien und -venen.

Dem äußeren Keimblatt bzw. den entsprechenden Organen wird die Großhirnrinde zugeordnet.

4.2 Die Aufgaben des Sinnessystems

Die Aufgaben des Sinnessystems bzw. der Sinnesorgane liegen darin, die Informationen der Umwelt und die Informationen aus dem eigenen Körper zu registrieren. Die Rezeptoren der Sinnesorgane nehmen Veränderungen wahr, und diese Informationen werden nachfolgend in Nervenerregung umgewandelt. Diese Impulse werden über übergeordnete Zentren ins zentrale Nervensystem weitergeleitet bis zur letztendlichen Verarbeitung in der Großhirnrinde. Im weiteren Verlauf wird deutlich, dass das komplexe Sinnessystem einerseits auf die Umwelt und andererseits auf die Wahrnehmung von Prozessen aus dem Inneren des Körpers ausgerichtet ist.

Das CCC beruht auf einer erweiterten Betrachtung des Sinnessystems. Nicht allein die 5 mit äußeren Sinnesorganen verbundenen Sinne werden betrachtet, sondern vielmehr die 12 Sinne nach der anthroposophischen Sinneslehre. Zusätzlich wird der Schmerzsinn mit aufgenommen. In der Anthroposophie werden die 12 Sinne in drei Kategorien aufgeteilt. Die Betrachtung der Sinne erfolgt hier in Anlehnung an die anthroposophische Sichtweise:
- körperorientierte Sinne:
  - Tastsinn,
  - Schmerzsinn,
  - Lebenssinn,
  - Eigenbewegungssinn,
  - Gleichgewichtssinn;
- soziale und zwischenmenschliche Sinne:
  - Geruchssinn,
  - Geschmackssinn,
  - Sehsinn,
  - Wärmesinn;
- geistige Sinne:
  - Hörsinn,
  - Sprachsinn,
  - Gedankensinn,
  - Personensinn.

4.3 Körperorientierte Sinne

4.3.1 Tastsinn

Die Rezeptoren der Haut können folgende Informationen aufnehmen:
- Berührung,
- Druck,
- Erschütterung,
- Schmerz,
- Kälte und Wärme.

Ein Areal von 1 cm² Haut verfügt über eine gewisse Anzahl von Rezeptoren. Durchschnittlich liegen 2 Wärme-, 13 Kälte-, 25 Druck- und 200 Schmerzrezeptoren in der Haut. Die Intensität der Information an die Haut bestimmt entweder eine Berührungs- oder Druckempfindung. Diese Empfindung kommt durch die Information der Tastpunkte zustande. Diese Tastpunkte kommen am Körper in unterschiedlicher Dichte vor. An den Fingerspitzen

und an den Lippen sind sie besonders zahlreich, und an anderen Regionen wie z. B. dem Rumpf sind sie weniger zahlreich. Tritt die Information periodisch auf, so kommt es zu einer Vibrationsempfindung.

Der Tastsinn ermittelt die Art und Weise des Kontaktes mit der festen, stabilen und spürbaren Umwelt. Kontinuierlich erfolgt eine Rückmeldung über die Orientierung im Raum und über die Orientierung zu anderen Personen. Der Tastsinn signalisiert den Kontakt mit Personen und/oder Umwelt, aber auch Veränderung. Den entsprechenden Rezeptoren ist es möglich, Druck und Widerstand zu erfassen. Die tastende Haut signalisiert die Abgrenzung zwischen dem menschlichen Körper »innen« und der Umwelt »außen«. Von Lebensbeginn an hat einerseits die Möglichkeit zu tasten und andererseits Berührungen zu empfinden einen außerordentlichen Stellenwert. Genau genommen gewinnt diese Tatsache bereits während der Entwicklungszeit im Mutterleib zunehmend an Bedeutung. Zuerst wird das Tasten erlernt, und daraufhin wird das Getastete gelernt mit dem Ziel, diese Erkenntnisse in Beziehung zu bestimmten Handlungen und Bedeutungen zu setzen. Mit zunehmendem Alter und damit mit zunehmender Erkenntnis werden Fähig- und Fertigkeiten entwickelt, ertastete Gegenstände als Werkzeuge zu benutzen; dazu gehören u.a. Besteck, Türöffner, Schreib- und Malutensilien, Zahnbürste, die Bedienung von Instrumenten u. v. m.

Die Tastrezeptoren werden nach zwei Kriterien eingeteilt:
- dem Adaptationsverhalten auf konstanten Druck an behaarten und unbehaarten Hautarealen (langsam, mittelschnell, sehr schnell) und
- der Informationsart wie Intensität und Druck, Geschwindigkeit, Beschleunigung.

- **Einteilung der Tastrezeptoren nach Adaptationsverhalten**
- Unbehaarte Haut:
  - langsam – Intensitätsdetektor (Druck):
    - Merkel-Zelle,
    - Ruffini-Körperchen,
  - mittelschnell – Geschwindigkeitsdetektor (Berührung):
    - Meissner-Körperchen,

- — sehr schnell – Beschleunigungsdetektor (Vibration):
  - – Pacini-Körperchen.
- — Behaarte Haut:
  - — langsam – Intensitätsdetektor (Druck):
    - – Tastscheibe,
    - – Ruffini-Körperchen,
  - — mittelschnell – Geschwindigkeitsdetektor (Berührung):
    - – Haarfollikel-Rezeptor,
  - — sehr schnell – Beschleunigungsdetektor (Vibration):
    - – Pacini-Körperchen (Born u. Heinrichs 1993).

- ▪ **Einteilung der Tastrezeptoren nach Informationsart**
- — Drucksensoren (Intensitätsdetektoren):
  - — Merkel-Zellen, Tastscheiben: Eindrucktiefe und Dauer einer mechanischen Information,
  - — Ruffini-Körperchen: Dehnung der Haut
- — Berührungssensoren (Geschwindigkeitsdetektoren):
  - — Sensoren der Haarfollikel: Bewegungsgeschwindigkeit der Haare,
  - — Meissner-Körperchen: Informationen an die Haut,
- — Vibrationssensoren (Beschleunigungsdetektoren):
  - — Pacini-Körperchen: Vibrationsinformation in Haut, Unterhaut, Sehnen, Muskeln, Knochenhaut, Gelenkkapseln.

Selbsterfahrung: Diskrimination von Tastinformationen

Diese Übung soll das räumliche Auflösungsvermögen der Haut durch Zweipunktdiskrimination verdeutlichen.

Material: abgestumpfter Stechzirkel oder 2 Zahnstocher (Holz oder Plastik).

Übung

Die Spitzen beider Instrumente sind ganz nah zusammen und werden auf verschiedenen Hautregionen aufgesetzt. Diese Regionen können sein: die Innenseite des Unterarmes, der obere Rückenbereich, die Bauchdecke. Zusammengefasst können viele Bereiche des Körpers für die Selbsterfahrung genutzt werden. Bei jedem erneuten Aufsetzen der Instrumente wird der Abstand der Spitzen zueinander vergrößert. Durch ein Signal wird dann die Übung beendet, wenn die Person beide Spitzen als Einzelinformation spürt. Die Instrumente werden sanft auf die Haut aufgesetzt.

4.3.2 Schmerzsinn

Wenn die Intensität einer Information einen bestimmten Wert überschreitet, kann diese eine Schmerzempfindung auslösen. Der menschliche Körper wird über diese Schmerzempfindung von einem schädigenden Einfluss in Kenntnis gesetzt. Unterschieden werden der Körperschmerz (somatischer Schmerz) und der Eingeweideschmerz (viszeraler Schmerz). Der Körperschmerz wird zudem in einen Oberflächen- und einen Tiefenschmerz unterteilt. Die Ursache für eine Schmerzempfindung ist entweder eine Störung des Gewebestoffwechsels oder eine Gewebeschädigung.

4.3.3 Lebenssinn bzw. Sinn der inneren Ordnung

Der Sinn der inneren Ordnung realisiert kontinuierliche Rückmeldungen über Organ- und Funktionsstabilität. Höchstes Ziel ist die Erkenntnis »mir geht es gut« oder »es ist alles in Ordnung«. In dieser Phase erhalten wir keine Rückmeldung vom Organismus. Erst wenn die inneren Parameter außerhalb bestimmter Grenzwerte liegen, erhält der Mensch die Rückmeldung, dass etwas nicht stimmt. Jegliche Bemühungen seitens der betreuenden Personen von Menschen mit schweren Störungen des zentralen Nervensystems müssen zum Ziel haben, durch die jeweiligen Angebote eine vitale und vegetative Stabilität zu erzeugen. Dies ist eine Voraussetzung dafür, dass sich durch eine positive Empfindungswahrnehmung eine lernende Erkenntniswahrnehmung aufbauen kann. Lernende Angebote haben nur dann einen Sinn, wenn sie sich von der Intensität her an der vorherrschenden vitalen und vegetativen Stabilität orientieren. Bedeutung hat dieses für alle Alltagshandlungen, z. B. hinsichtlich der Sitzzeit, die der Mensch im Rollstuhl verbringt. Diese Sitzzeit darf sich keinesfalls durch die organisatorischen Abläufe ergeben, sondern muss vielmehr enden, bevor der Mensch seine vitalen und vegetativen Grenzen erreicht. Die Zeit des Sitzens kann nicht jeden Tag gleich sein, oftmals ergeben sich Zeiten von 20 Minuten oder weniger.

4.3.4 Eigenbewegungssinn

Folgende Informationen werden durch den Eigenbewegungssinn vermittelt:
- die Lage im Raum und die Stellung des gesamten Körpers bzw. einzelner Körperteile,
- die Bewegungsrückmeldung der Gliedmaßen im Raum durch Muskel-, Gelenk- und Hautsensoren. Hierzu zählen gleichermaßen aktive und passive Bewegungen.

Es handelt sich jeweils um eine mechanische Einflussnahme auf die Rezeptoren.
    Folgende Sensoren und Informationen sind an der Bewegungsrückmeldung beteiligt:
- Sensoren in den Gelenken (Gelenknerven):
    - durch mechanosensitive Sensorkörperchen ähnlich der Pacini- u. Ruffini-Körperchen der Haut,
    - durch freie Nervenendigungen im Gelenkgewebe.
- Über Gelenksensoren übermittelte Informationen:
    - Geschwindigkeit der Veränderung der Gelenkstellung,
    - Winkelstellung der Gelenke.
- Sensoren im muskulären Apparat:
    - Muskelspindeln,
    - Golgi-Sehnenorgane.

- Hautsensoren:
    - Dehnung der Haut,
    - Stauchung der Haut.
- Informationsqualitäten des Eigenbewegungssinns.
    - Stellungssinn,
    - Bewegungssinn,
    - Kraftsinn.

Alle gesammelten Informationen dienen der Orientierung innerhalb der räumlichen Umwelt, und sie vermitteln zusammen mit dem Gleichgewichtssinn das Körperschema.
    Eine vermittelte Bewegung ist erst dann eine lernende Bewegung, wenn der betroffene Mensch die Bewegung spürt. Es folgt die Erkenntnis, dass z. B. nicht die Lagerung selbst das primär Wertvolle ist, sondern vielmehr der spürbare Bewegungsweg/ der Bewegungsübergang, der zur Lagerung führt. Insbesondere im Bereich der spürbaren Bewegungsangebote spielt die Zeit eine wesentliche Rolle und muss ebenfalls unter dem Motto stehen »Wahrnehmung braucht Zeit und zwar so viel Zeit, wie der betroffene Mensch braucht um wahrzunehmen«! Sollte die Bewegungssituation eine Über- bzw. Unterforderung darstellen, wird eine entsprechende und unmittelbare Rückmeldung über Atmung und Muskelspannungszustand erfolgen.

4.3.5 Gleichgewichtssinn

Der Gleichgewichtssinn erlaubt uns, aufrecht zu sein und uns dementsprechend am Ort und/oder im Raum fortzubewegen. Im Gleichgewicht zu sein heißt aber auch, ein intaktes inneres Lot zu besitzen. Diese Grunderkenntnisse fallen besonders im Bezug auf den Kopf auf – beim Versuch, aus der liegenden Position heraus den Kopf zu heben, spüren wir merklich sein nicht unerhebliches Gewicht; in aufrechter Körperhaltung hingegen fällt es nicht spürbar auf. Jede Einschränkung der Mobilität verändert auch die Anforderungen an das Gleichgewicht. In liegender Position hat bereits die Lageveränderung eines einzelnen Fingers eine große Wirkung.

4.4 Soziale und zwischenmenschliche Sinne

4.4.1 Geruchssinn

Beim Riechen werden chemische Stoffe in komplexer Art wahrgenommen. Das Riechen muss in seinem interaktiven Zusammenspiel mit dem Schmecken betrachtet werden. Der Geruchssinn ist bereits zum Zeitpunkt der Geburt komplett entwickelt. Das Schmecken ergibt sich zu einem großen Prozentsatz durch die Riechkompetenz.

Geruchsmoleküle lagern sich an den entsprechenden Rezeptoren an, und die dadurch übertragene Information wird über den Riechnerv weitergeleitet. Diese Moleküle werden durch den Luftstrom der Ein- und Ausatmung in Bewegung gebracht und werden auf die Rezeptoren verteilt. Der Riechnerv ist der allerkürzeste zentrale Hirnnerv, und er leitet die Informationen ohne synaptische Unterbrechung weiter. Das Riechen gehört zu den stärksten Erinnerungsauslösern. Die entsprechenden Informationen werden als Inhalt des Gedächtnisses im Hippocampus eingespeichert. Durch ein gezieltes Riechtraining sind einzelne Menschen in der Lage, mehrere Tausend Gerüche zu identifizieren. Aber nicht nur die Identifikation von Gerüchen ist entscheidend, sondern auch die Verbindung des Geruchs mit einem speziellen Ereignis, z. B. Rauch und Feuer, Essen und Hunger, Fisch und Hafen, Spekulatius und Weihnachten u. v. m. Diese Assoziationen werden von Emotionen begleitet. Lernangebote, die von einer positiven Emotion begleitet sind, können schneller und nachhaltiger gelernt werden.

4.4.2 Geschmackssinn

Der Geschmackssinn bezeichnet die Fähigkeit zu schmecken. Keine andere Region des menschlichen Körpers ist reicher an Sensoren als der Mundraum. Nicht nur die hohe Anzahl an Sensoren macht ihn einzigartig, sondern auch die Tatsache, dass es sich um einen definierten Intimbereich des Menschen handelt. Umso bedeutender ist die Umgangsform z. B. im Kontext Pflege. An dieser Stelle sollen nur 3 Besonderheiten angesprochen werden:

- Körperpflege beginnt nicht im Gesicht!
- Mundpflege beginnt nicht im Gesicht!
- Bei schluckbeeinträchtigten Menschen erfolgt das Anreichen von Getränken und Nahrung ausschließlich durch Menschen mit besonderen Kenntnisständen!

Der Mundraum in all seinen besonderen Strukturen ermöglicht ein sensorisches Erleben und stellt ein anspruchsvolles motorisches und koordinatorisches Setting dar. Geschmack wird über die Sinneszellen in den Geschmacksknospen ermöglicht. Die Geschmacksknospen kommen in großer Zahl im Mundraum (Zunge) vor, vereinzelt sind sie jedoch auch an der Epiglottis des Kehlkopfes, am weichen Gaumen und an der Rachenwand zu finden. Eine Besonderheit der Geschmacksknospen sind die kleinen Geschmackssporen. Geschmackssporen sind kleine Öffnungen im umgebenden Epithelgewebe, durch die die geschmackserregenden Moleküle an die Sinneszellen gelangen. Umgebende Drüsen setzen Flüssigkeit frei, die die Geschmacksknospe umspült und die Geschmacksmoleküle wieder auswäscht. Der Geschmackssinn hat verschiedene Bedeutungen:

- Kontrolle der Nahrung,
- Lustgewinn,
- Wohlbefinden,
- Auslösen von Reflexeigenschaften: Speichel, Magensaftsekretion, Brechreiz u. a.

Der Schmecksinn muss immer in Zusammenhang zum Geruchssinn betrachtet werden. Zudem ist der Mund ebenfalls ein Atemweg.

4.4.3 Sehsinn

Die Linse des Auges ermöglicht die Wahrnehmung von Farbabstufungen abhängig von der Helligkeit. Zum Erkennen von Formen folgt das Auge den Umrandungen von Personen und Gegenständen. Lernen und Erfahrung macht es dem Menschen möglich, die Größe, die Entfernung und den Sinn des Gesehenen visuell wahrzunehmen.

Der Niederländer M. C. Escher demonstriert mit seinen Grafiken und Skulpturen auf eindrucksvolle Weise, dass die optische Wahrnehmung getäuscht werden kann. Dies kann besonders leicht am Beispiel eines Schachspieles gezeigt werden. Befinden wir uns in Augenhöhe mit dem Spielbrett, so wirkt die nahe Spielfigur relativ größer als die ferne Figur, und erst wenn wir die Figuren in Beziehung zu ihrer direkten Umgebung betrachten, wissen wir, dass sie gleich groß sind.

Dieses Phänomen hat für die Gestaltung von Bewegungsangeboten eine herausragende Bedeutung. Menschen mit einer schweren Störung des zentralen Nervensystems werden durch pflegende Personen bewegt und brauchen die Möglichkeit, den Raum visuell abzutasten. Einschränkungen im Sehsinn verändern die Eigenbewegung, den Spannungszustand in der Muskulatur, die Bewegungsangebote und die Bewegungsempfindung. Dem Betroffenen die Zeit zu geben, sich auf dem Bewegungsweg visuell zu orientieren und in Ruhe seine Umgebung zu betrachten, verändert die Möglichkeit zur Bewegung grundlegend. Die Veränderung der Körperhaltung und der Position im Raum erlauben dem Betroffenen, die einzelnen Umgebungsmerkmale in Beziehung zueinander zu betrachten.

4.4.4 Wärmesinn

Die Empfindung von Wärme und Kälte dient der Wärmeregulation und somit der Regulation der Körpertemperatur. Bedeutsam ist nicht die Wahrnehmung einer absoluten Temperatur, sondern vielmehr die Wahrnehmung von Temperaturunterschieden. Physikalisch betrachtet ist Wärme eine Erscheinungsform von Energie. Formen der Wärmeempfindung können sowohl die innere Körpertemperatur als auch die wohlige seelische und die begeisterungsausgelöste geistige Wärme sein. Notwendig ist es, dass der Mensch seine Körpertemperatur stabil auf einem Wert zwischen 36,5 37,5° Celsius zu halten. Wirkende Strategien sind z. B. Variationen der Kleidung, das Anpassen der körperlichen Aktivitäten u. a. In extremen Situationen beeinflusst starke Unterkühlung, aber auch hohes Fieber unseren Bewusstseinszustand. Eine von außen sichtbare Veränderung ist das Ausbilden von Gänsehaut. Dieses Phänomen geht mit einer erhöhten muskulären Aktivität einher und somit auch mit einem erhöhten Sauerstoff- und Energieverbrauch. Thermorezeptoren für Kälte sind eher an der Oberfläche und die Sensoren für Wärme eher in der Tiefe angeordnet. Sensoren für Kälte sind 10 mal häufiger als die Sensoren für Wärme.

4.5 Geistige Sinne

4.5.1 Hörsinn

Der Hörsinn kann sich nicht gegenüber der Umwelt verschließen. Der betroffene Mensch fühlt und hört die Geräusche seiner Umgebung. Hirnverletzte Menschen erleben oftmals eine relative Isolation aus dem Alltag, und dieser Umstand selbst verändert das Hören nochmals. Die Menschen werden einerseits schreckhaft und andererseits hellhörig. Ada van der Star schreibt

» Geräusche, die nicht in einen Zusammenhang gebracht werden können, wirken bedrängend. So auch monotone technische Geräusche… Solche Geräusche werden in den Ohren immer stärker. Sie bilden ein akustisches Gittergefängnis, in dem die Seele nicht mehr schwingen kann… Der Hörraum bekommt einen ausgeprägten Stellenwert für den isolierten Menschen. Wenn die Außenwelt schweigt, kann es in der Seele still werden. Aus der Stille tauchen neue Dimensionen auf (van der Star 2001, S. 64ff). «

Alle Geräusche aus der Umwelt haben für den Betroffenen einen Stellenwert, und keine Handlung durch die pflegende Person sollte unbedacht erfolgen. Die Achtsamkeit, mit der die Zimmertüre geschlossen oder der Fallschutz am Bett herabgelassen wird, ist von großer Bedeutung. Durch die gesteigerte Schreckhaftigkeit erklärt es sich, warum der Betroffene nicht mit plötzlichen und lauten Geräuschen konfrontiert werden darf. Pflegende Personen werden innerhalb ihrer Ausbildung zum »Vielsprechen« angehalten. Für Menschen, die keine kognitiven Einschränkungen haben, mag dies gut sein, für Menschen mit einer schweren Störung des zentralen Nervensystems eher nicht. Es gibt eine Zeit zum Sprechen und es gibt eine Zeit zum Handeln. Der betroffene Mensch soll die Berührungen während einer wirkenden Körperwaschung

4

fühlen können, und an dieser Stelle würde die gleichzeitige Belegung eines weiteren Wahrnehmungskanals den gesamten Prozess stören.

4.5.2 Sprachsinn

Der Sprachsinn hilft uns, die Sprache selbst wahrzunehmen. Er hilft uns, einen Eindruck hinsichtlich der Stimmung, der Kraft und der Herkunft des Gegenübers zu bekommen. Die wohlklingende Sprache ist ein wahrer Schatz für das Seelenleben eines Menschen. Der »wohltemperierte« Ton und die bewusste Wahl der Worte sind besonders im Dialog mit der Familie und dem Betroffenen zwingend. Die Möglichkeit zu einem gepflegten Gespräch ist oftmals der Schlüssel für den Austausch. An dieser Stelle sei an sinnvolle und »haltungsverändernde« Rituale erinnert, hierzu gehört ein klingender Morgengruß oder ein klingendes Morgenlied.

4.5.3 Gedankensinn

Der Gedankensinn ermöglicht nicht zuletzt das Sprachverständnis. Aber nicht die Sprache informiert den Gedankensinn, auch Mimik und Körpersprache sprechen unsere Gedanken an. Der Gedankensinn braucht die Wahrheit, die Sensibilität und die Empathie.

4.5.4 Personensinn

Hierbei steht die Wahrnehmung einer anderen Person im Vordergrund. Hat diese Person die Möglichkeit, frei zu entscheiden, hat sie einen freien Willen? Nachdenken hilft, einen freien Willen zu verfeinern. Ermöglichen die fördernden Angebote und die Wahl des Ortes, dass der Mensch mit einer schweren Störung des zentralen Nervensystems eine Grundlage für größtmögliche Autonomie erlebt? Letztendlich profitiert der Personensinn von einem geweckten Interesse. Daraus entwickelt sich eine zentrale Frage des CCC:

> ❯ Gelingt es den Akteuren durch die Gestaltung von passenden Angeboten, die Persönlichkeitsausbildung zu unterstützen?

4.6 Der Homunkulus

Der Homunkulus (Karte des Körpers) stellt die entsprechenden Lokalisationsfelder der Großhirnrinde dar. Er repräsentiert bildhaft die efferenten und afferenten Nervenfasern der einzelnen Sinneszellen, die in Kontakt mit der Großhirnrinde stehen. Der Homunkulus zeigt die projizierte Körperoberfläche auf die Hirnrinde (nach dem Neurochirurgen Wilder Graves Penfield 1891–1976). Die kortikale Darstellung ist nicht starr, sondern plastisch, und dies ist die Grundlage dafür, dass sich Wahrnehmungsfelder insbesondere nach dem Ausfall von Sinnesinformationen verändern können.

In der bildhaften Darstellung sind die Regionen des menschlichen Körpers gemäß ihrer Wahrnehmungskompetenz unterschiedlich dominant abgebildet. Zu diesen dominanten Regionen mit einer großen Anzahl an Rezeptoren zählen besonders:

- Gesicht,
- Lippen/Mundraum,
- Hände,
- Finger (besonders der Daumen),
- Füße,
- Zehen.

Die Umfeldgestaltung

5

Der Gestaltung des gesamten Lebensumfeldes kommt eine tragende Bedeutung zu. Einerseits muss das Umfeld den betroffenen Menschen adäquat informieren, andererseits soll es auch einen Lebensraum für die Familie, aber auch einen Arbeitsraum für die pflegenden Personen darstellen.

Der Mensch mit schweren Störungen des zentralen Nervensystems hat nicht selten Probleme mit der visuellen Wahrnehmung von Räumen und Details. Leider sind die Einschränkungen des Sehvermögens nur selten erschöpfend diagnostiziert.

5.1 Wahrnehmung durch Familie und pflegende Personen

Auch wenn die Räumlichkeiten auf die Besucher eher klein wirken, sind sie für den Betroffenen oftmals viel zu groß. Die notwendigen Veränderungen und Anpassungen beginnen im direkten Umfeld, dem Bett. Räumliche Begrenzungen nach oben und zu den Seiten sind elementar und ermöglichen dem betroffenen Menschen den Rückzug und die leichtere visuelle Wahrnehmung etwaiger Veränderungen auf kurze Distanzen (◘ Abb. 5.1, ◘ Abb. 5.2). In vielen Situationen hat die aktive Raumverkleinerung einen direkten Einfluss auf die Atmung, den Muskeltonus, den Schlaf-Wach-Rhythmus u. v. m. Für das Verstehen dieses Umstandes ist es sehr hilfreich, dass die Mitglieder der Familie und die pflegenden Personen sich in die einzelnen Positionen und Lagen des Betroffenen begeben.

■ **Selbsterfahrung: Liegen auf dem Boden**

Für dieses Erleben gibt es kleine, aber eindrucksvolle Übungen zur Selbsterfahrung.

Übung

- Legen Sie sich auf den Fußboden.
- Legen Sie sich auf den Rücken. Arme und Beine befinden sich neben dem Körper bzw. liegen nebeneinander.
- Die Körperhaltung kann noch kurz verändert werden – dann bewegungs- und wortlos liegen bleiben.
- Fixieren Sie für einige Minuten einen Punkt an der Zimmerdecke.

– Was kann ich, ohne den Kopf zu bewegen, von meinem eigenen Körper sehen?
– Was kann ich, ohne den Kopf zu bewegen, vom Raum, der mich umgibt, sehen?
– Wie verändert sich der Punkt an der Decke?

■ **Selbsterfahrung: Begleitetes Gehen mit reduzierten visuellen Möglichkeiten**

Übung

- Sie brauchen eine zweite Person, die Sie führt und für Ihre Sicherheit sorgt.
- Benutzen Sie eine Brille, deren Gläser mit einer milchigen Folie abgeklebt sind. Die Brille soll Ihnen die Möglichkeit geben, Umrisse und Veränderungen der Lichtverhältnisse wahrzunehmen.
- Bleiben Sie bei dieser Übung zur Selbsterfahrung nicht nur in geschlossen Räumen, sondern gehen Sie auch ins Freie.

– Wie entwickeln sich die anderen Sinnessysteme – Riechen, Fühlen, Hören etc.?
– Wie verändert sich Ihr Muskeltonus?
– Wie verändern sich Ihre Motorik und das Bewegungsausmaß?
– Wie verändert sich Ihre Bewegungsgeschwindigkeit?
– Wie ausgeprägt ist Ihre Orientierung?
– Wodurch wurde Ihnen Sicherheit oder Unsicherheit vermittelt?

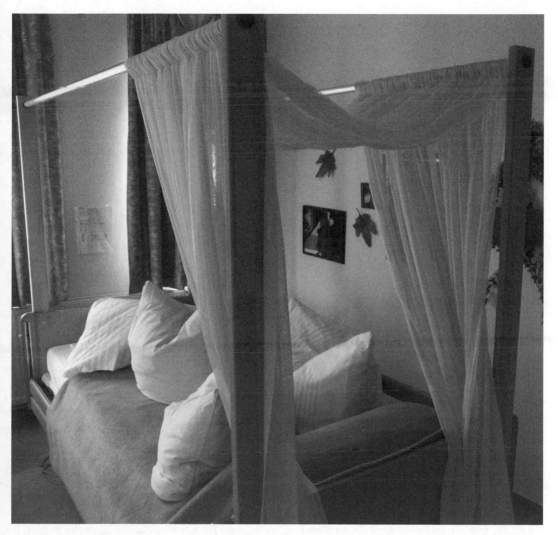

▣ Abb. 5.1 Raumverkleinerung vergrößert das Gefühl von Sicherheit. (Mit freundl. Genehmigung von Senator Senioren-einrichtungen)

❯ **Für den Alltag bedeuten die Erkenntnisse: Wahrnehmung schafft Sicherheit – Sicherheit, die der Betroffene braucht, um Erkenntnisse gewinnen zu können.**

5.2 Vorschläge zur Raumgestaltung

Bei der Gestaltung des direkten Umfeldes ist die Kreativität aller Beteiligten gefragt. Konkret könnten sich folgende Angebote und Gestaltungen ergeben:

▪ **Bettumrandung**

Dies kann entweder durch einen ansprechenden Vorhang oder durch ein »Moskitonetz« hergestellt werden (▣ Abb. 5.1). Es muss gewährleistet sein, dass besonders in der Anfangsphase das umgebende Material transparent ist. Durch den transparenten Stoff hat der betroffene Mensch die Möglichkeit, nach außen zu schauen, und die betreuenden Menschen haben die Möglichkeit, nach innen zu schauen – trotzdem besteht die eindeutige visuelle Abgrenzung. Innerhalb von Institutionen ist darauf zu achten, dass es sich bei den verwendeten

5

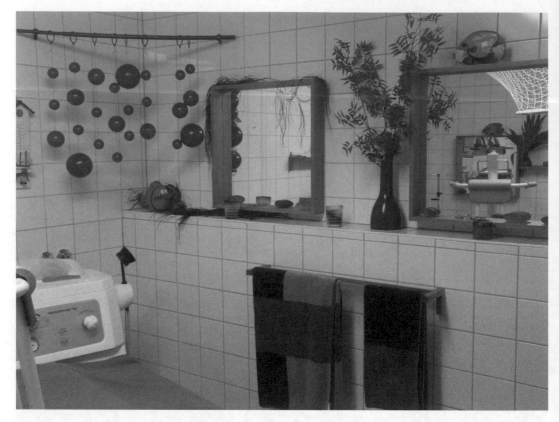

▫ Abb. 5.2 Ein funktioneller Raum mit gestalterischen Elementen. (Mit freundl. Genehmigung von Senator Senioreneinrichtungen)

Stoffen um schwer entflammbares Material handelt. Viele Stoffe sind gut zu färben, und somit kann das erzeugte visuelle Umfeld farblich verändert werden. Auch diejenigen, die mit ihrem Rollstuhl die Gemeinschaftsräume besuchen, brauchen auch in diesen Räumen die nötige Rückzugsmöglichkeit. Ein »Moskitonetz« bietet auch dem im Rollstuhl oder dem im Sitzsack Sitzenden einen Platz.

▪ Decken und Wände

Decken und Wände können mittels Aktionsfeldern einen vollkommen anderen Charakter erhalten. So können z. B. Blumengitter mit wechselndem Inhalt angeboten werden. Sie bieten die Gelegenheit, Orientierungsmerkmale wie z. B. Informationen über die vorherrschende Jahreszeit anzubieten. Am Anfang sollte jedoch mit wenigen und eindeutigen Informationen gearbeitet werden. Die Informationsquellen sind anfangs statisch, und erst im weiteren

Verlauf und mit zunehmender Erfahrung können bewegliche Angebote hinzukommen. Decken und Wände stellen eine gut zu nutzende Projektionsfläche dar. Sie können für Farbprojektionen z. B. durch eine Mathmos-Lampe oder für Diaprojektionen genutzt werden. Mathmos-Lampen bewegen und erwärmen im Inneren der Lampe farbige Gelscheiben, so dass sich das projizierte Bild mit jeder Bewegung der Gelscheiben verändert. Diaprojektionen werden oftmals von den Familien als »Erinnerungsreise« genutzt, der Betroffene braucht jedoch unter Umständen länger Zeit, um den Inhalten der Bilder folgen zu können. Auch hierbei ist weniger meistens mehr. Der Anteil der gesprochenen Worte sollte besonders zu Beginn nur einen kleinen Umfang betragen, auf diesem Wege kann sich der Betroffene auf die visuellen Informationen konzentrieren. Auch eine Berührung kann ein Bild begleiten.

- **Beleuchtung**

Eine besondere Bedeutung hat die Beleuchtung des Raumes. Auf Lampen, die ihr Licht direkt in die Augen des Betroffenen scheinen lassen, sollte prinzipiell verzichtet werden. Indirekte Beleuchtungsquellen sind sehr viel passender, aber auch diese können in Glasscheiben unerwünschte Spiegelungen erzeugen. Mittlerweile bietet die Industrie vielerlei Möglichkeiten für eine abwechslungsreiche und wohltuende Beleuchtung. Durch eine entsprechend angepasste Lichtgestaltung nimmt die Möglichkeit des betroffenen Menschen, seine Augen zu öffnen, zu.

Durch die entsprechende Gestaltung des Lebensraumes steigern sich bei allen Beteiligten die Bereitschaft und der Wunsch, diesen Raum zu betreten.

Die wünschenswerten Veränderungen beziehen sich jedoch nicht nur auf das Zimmer des betroffenen Menschen. Die Gestaltung aller Räumlichkeiten fördert nicht zuletzt die Möglichkeit zur Entwicklung.

Das morgendliche Wecken

Um seitens der pflegenden Personen den Tag zu beginnen, braucht es detaillierte Informationen der in der Nacht arbeitenden Personen. Der Bericht von der Nacht ist eine wesentliche Entscheidungshilfe, wie der Vormittag gestaltet werden kann. Nicht zuletzt dieser Bericht entscheidet mit darüber, welche wirkende Körperpflege oder welche anderen Aktivitäten dem Betroffenen angeboten werden.

Die Art und Weise des Weckens hat für betroffene Menschen eine zentrale Bedeutung. Der Übergang von der Ruhe zur Aktivität muss so gestaltet sein, dass der Betroffene dieser elementaren Veränderung folgen kann.

Folgende Grundprinzipien sind dabei zu beachten:

- **Anpassung der Körperinformationsflächen:** die lagerungsunterstützenden Materialien körperorientiert anpassen und niemals unkontrolliert verändern oder entfernen (◻ Abb. 6.1).
- **Langsamkeit:** Jegliche Veränderungen im direkten Umfeld oder am Betroffenen selbst müssen die Möglichkeit zur Nachvollziehbarkeit aufweisen.
- **Geräusche:** Die Veränderungen werden immer mit Geräuschen einhergehen, jedoch sollten die entstehenden Geräusche so unaufdringlich wie möglich sein. Die Zimmertür wird leise geschlossen, die Stimme hat eine moderate Lautstärke, und sollte der Fallschutz am Bett heruntergestellt werden, so passiert dies mit der nötigen Vorsicht.
- **Licht:** Das Anstellen der Deckenbeleuchtung stellt eine so intensive Veränderung dar, dass viele Betroffene sehr negativ auf diesen Umstand reagieren. Die Augen müssen sich infolge der Lichteinwirkung schließen, der Muskeltonus steigt, die Atemfrequenz steigt usw. – insgesamt eine eher ungünstige Entwicklung. Alternativ zur Deckenleuchte sollte ausschließlich mit indirekten Lichtquellen gearbeitet werden. Hierzu gehören sicherlich Nachttischlampen oder Deckenfluter. Der Einsatz von kontinuierlich heller werdenden Lichtquellen (z. B. EnergyLight der Firma Philips) ist ebenfalls eine günstigere Methode.

Eine besonders schöne Lichtgestaltung bieten Lichtquellen, die unterschiedliche Farben zulassen. Es handelt sich dabei um Leuchten am Rand der Decken, die mehrere farbige Leuchtstoffröhren in sich tragen. Durch diese fernbedienbaren Lampen ist es möglich, dass das Licht im Raum einen variierbaren Ton erhält.

- **Rituale:** Zwingend ist die Implementierung von Ritualen, die dem Betroffenen eine höhere Wahrscheinlichkeit der Wiedererkennung ermöglicht. Angefangen von der verbalen Form der Ansprache, über die orientierende Berührung bis hin zu Klängen.
- **Orientierende Berührung:** Dabei wird in Absprache mit dem Betroffenen und/oder der Familie des Betroffenen eine Erstberührungsregion festgelegt. Dies können z. B. die Schulter, das Brustbein oder der Bauch sein. Wichtig ist es, dass die Region für die orientierende Berührung so nah wie möglich am Körperstamm ist.
- **Bett:** Eine sehr schöne Methode, den Tag und somit die Aktivitäten einzuleiten, ist das Wenden des Kopfkissens und der Bettdecke. Die Wärme der Nacht wird gegen die Kühle des Tages getauscht. Von großer Wichtigkeit ist es, dass die Bettdecke im Laufe der Aktivitäten reduziert, aber nicht vollständig entfernt wird.

Ziele des Weckens

- Nachvollziehbarkeit
- Erleben von Langsamkeit
- Sinnhaftigkeit in der Überleitung von der Nacht in den Tag
- Wiedererkennung
- Tonusregulation
- Erzeugen einer positiven Erkenntniswahrnehmung
- Vermittlung von innerer Ordnung und emotionaler Stabilität

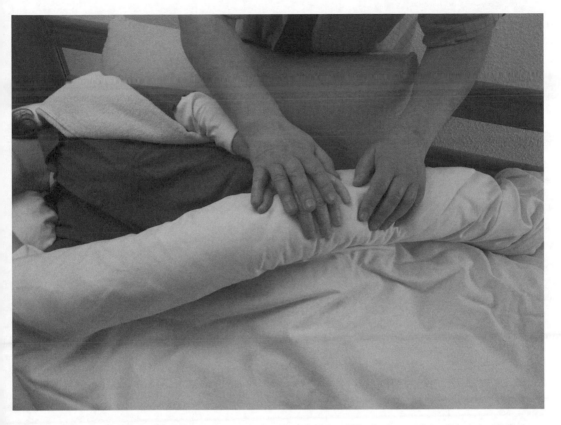

◘ **Abb. 6.1** Die unter Druck zurückgerollte Decke vermittelt zusätzliche körperliche Struktur und signalisiert eine Veränderung

Körperpflege nach dem Connected Care Concept

7.1 Die wirkende Körperwaschung

7.1.1 Grundprinzipien der pflegerischen Handlung

Folgende Grundgedanken prägen die gültigen Prinzipien hinsichtlich einer wirkenden Körperwaschung. Die Körperwaschung selbst wird als interaktive Handlung betrachtet, wobei in erster Linie Informationen ausgetauscht werden, denn nicht bei jeder Körperwaschung steht die Reinigung im Vordergrund.

- **Stelle einen kontinuierlichen Körperkontakt sicher**

Bei der Beobachtung von Körperwaschungen fällt auf, dass der Kontakt zum Betroffenen unzählige Male aufgenommen und abgebrochen wird und dies in einer Geschwindigkeit, der der Betroffene in der Regel nicht folgen kann. Schnelle und häufige Veränderungen können schnell eine überfordernde Situation erzeugen. Der Mensch mit schweren Störungen des zentralen Nervensystems kann dieser Situation nur mit seinen Möglichkeiten begegnen und drückt dies oft mit einem Anstieg der Muskelspannung und/oder mit einem Anstieg der Atemarbeit aus.

- **Beginne die Körperwaschung nicht im Gesicht bzw. am Kopf**

Die Gesichtsregion ist ausgesprochen empfindungsstark, und dies gilt besonders für den äußeren Mundraum und für die Nasenpartie. Eine initiale Berührung dieser Räume geht oftmals mit einem Anstieg des Muskeltonus der Gesichtsmuskulatur und einer Überstreckung des Kopfes einher. Der Mundraum wird eng, und der Erfolg der nachfolgenden therapeutischen Mundpflege oder jeglicher Mundpflege, Essen und Trinken scheint fraglich.

- **Führe die Intimpflege und den Wechsel der Inkontinenzmaterialien vor der Körperwaschung durch**

Die therapeutische Körperwaschung verfolgt Ziele. Sie will klare Strukturen vermitteln und verarbeitungsfähige Informationen anbieten. Die integrierte Intimpflege wird störend auf den gesamten Prozess der Körperwaschung wirken. Ein weiterer wichtiger Grund besteht darin, dass die Bereitschaft der pflegenden Person zur Reduktion von körperlicher Distanz wächst. Die Körperwaschung beeinflusst einerseits vitale und vegetative Prozesse und stellt andererseits ein intensives Lernangebot dar. Während der Körperwaschung entsteht eine positive Empfindung und somit steigt die Möglichkeit zum Erkennen an.

- **Wähle als Ausgangsposition zur Körperwaschung im Bett die Seitenlage**

Leider wird die Körperwaschung im Bett häufig in der Rückenlage angeboten. Dies wirkt sich ausgesprochen negativ auf die Entwicklungsmöglichkeiten eines Menschen mit schweren Störungen der zentralen Nervensystems aus – z. B. steigt der muskuläre Spannungszustand an, die Gefahr der Aspiration wächst, das Becken ist stark gebeugt, die Adduktion der unteren Extremitäten nimmt zu, die gesamten Bewegungsmöglichkeiten sind reduziert. Durch die Entscheidung, einen betroffenen Menschen in eine adäquate 90°-Lage zu bringen, verändern sich viele dieser negativen Erscheinungen. Eine Körperwaschung in dieser Seitenlage eröffnet dem Betroffenen viele positive Veränderungen – z. B. wird der Körper anders gespürt, alle Extremitäten gewinnen an Beweglichkeit, der Unterkiefer hat die Möglichkeit, seine Haltung zu verändern, der untere Rückenbereich bis zu den Knien kann als geführte Waschregion entdeckt werden. Die Aspirationsgefahr nimmt sofort ab.

- **Stelle sicher, dass der Körper soweit wie möglich zugedeckt ist**

Der Mensch ist ein Wärmewesen, und Wärme ist für ihn ein wichtiges Gut. Der Wärmesinn muss, besonders während und nach der Körperwaschung, adäquat informiert werden. Unnötiger Wärmeverlust ist unbedingt zu vermeiden, die damit verbundene Wärmeerzeugung bedeutet einen nicht unerheblichen Energieaufwand. Die Kälteeinwirkung hat einen ungünstigen Einfluss auf den Muskeltonus und nachfolgende Angebote wie Bewegung, Lagerung, Transfer, Schlucken u. a. werden unnötig erschwert.

- **Erkläre vor und nach der Waschung und spreche nicht während**

Es kommt immer auf die Zielsetzung an. Erfolgt die Körperwaschung als primäres, taktiles und kinästhetisches Wahrnehmungsangebot, so weicht das Wort der Handlung. Das Angebot an die entsprechenden Wahrnehmungskanäle orientiert sich an den Verarbeitungsmöglichkeiten des betroffenen Menschen. Das Sprechen ist oftmals der Grund für Überforderung, denn die Worte müssen nicht nur gehört, sondern der Inhalt muss verstanden und verarbeitet werden. Weniger ist mehr!

- **Entferne bitte nie das Kopfkissen**

Zu keinem Zeitpunkt wird das Kopfkissen aus dem Bett entfernt, vielmehr findet eine ständige und begleitende Anpassung des Kissens statt. Ist z. B. das Kissen beschmutzt, wird es nahtlos gegen ein neues getauscht.

- **Reduziere bei der Körperwaschung die Lagerungskissen nur partiell**

Lagerungskissen begleiten den Betroffenen auch während der Körperwaschung. Die Kissen gewährleisten eine notwendige Körperinformation. Veränderungen finden bewusst und unter dem Aspekt der Adaptation statt. Kissen werden reduziert und nicht primär entfernt.

7.1.2 Wirkprinzipien

> **Die Körperwaschung ist ein direktes Empfindungsangebot an die Haut und somit auch an das zentrale Nervensystem. Beachte dabei: Wahrnehmung braucht Zeit – und zwar so viel Zeit, wie der Betroffene benötigt, um wahrzunehmen.**

Während einer wirkenden Köperwaschung wird der hirnverletzte Mensch mit einer Vielzahl von Informationen konfrontiert. Der Körper des Betroffenen wird intensiv berührt, bewegt und hinsichtlich seiner Lage im Raum verändert. Jeder Einfluss auf die betroffene Person beeinflusst auch den Verlauf der gesamten Handlung. Das CCC bewertet die Wirkung von gewählten Waschzusätzen als eher gering, während der Druck auf eine entspre-

chende Gelenkregion als außerordentlich wichtig betrachtet wird. Die wirkenden Körperwaschungen intensivieren die externe Informationsdichte und unterstützen den Betroffenen, seine inneren Systeme zu regulieren. Selbst sehr komplexe Systeme wie z. B. der intrazerebrale Druck oder das kardiovaskuläre System können positiv auf die Informationen reagieren. Im Rahmen eines erweiterten Monitorings zur Hirndruckmessung (z. B. Camino-Sonde) fällt auf, dass der Druckwert tendenziell niedriger wird. Durch die Einflussnahme auf die inneren Systeme scheint die Stabilisierung der vitalen und vegetativen Bereiche so groß zu sein, dass auch eine positive Beeinflussung des Blutdrucks und der Herzfrequenz reproduzierbar zu beobachten ist. Eigene Beobachtungen unterstützen diese Bewertung.

> **Das daraus resultierende Motto muss lauten: Pflege wirkt!**

In den verschiedenen klinischen und vollstationären Bereichen der neurologischen Rehabilitation (Phase A–F) sollten besonders drei Formen der intensiven Körperwaschung ihre Anwendung finden:

- die wirkende Körperwaschung mit dem Schwerpunkt Ruhe,
- die wirkende Körperwaschung mit dem Schwerpunkt Aktivität,
- die wirkende Körperwaschung mit dem Schwerpunkt Körperbild.

Die Wirkprinzipien sind bei allen drei Waschungen ähnlich. Für den intensivmedizinischen Behandlungszeitraum sollte festgelegt werden, dass wirkende Körperwaschungen zu einem möglichst frühen Zeitpunkt implementiert werden. Der Raum, in dem das Angebot stattfindet, ist reich an Atmosphäre. Der handlungsbezogene Dialog zwischen dem Betroffenen und der pflegenden Person wird aufgebaut. Bereits vor der Waschung sollte der Inhalt für die Zeit nach der Waschung feststehen.

7.1.3 Schwerpunkt Aktivität

Während der gesamten Zeit der Waschung sollten die Grundprinzipien der Körperwaschung gültig sein und eingehalten werden. Folgende Fragen beeinflussen die tägliche Entscheidung, ob eine wirkende Körperwaschung mit dem Schwerpunkt Aktivität indiziert ist:

- Wie war die Qualität der nächtlichen Ruhe? Wenn der betroffene Mensch während der Nacht dokumentierte Ruhephasen hatte, kann eine wirkende Körperwaschung mit dem Schwerpunkt Aktivität in Betracht gezogen werden!
- Wie ist der momentane Spannungszustand innerhalb der Muskulatur? Bei hoher Muskelspannung sollte auf eine wirkende Körperwaschung mit dem Schwerpunkt Aktivität verzichtet werden!
- Welche Werte zeigen die vitalen Systeme? Bei hohen Werten von Atemfrequenz, Herzfrequenz und Blutdruck sollte von einer wirkenden Körperwaschung mit dem Schwerpunkt Aktivität abgesehen werden!
- Welche Aktivität soll nach der Waschung angeboten werden?

Vorgehen bei der wirkenden Körperwaschung mit dem Schwerpunkt Aktivität

- Die wirkende Körperwaschung mit dem Schwerpunkt Aktivität wird mit einer Wassertemperatur von 45°Celsius durchgeführt.
- Die Temperatur wird mittels Badethermometer bestimmt.
- In einer kleinen Thermoskanne befindet sich heißes Wasser.
- Um die Temperatur des Waschwassers zu halten, kann das Wasser bei Bedarf in die Schüssel geschüttet werden.
- Die Waschschüssel ist mit einem Handtuch oder mit Aluminiumfolie isoliert, wodurch eine Temperaturabgabe an die Umgebung reduziert wird.
- Dem Waschwasser wird ein gebrauchsfertiger Badezusatz beigefügt.

▼

- Für die wirkende Körperwaschung mit dem Schwerpunkt Aktivität bietet sich ein Waschzusatz mit Zitrusextrakt an, dieses kann Zitrone oder Orange sein.
- Allergien müssen im Vorfeld ausgeschlossen werden.
- Um eine Verbindung zwischen Körperstamm und den Händen und Füßen herzustellen, beginnt der erste Schritt entweder an den Schultern oder den Hüften. An den Händen bzw. Füßen angekommen, verläuft die zukünftige Waschrichtung konsequent gegen die Haarwuchsrichtung.
- Für das Waschen werden bevorzugt Frotteestrümpfe, besser noch Baumwollhandschuhe benutzt.
- Das Abtrocknen erfolgt in der gleichen Richtung wie das Waschen.
- Eine geprüfte Wärmelampe über dem Bett kann den Wärmeverlust eindämmen.

7.1.4 Schwerpunkt Ruhe

Während der gesamten Zeit der Waschung sollten die Grundprinzipien der Körperwaschung gültig sein und eingehalten werden. Folgende Fragen beeinflussen die tägliche Entscheidung, ob eine wirkende Körperwaschung mit dem Schwerpunkt Ruhe indiziert ist:

- Wie war die Qualität der nächtlichen Ruhe? Wenn der betroffene Mensch während der Nacht dokumentierte Unruhe- oder Wachphasen hatte, muss eine wirkende Körperwaschung mit dem Schwerpunkt Ruhe angeboten werden!
- Wie ist der momentane Spannungszustand innerhalb der Muskulatur? Bei hoher Muskelspannung muss eine wirkende Körperwaschung mit dem Schwerpunkt Ruhe durchgeführt werden!
- Welche Werte zeigen die vitalen Systeme? Bei hohen Werten von Atemfrequenz, Herzfrequenz und Blutdruck muss eine wirkende Körperwaschung mit dem Schwerpunkt Ruhe angeboten werden!

— Welche Aktivität soll nach der Waschung angeboten werden? Vorbereitung auf ein bestimmtes Therapieangebot oder Tagesangebot.

Vorgehen bei der wirkenden Körperwaschung mit dem Schwerpunkt Ruhe

- Die wirkende Körperwaschung mit dem Schwerpunkt Ruhe wird mit einer Wassertemperatur von 45°Celsius durchgeführt.
- Die Temperatur wird mittels Badethermometer bestimmt.
- In einer kleinen Thermoskanne befindet sich heißes Wasser.
- Um die Temperatur des Waschwassers zu halten, kann das Wasser bei Bedarf in die Schüssel geschüttet werden.
- Die Waschschüssel ist mit einem Handtuch oder mit Aluminiumfolie isoliert, wodurch eine Temperaturabgabe an die Umgebung reduziert wird.
- Dem Waschwasser wird ein gebrauchsfertiger Badezusatz beigefügt.
- Für die wirkende Körperwaschung mit dem Schwerpunkt Ruhe bietet sich z. B. Melisse oder Lavendel als Waschzusatz an.
- Allergien müssen im Vorfeld ausgeschlossen werden.
- Die wirkende Körperwaschung mit dem Schwerpunkt Ruhe beginnt jeweils am Rumpf. Bei allen weiteren Schritten verläuft die Waschrichtung konsequent mit der Haarwuchsrichtung.
- Für das Waschen werden bevorzugt Frotteestrümpfe, besser noch Baumwollhandschuhe benutzt.
- Das Abtrocknen erfolgt in der gleichen Richtung wie das Waschen.
- Eine geprüfte Wärmelampe über dem Bett kann den Wärmeverlust eindämmen.
- Nach der Waschung kann dem Betroffenen ein wiederholtes Schlafangebot gemacht werden, sonst stattfindende Therapien müssen inhaltlich angepasst oder auf einen späteren Zeitpunkt des Tages verschoben werden.

7.1.5 Schwerpunkt Körperbild

Auch bei dieser Waschung sollten die Grundprinzipien der Körperwaschung gültig sein und eingehalten werden. Folgende Fragen beeinflussen die tägliche Entscheidung, ob eine wirkende Körperwaschung mit dem Schwerpunkt Körperbild indiziert ist, wie sie z. B. bei betroffenen Menschen mit einer Hemiplegie in Folge einer Hirnschädigung erforderlich ist:

— Wie war die Qualität der nächtlichen Ruhe? Wenn der betroffene Mensch während der Nacht dokumentierte Unruhephasen hatte, sollte über zusätzliche Information wie z. B. ein Geruchsangebot von Melisse nachgedacht werden. Vielleicht bietet sich nach einem entsprechenden Lagewechsel ein erneutes Ruheangebot an.

— Wie ist der momentane Spannungszustand innerhalb der Muskulatur? Bei einseitig hoher Muskelspannung muss vor der Körperwaschung bewegungsorientiert reguliert werden. Lagewechsel mit »neuen« Körperinformationen u. a.

— Welche Werte zeigen die vitalen Systeme? Bei hohen Werten von Atemfrequenz, Herzfrequenz und Blutdruck sollte vor einer wirkenden Körperwaschung mit dem Schwerpunkt Körperbild ein entsprechendes atemförderndes Angebot gemacht werden! Lagewechsel, ateminformierende Einreibung u. v. m.

— Welche Aktivität soll nach der Waschung angeboten werden?

Vorgehen bei der wirkenden Körperwaschung mit dem Schwerpunkt Körperbild

- Die wirkende Körperwaschung mit dem »Schwerpunkt Körperbild« wird mit einer Wassertemperatur von 45°Celsius durchgeführt.
- Die Temperatur wird mittels Badethermometer bestimmt.
- In einer kleinen Thermoskanne befindet sich heißes Wasser.

▼

- Um die Temperatur des Waschwassers zu halten, kann das Wasser bei Bedarf in die Schüssel geschüttet werden.
- Die Waschschüssel ist mit einem Handtuch oder mit Aluminiumfolie isoliert, wodurch eine Temperaturabgabe an die Umgebung reduziert wird.
- Dem Waschwasser wird ein gebrauchsfertiger Badezusatz beigefügt.
- Für die wirkende Körperwaschung mit dem »Schwerpunkt Körperbild« entscheidet die Vigilanz über den Zusatz: bei eingeschränkter Wachheit z. B. Zitrone und bei ausgeprägter Wachheit z. B. Melisse.
- Allergien müssen im Vorfeld ausgeschlossen werden.
- Die Waschrichtung verläuft von der weniger betroffenen Körperseite hin zur stärker betroffenen Körperseite. Sensorische Qualitäten werden auf die mehr betroffene Seite transportiert.
- Auch bei der wirkenden Körperwaschung mit dem Schwerpunkt Körperbild wird mit unterschiedlichem Druck bearbeitet. Besonders an den verbindenden Gelenken wird der Druck für einen Moment intensiviert.
- Die pflegende Person steht nicht automatisch an der stärker betroffenen Körperseite des Patienten. Entscheidend für die Bestimmung der Position der pflegenden Person ist das Gesichtsfeld der betroffenen Person, auch wenn dies bedeutet, dass die pflegende Person an der weniger betroffenen Seite ihren Platz findet.
- Für das Waschen werden bevorzugt Frotteestrümpfe, besser noch Baumwollhandschuhe benutzt.
- Das Abtrocknen erfolgt in der gleichen Richtung wie das Waschen.
- Eine geprüfte Wärmelampe über dem Bett kann den Wärmeverlust eindämmen.

Nicht immer scheint es sinnvoll, der Körperwaschung einen Transfer folgen zu lassen. Besonders der Mensch mit einer schwersten Schädigung seines zentralen Nervensystems benötigt nach der Körperwaschung meist eine Ruhepause. Die Pausen können für kleine Informationsangebote genutzt werden. Die Körperwaschung mündet am Ende in einer bestimmten Lage im Raum, und jetzt können kleine Angebote an den Betroffenen gerichtet werden. Vielleicht passt ein Riech- oder Hörangebot in die Situation. Durch ein spezielles Angebot ist es dem Betroffenen vielleicht möglich, eine Sinnhaftigkeit darin zu erkennen.

> **Aufgrund der gesammelten positiven Erfahrungen werden innerhalb des CCC bevorzugt gebrauchsfertige Wasch- und Badezusätze der Firmen Weleda oder Wahrnehmbar eingesetzt.**

7.1.6 Selbsterfahrung: Waschen der Arme

Die Übung dient dem intensiven Erleben einer pflegerischen Handlung und soll ihre Wirkung und Einflussnahme hinsichtlich einer positiven Empfindungswahrnehmung, z. B. durch Berührung, Haltung, Lagerung, Wasser- und Raumtemperatur, verdeutlichen. Für diese Übung brauchen Sie eine zweite Person.

Übung		

- Material: Decke, kleines Kopfkissen, Waschschüssel, Badethermometer, Alufolie, 2 Handtücher, 1 Paar Frotteestrümpfe oder 2 Waschhandschuhe.
- Person A liegt auf dem Boden.
- Person B kniet neben Person A und hält über sein Knie den Kontakt zum Körper von Person A.
- Der rechte Arm wird mit der Haarwuchsrichtung und der linke Arm gegen die Haarwuchsrichtung gewaschen.
- Wasche die Extremitäten dreidimensional – wasche mit beiden Händen.

▼

- Mache an den Gelenken (Schulter, Ellenbogen, Handgelenk usw.) eine Pause und gebe spürbaren Druck auf die Gelenke.
- Beachte besonders die Finger und die Fingerkuppen.
- Wenn das Handling mit dem Handtuch schwierig ist, benutze ebenfalls Frotteestrümpfe oder einen Föhn.
- Decke die gewaschenen Regionen nach dem Abtrocknen warm zu.

Bewerten Sie anschließend Ihre Erfahrung für die nachfolgenden Punkte:

- Wassertemperatur,
- Raumtemperatur,
- Druckauswirkung,
- nachhaltiges Empfinden der Arme,
- gefühlte Körperhaltung.

> Die Körperwaschung ist ein direktes Empfindungsangebot an die Haut und das ZNS. Beachte dabei: Wahrnehmung braucht Zeit – und zwar so viel Zeit, wie der Betroffene benötigt, um wahrzunehmen. Bereits für Menschen, deren Wahrnehmungskompetenzen »normal« sind, ist die Wirkung auf den Arm spürbar, für den Menschen mit einer schweren Schädigung des zentralen Nervensystems ist die Erfahrung umso intensiver und stellt eine unmittelbare Entwicklungshilfe dar.

7.2 Die wirkende Körperpflege

> Die Körperpflege ist ebenfalls ein direktes Empfindungsangebot an die Haut und somit auch an das zentrale Nervensystem.

Die wirkende Körperpflege ist genau wie die wirkende Körperwaschung eine gezielte Information an den hirnverletzten Menschen. Die wirkende Körperpflege wird entsprechend den gleichen Wirkprinzipien wie auch die Körperwaschung an-

geboten. Bei der Körperpflege wird statt des Wassers eine geeignete Hautpflegesubstanz benutzt.

Zur Anwendung kommen die

- wirkende Körperpflege mit dem Schwerpunkt Ruhe,
- wirkende Körperpflege mit dem Schwerpunkt Aktivität,
- wirkende Körperpflege mit dem Schwerpunkt Körperbild.

Besonders als begleitendes Angebot am Abend und in der Nacht ist die wirkende Körperpflege mit dem Schwerpunkt Ruhe geeignet.

7.2.1 Schwerpunkt Ruhe

Folgende Fragen beeinflussen die tägliche Entscheidung, wann und warum eine wirkende Körperpflege angeboten werden soll:

- Wie ist die motorische Situation des Betroffenen?
- Was soll der Betroffene nach dem Angebot machen?
- Wie ist der momentane Spannungszustand innerhalb der Muskulatur?
- Wie verhalten sich die vitalen Systeme?

Besonderheiten der wirkenden Körperpflege

- Das Hautöl oder die Lotion wird vor der Anwendung angewärmt.
- Kleine Flaschen entsprechend der Tagesportion können sehr gut in Fläschchenwärmern (für Babyfläschchen) warm gehalten werden. Besonders wegen der Temperaturkontrolle ist der Fläschchenwärmer sehr geeignet.
- Vor dem Auftragen des Öls auf die Haut muss eine Tropfenprobe durchgeführt werden. Mit dieser Probe wird verhindert, dass zu warmes Öl oder Lotion auf die Haut der betroffenen Person aufgetragen wird.
- Die Richtungen, in denen die Haut eingerieben wird, entsprechen denen der wirkenden Körperwaschungen.

> Aufgrund der gesammelten positiven Erfahrungen werden innerhalb des CCC bevorzugt gebrauchsfertige Wasch- und Badezusätze der Firma Weleda oder Wahrnehmbar eingesetzt.

> Die Körperpflege ist ebenfalls ein direktes Empfindungsangebot an die Haut und das zentrale Nervensystem. Es wird nicht nur die Empfindung positiv beeinflusst, sondern auch Muskeltonus und Atemfrequenz.

7.2.2 Selbsterfahrung: Pflege der Arme mit Lotion oder Öl

Die Übung dient ebenfalls dem intensiven Erleben einer pflegerischen Handlung und soll auch ihre Wirkung und Einflussnahme hinsichtlich einer positiven Empfindungswahrnehmung verdeutlichen. Für diese Übung brauchen Sie eine zweite Person.

Übung

- Material: Decke, kleines Kopfkissen, Hautlotion/Pflegeöl.
- Person A liegt auf dem Boden.
- Person B kniet neben Person A und hält über sein Knie den Kontakt zum Körper von Person A.
- Der rechte Arm wird mit der Haarwuchsrichtung und der linke Arm gegen die Haarwuchsrichtung mit Lotion oder Pflegeöl eingerieben.
- Pflege die Extremitäten dreidimensional – berühre mit beiden Händen gleichzeitig.
- Mache an den Gelenken (Schulter, Ellenbogen, Handgelenk usw.) eine Pause und gebe spürbaren Druck auf die Gelenke.
- Beachte besonders die Finger und die Fingerkuppen.
- Decke die gepflegte Region nach dem Einreiben warm zu.

Bewerten Sie anschließend Ihre Erfahrung für die nachfolgenden Punkte:
- Raumtemperatur,
- Druckauswirkung,
- nachhaltiges Empfinden der Arme,
- gefühlte Körperhaltung.

7.3 Das Baden

Die Bedeutung des Vollbades wird von mehreren Seiten betrachtet. Einerseits verfolgt das Baden das Ziel der Hygiene und Sauberkeit, andererseits wird das Bad innerhalb des CCC als sensorisches Angebot mit mehrfach förderndem Ansatz betrachtet. Die unterschiedlichsten Informationen gelangen zum Menschen mit schweren Störungen des zentralen Nervensystems. Das Wasser übt einen spürbaren Druck auf den Körper aus, Differenzen zwischen Raumtemperatur und Wassertemperatur sind spürbar, körperliche Informationen werden vermittelt, die Beleuchtung und der Geruch des Raumes werden gestaltet u. a. Der Transfer in die Badewanne ist einer der seltenen Transfers, der mittels Patientenlifter durchgeführt wird. Bei dieser äußerst unsicheren Transportmethode ist akribisch auf permanenten Körperkontakt zwischen der pflegenden Person und dem Betroffenen zu achten. Das Fahren und das Verstellen des Lifters werden durch eine spürbare Berührung begleitet. Nachfolgend werden die Besonderheiten eines Bades
- in der Wanne,
- auf der Duschliege und
- im Bettbadesystem
  beschrieben.

Allgemeine Vorbereitungen für das Baden
- Zugluft vermeiden.
- Wassertemperatur mittels Badethermometer bestimmen.
- Keine Deckenbeleuchtung.
- Eruieren, ob das Bad in der Wanne, Duschliege oder Bettbadesystems stattfinden muss.
- Für einen gewärmten Raum sorgen.

- Für gewärmte Hand- und Badetücher sorgen.
- Utensilien, die eingesetzt werden sollen, bereitlegen.
- Schwimmkragen und zusätzliche Materialien zum Schutz des Tracheostoma und der Trachealkanüle.
- Materialien um die PEG, den suprapubischen Katheter oder einen Port wasserdicht zu verbinden.

einen spürbaren Druck. Zudem hält es ebenso die Körpertemperatur. Das Abtrocknen selbst findet ebenfalls im Badezimmer statt. Um die Kälteempfindung zu reduzieren, bietet sich eine deckenmontierte oder mobile Wärmelampe an. Nach dem Verlassen der Badewanne muss besonders dafür gesorgt werden, dass die Haut nicht mit Gänsehaut auf die Temperaturveränderungen reagiert. Fern vom Wasser bietet es sich an, insbesondere die behaarten Körperregionen trockenzuföhnen. Auf diesem Wege wird schmerzhaftes Abtrocknen verhindert, und der Körper erhält ein thermisches Informationsangebot.

7.3.1 Bad in der Wanne

Vor dem eigentlichen Bad sollte für eine informationsreiche und stimmungsvolle Atmosphäre im Raum gesorgt werden. Von Kerzen, speziellen Riechangeboten, Einsatz der Mathmos-Lampe, Unterwasserbeleuchtung bis zu Lebensmittelfarbe zum Färben des Wassers ist alles denkbar. Bei der Gestaltung muss jedoch auch darauf geachtet werden, dass das sensorische Informationsangebot weder eine Über- noch Unterforderung erzeugt.

Wie bereits erwähnt, kann der Transfer ggf. mit dem Badelifter stattfinden. In den meisten Fällen verlässt der Betroffene die Auflage nicht. Das Absenken der Auflage muss langsam und mit begleitender Berührung durchgeführt werden. Der erste Halt kann oberhalb des Wasserspiegels erfolgen.

Der hirnverletzte Mensch ist mit einem großzügig dimensionierten Badetuch bedeckt. Zur intensiven Information der Körperlichkeit wird das Wasser mit einem Farbroller mit Druck auf den Körper aufgetragen (◘ Abb. 7.1). Wenn die Vermittlung von verändertem Schwerkraftempfinden das therapeutische Ziel ist, taucht die Auflage so weit ein, dass der Körper des betroffenen Menschen frei schwimmt. Bei diesem speziellen Angebot muss die gesamte Zeit über der Kopf und der Halsbereich der betroffenen Person manuell, mittels Halten gesichert werden.

Bevor der Körper das Badewasser verlässt, wird er mit einem großen Badetuch bedeckt. Zum einen wird durch das Abdecken die Intimsphäre gewahrt, zum anderen vermittelt das nasse und warme Tuch

7.3.2 Bad auf der Duschliege

Duschliegen werden umgangssprachlich oft als »blaue Lagune« bezeichnet. Wenn die Gestaltung des Duschbades stimmig ist, kann dieses Angebot äußerst produktiv sein. Perspektivisch muss die 90-Grad-Seitenlage als Ausgangslage auf der Duschliege das Ziel sein.

Beim Duschen auf der Liege friert der Betroffene besonders schnell, und die Haut reagiert mit Gänsehaut. Aus diesem Grund muss gewährleistet werden, dass alle Regionen des Körpers in kurzen Abständen ein wärmendes Wasserangebot erhalten. Gänsehaut und Kälteeinwirkung müssen unter allen Umständen verhindert werden. Neben der angespannten Stoffwechsellage wird der Muskeltonus mit einer reflektorischen Erhöhung reagieren. Durch den Verschluss des Ablaufs der Duschliege kann der Wasserspiegel auf eine Höhe von 10–15 cm steigen. Auch durch den geringen Anstieg des Wasserspiegels verändert sich der Umgebungsdruck, der auf die betroffene Person wirkt, und der angestiegene Wasserspiegel wärmt zumindest einen Teil des Körpers.

Der Anteil von Bewegungsübergängen und Veränderungen der Körperhaltung ist auf der Duschliege wesentlich höher als in der Badewanne. Unter Zuhilfenahme von wasserdichten Lagerungskissen kann die einzelne Position des Betroffenen adäquat unterstützt werden. Der Transfer kann via selektiven Bewegungsübergängen oder liegend über ein Rutschbrett durchgeführt werden.

7

◨ **Abb. 7.1** Für die intensive körperliche Wahrnehmung wird das Wasser mittels Farbroller mit spürbarem Druck aufgetragen. (Mit freundl. Genehmigung der Senator Senioreneinrichtungen)

7.3.3 Bad im Bettbadesystem

Es gibt Menschen mit einer schweren Schädigung des zentralen Nervensystems, für die beide zuvor beschriebene Methoden nicht geeignet sind. Der Bedarf an körperinformierenden Flächen ist bei den genannten Menschen besonders groß. Die notwendigen Unterstützungen können weder innerhalb der Badewanne noch auf der Duschliege gegeben werden. Beim Baden im Bett liegt der betroffene Mensch auf einem wasserdichten Laken, welches in das Bett eingespannt wird. Das »Badelaken« wird nach oben umgeschlagen und mit Haltezwingen an Kopf- und Fußende befestigt. Variable Zu- und Ableitungen fürs Wasser machen das System vielerorts anwendbar.

Einer der vielen Vorteile ist die Möglichkeit, körperinformierende Flächen in Form von Kissen zwischen Badelaken und Matratze zu platzieren, um so dem Betroffenen die Voraussetzung zur Tonusregulation und damit einer intensiveren Körperwahrnehmung zu bieten. Alle Kissen inklusive des Trigo Therapiesystems bleiben der betroffenen Person erhalten. Über ein leistungsfähiges Pumpensystem kann das Wasser abgepumpt werden. Bleibt die Pumpe ausgeschaltet, steigt der Wasserspiegel an, und auf diesem Wege kann dem hirnverletzten Menschen das Erlebnis eines Bades mit all seinen sensorischen Informationen angeboten werden. Egal für welche Methode sich die pflegende Person entscheidet, wesentlich ist, dass dem betroffenen Menschen eine angemessene Ruhepause in einem Sinn gebenden Umfeld ermöglicht wird.

7.4 Das informierende Handbad

Fest geschlossene Hände stellen die pflegenden Personen sehr oft vor große Probleme. In fixierter Haltung befindliche Hände sind in ihrer Funktion massiv eingeschränkt. Folgende Probleme kommen neben der funktionellen Einschränkung hinzu:
- Schmerzen,
- Deformationen, insbesondere der Fingergelenke,
- starke und für den Betroffenen unangenehme Geruchsentwicklung,
- Sensibilitätsstörungen.

In diesem Zusammenhang wird oftmals der Begriff »Kontraktur« verwendet. Diese Kontraktur wird in erster Linie mit zu wenig Bewegung in Verbindung gebracht. Eingeschränkte Bewegung und Bewegungsangebote sind jedoch nur ein Aspekt ihrer Entstehung, ein weiterer Gesichtspunkt ist ebenfalls von Bedeutung: In Folge einer schweren Störung des zentralen Nervensystems nimmt nicht nur die Möglichkeit zur Bewegung ab, sondern es kommt auch zu einem eklatanten Mangel an externen Informationsangeboten. Wenn dem Betroffenen nicht mehr genügend und passende externe Informationen zur Verfügung stehen, ist er gezwungen, seine internen Informationsquellen zu nutzen und dies bedeutet einen hohen Spannungszustand in der Muskulatur und eine Grenzbewegung in Richtung Gelenkentstellung. Wir benutzen unsere Hände fortwährend, und sie sind nur in einzelnen Schlafphasen ohne Bewegung. Die Hände sind ein Zentrum unserer Handlungen, sie spielen im Arbeitsleben und im Freizeit- und Familienleben eine entscheidende Rolle. Durch eine schwere neurologische Erkrankung ändert sich zum Teil von einer Sekunde zur anderen alles. Eine Hand oder beide Hände können oft nicht mehr an der Tagesgestaltung teilhaben. Für die Rückgewinnung von Funktionen ist die intakte Haltung und Beweglichkeit von größtem Interesse.

> Ziel aller Angebote muss es sein, dass einerseits das externe Informationsangebot verdichtet wird und andererseits die Bewegungsangebote den allgemeinen Prinzipien der »normalen Bewegung« folgen. Angebote müssen in erster Linie für den betroffenen Menschen einen Sinn ergeben. Wenn diese Vermittlung nicht gelingt, wird sich an der Haltung der Hände nichts ändern lassen.

Passive Bewegungsangebote haben bei der Vermittlung nur eine eingeschränkte Bedeutung. In der Praxis ist häufig zu beobachten, dass weiche Gegenstände wie z. B. Mullbinden, Waschlappen u. v. m. in die Handfläche gelegt werden. Auch diese Maßnahme stellt nicht unbedingt ein erfolgreiches Angebot dar. Wenn an diesem Angebot festgehalten wird, sollte zumindest dafür Sorge getragen werden, dass die Hand in Abständen unter-

7

schiedliche Materialien kennenlernen kann. Ein ausgesprochen effektives Lernangebot für die Hand ist das spürbare Handbad.

Bevor das Handbad durchgeführt wird, muss die Ausgangsposition des Betroffenen evaluiert werden. Sind die Arme weder in gebeugter noch in gestreckter Haltung fixiert, ist die sitzende Position am Waschbecken im Bad eine mögliche Ausgangshaltung. Unter Umständen kann das Handbad im Rollstuhl sitzend auch in einer Waschschüssel angeboten werden. Gerade bei stark herabgesetztem Muskeltonus ist an dieser Stelle besonders auf eine adäquate Schulterprävention zu achten. Nicht jeder Mensch mit einer schweren Schädigung des zentralen Nervensystems kann am Waschbecken sitzend die Handwaschung erfahren. Besonders wenn sich die Arme über einen erhöhten Spannungszustand in einer Beugung halten müssen, ist die Seitenlage eine geeignete Lagerung. Die Waschschüssel kann ihren Platz vor dem Oberkörper einnehmen, so dass der oben liegende Arm bzw. Hand gewaschen werden können.

Außer der Waschschüssel werden folgende Materialien gebraucht:

- Badethermometer,
- Waschzusatz,
- Handwaschlappen oder Frotteestrumpf,
- kleines Handtuch,
- Föhn,
- Hautöl.
- Waschzusätze mit Lavendel oder Melisse unterstützen die Wirkung des Handbades (◨ Abb. 7.2).

> **Vorgehen beim informierenden Handbad**
>
> - Zu Beginn der Handwaschung haben thermische Informationen eine untergeordnete Bedeutung. Das Wasser hat eine Temperatur von 32°Celsius.
> - Nachdem die Hand den ersten, behutsamen Kontakt mit dem Wasser hatte, wird vorsichtig der Erstkontakt zur Handinnenfläche hergestellt. Der Druck in die Hand-
>   ▼

> innenfläche nimmt im Verlauf der Waschung zu (◨ Abb. 7.3, ◨ Abb. 7.4).
> - Die Waschrichtung verläuft konsequent im Uhrzeigersinn von außen nach innen.
> - Die Handlung wird wie alle anderen auch dreimal wiederholt.
> - Nachfolgend werden die Fingerzwischenräume gewaschen. Der Handwaschlappen oder der Frotteestrumpf wird von innen nach außen durch den jeweiligen Fingerzwischenraum gezogen.
> - Jeder einzelne Finger wird beginnend am 5. Finger vom Grundgelenk bis zur Fingerkuppe modellierend gewaschen.
> - Die Hand wird aus dem Wasser genommen und in gleicher Weise wie beim Waschen abgetrocknet.
> - Nun wird die Hand in gleicher Art ein zweites Mal gewaschen.
> - Nachdem die Hand wieder das Wasser verlassen hat, wird sie nicht abgetrocknet, sondern auf ein trockenes Tuch gelegt, um nachfolgend geföhnt zu werden.
> - Bevor der Föhn eingesetzt wird, muss die Waschschüssel beiseite gestellt werden, oder der Betroffene verlässt den Platz am Waschbecken. Erst wenn kein direkter Kontakt mehr zur Waschschüssel oder Waschbecken besteht, kann die Hand geföhnt werden.
> - Beim Föhnen liegt die Hand des Betroffenen in der Hand der pflegenden Person, um Verbrennungen zu verhindern (◨ Abb. 7.5).

7.5 Die fördernde Handmassage

Die fördernde Handmassage stellt eine sinnvolle Ergänzung zum Handbad dar. Die Haltung, der Muskeltonus und die Bewegungsmöglichkeit der Hände wird sich durch das Handbad positiv verändert haben. Die primären Ziele sind die Förderung der Sensibilität, Motorik und Koordination einzelner Bewegungsverläufe durch eine Intensivierung

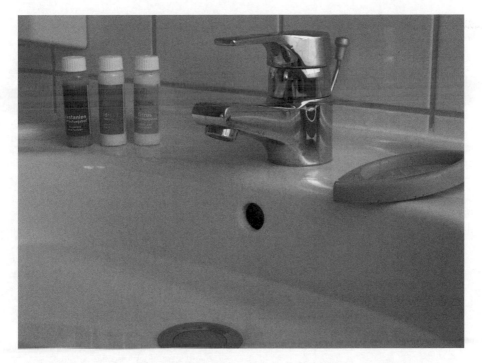

◨ **Abb. 7.2** Für das informierende Handbad sollten wenn möglich hochwertige Pflegeprodukte benutzt werden

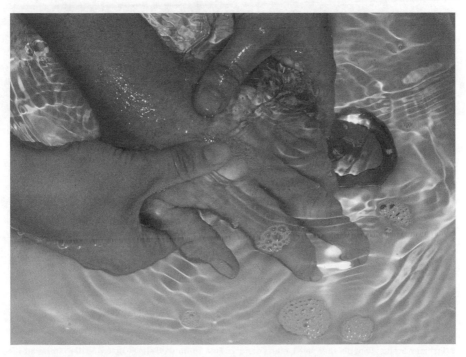

◨ **Abb. 7.3** Während des Handbades findet eine intensive Mobilisierung und Strukturgebung statt

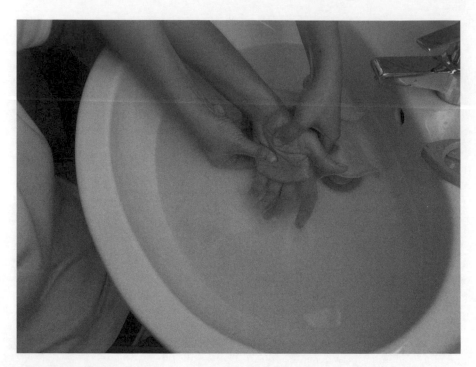

◘ **Abb. 7.4** Besonders im Handinnenflächenbereich wird mit spürbarem Druck gearbeitet. Schmerzen dürfen dabei nicht verursacht werden

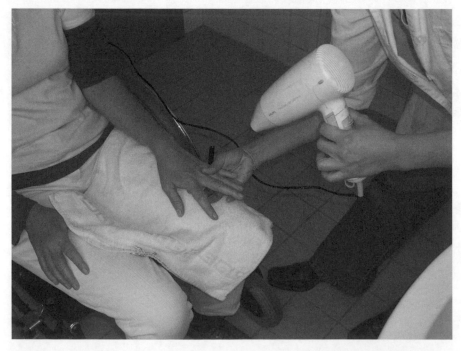

◘ **Abb. 7.5** Erst zum Schluss wird der thermale Einfluss genutzt. Eine kontinuierliche Evaluierung der Temperatur muss gewährleistet sein

der sensorischen Informationslage. Um eine größere Nachhaltigkeit der erzielten Effekte zu erreichen, sollte nach dem Handbad das Angebot der fördernden Handmassage folgen.

Die Handmassage ist ebenfalls eine Vorbereitung auf Sinn gebende Aktivitäten wie z. B.

- einen Trinkbecher halten,
- das geführte Zubereiten einer Nahrung,
- interaktives Angebot einer therapeutischen Mund- und Zahnpflege u. v. m.

Die fördernde Handmassage begegnet den bereits beschrieben Problemen wie

- Schmerzen,
- Deformationen, insbesondere der Fingergelenke,
- starker und für den Betroffenen unangenehmer Geruchsentwicklung,
- Sensibilitätseinschränkungen.

Vor dem Angebot der fördernden Handmassage muss die Raumposition der betroffenen Person in Abhängigkeit von der nachfolgenden Aktivität bestimmt werden. Bei dem Menschen mit einer schweren Schädigung des zentralen Nervensystems bieten sich zum einen die Seitenlagerung und zum anderen das Sitzen im Rollstuhl an. In beiden Positionen kann ein Folgeangebot an den Betroffenen gerichtet werden, ebenso eine Lagerung mit angepassten Körperinformationsflächen. Ein qualitativ gutes Hautöl ist die Grundvoraussetzung für die Handmassage. Alle sichtbaren anatomischen Strukturen werden informiert. Jede passende und wahrnehmbare Information hilft, den Muskeltonus zu regulieren. Besonders die Funktionsförderung der feinen und kleinen Details des einzelnen Fingers können Handlungen ermöglichen. Je früher die Handmassage beginnt, umso beweglicher bleibt der Unterarm. Jederzeit werden die Körperinformationsflächen angepasst. Die Hand der betreuenden Person verliert zu keinem Zeitpunkt den Kontakt. Die erzeugte Veränderung ist unmittelbar und zeitnah sichtbar (◘ Abb. 7.6, ◘ Abb. 7.7, ◘ Abb. 7.8).

Bevorzugt wird auch an dieser Stelle die Seitenlage in 90 Grad. Obligatorisch ist die adäquate Gestaltung der Körperinformationsflächen und des Trigo Therapiesystems unter dem Kopf. Die pflegende Person nimmt eine sitzende Position ein und vermittelt wiederkehrend nach einzelnen Arbeitsschritten Druckinformationen ans Becken im Sinne einer gespürten Interaktion des Körpers mit seiner Umgebung.

Beim Sitzen im Rollstuhl muss primär der Kontakt zum Boden hergestellt werden. An dieser Stelle sei nochmals eindringlich darauf hingewiesen, dass die Füße der betroffenen Person nicht auf den Fußrasten, sondern auf dem Erdboden bzw. auf einem stabilen Fußpodest ihre Position finden. Durch angepasste Körperinformationsflächen kann die Möglichkeit zum Sitzen erweitert werden. Die Implementierung eines Trigo Therapiesystems vor dem Rumpf des hirnverletzten Menschen gibt dem Körper den nötigen Halt und bietet den Armen eine spürbare Ablagefläche.

Die Auswahl der benötigten Hautöle muss bewusst getroffen werden. Einerseits ist auf die Hochwertigkeit des Öls zu achten, und andererseits ist die Dosiermöglichkeit der kostenintensiven Öle von großer Bedeutung. Das CCC arbeitet in der Regel mit speziellen Ölen der Firma Wahrnehmbar. Einzelne Öle und die Dosierflasche sind zum Teil aus dem Konzept heraus entstanden. Auch bei der Durchführung der fördernden Handmassage ist auf eine effektive Schulterprävention zu achten. Das Öl muss körperwarm sein.

Folgende Materialien werden benötigt:

- therapeutisches Öl in der Pumpdosierflasche,
- kleines Handtuch,
- Handtuch (Handgelenkzügel).

Vorgehen bei der fördernden Handmassage

- Beide Hände der pflegenden Person arbeiten zugleich an der Hand des Betroffenen.
- Zuerst wird die weniger betroffene Hand eingeölt.
- Nachdem der Handrücken den ersten behutsamen Kontakt mit dem warmen Öl hatte, sichert eine Hand der pflegenden Person die Haltung der betroffenen Hand, während die andere Hand das Öl am Handgelenk beginnend bis zum Ellenbogen auf

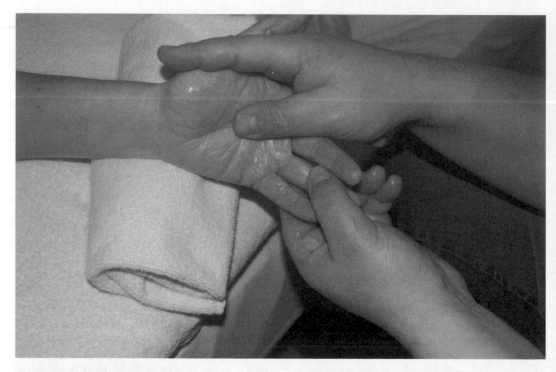

◪ **Abb. 7.6** Die Handmassage ermöglicht intensives Spüren

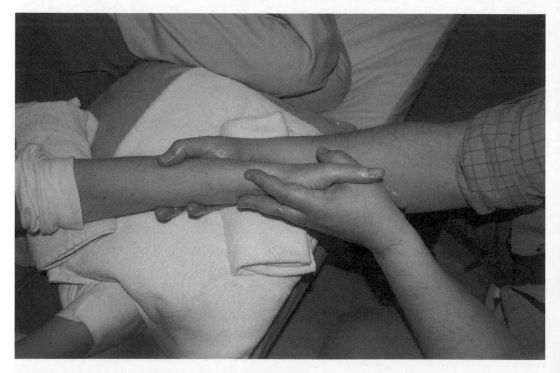

◪ **Abb. 7.7** Die Handmassage stellt eine stabilisierende Handlung dar

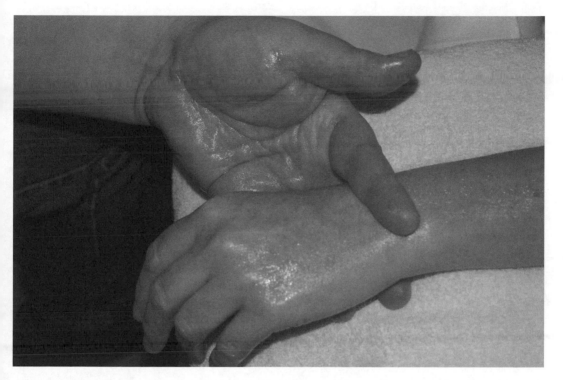

◘ Abb. 7.8 Der Hand muss zu jedem Zeitpunkt ein sicherer Halt gegeben werden

die Außenseite des Unterarms mit Druck aufträgt. Am Ellenbogen angekommen, streicht die Hand entlang der Innenseite des Unterarms wieder hinunter bis zum Handgelenk.

— Dieses Angebot und alle folgenden wiederholen sich dreimal.

— Nachfolgend fädeln die Hände der pflegenden Person in die betroffene Hand ein und beginnen jeweils mit dem Daumen, den Handrücken in kreisenden Bewegungen einzuölen.

— Es folgt jeder einzelne Finger. Am fünften Finger beginnend, werden alle Finger mit kreisenden Bewegungen modellierend eingeölt, und bei allen Fingern wird besonderer Wert auf die Berührung der Fingerkuppe gelegt (◘ Abb. 7.9).

▼

— Die Hand wird nun mit der Handinnenflä che nach oben gelagert. In dieser Position wiederholen sich die einzelnen Arbeitsschritte.

— Die fördernde Handmassage endet wiederum mit einem dreimaligen Ausstreichen des Unterarmes und der Hand.

— Die zweite Hand folgt unmittelbar.

Durch das Handbad und durch die Handmassage ist die Hand vorbereitet, eine kleine sinnvolle Information angeboten zu bekommen.

7.6   Das informierende Fußbad

Neben den fest verschlossenen Händen sind besonders die Füße in Spitzfußstellung ein besonderes Problem. In fixierter Haltung befindliche Füße sind in ihrer Funktion ebenfalls massiv eingeschränkt.

7

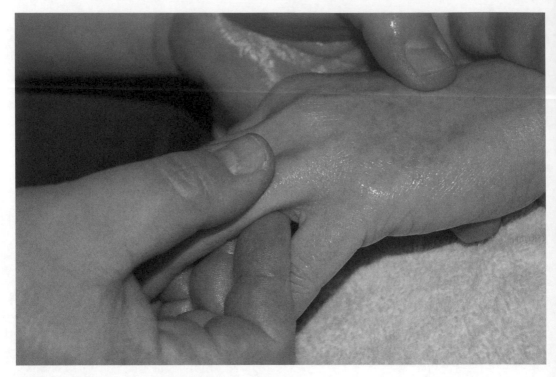

◩ **Abb. 7.9** Die Modellierung jeder einzelnen Region bringt Klarheit

Am schwerwiegendsten ist die Tatsache, nicht mehr oder nur noch eingeschränkt stehen zu können. In diesem Zusammenhang muss ebenfalls erwähnt werden, dass der Betroffene sein Körpergewicht nur noch begrenzt auf die Gelenke der unteren Extremitäten wirken lassen kann. Somit ist die Möglichkeit, auf den Haltungstonus einzuwirken, nur noch in Ansätzen möglich.

Neben diesen Handicaps kommen weitere Einschränkungen hinzu:
- Schmerzen,
- Deformationen, insbesondere der Sprunggelenke, des Mittelfußes und der Zehen,
- massive Einschränkungen in der Mobilität,
- Sensibilitätsstörungen.

Auch in diesem Zusammenhang wird oftmals der Begriff »Kontraktur« verwendet, und die Problematik ist ähnlich wie bei den Händen. Im Verlauf kommt es auch bei den Füßen zu einem eklatanten Mangel an externen Informationsangeboten. Wenn dem Betroffenen nicht mehr genügend und passende externe Informationen zur Verfügung ste-

hen, ist er ebenfalls gezwungen, seine internen Informationsquellen zu nutzen, was einen hohen Spannungszustand in der Muskulatur und eine Grenzbewegung in Richtung Gelenkentstellung bedeutet. Unsere Füße tragen uns von einem Ort zum anderen, sie ermöglichen uns eine umfangreiche Mobilität. Schon kleine Einschränkungen, z. B. eine »Blase« durch neue Schuhe, verändern unser Gangbild komplett, die Bewegungen werden langsamer und der Bewegungsablauf ist nicht mehr fließend. Für die Rückgewinnung von Funktionen ist die intakte Haltung und Beweglichkeit von größtem Interesse.

Einer der Ansätze zur Förderung muss sein, das externe Informationsangebot so zu intensivieren, dass die Aktivierung der internen Informationsquellen nicht mehr in dem Maße nötig ist. Bei der Mobilitätsförderung der Füße ist die Berücksichtigung der einzelnen Aspekte der »normalen Bewegung« die Grundvoraussetzung. Angebote müssen in erster Linie für den betroffenen Menschen einen Sinn ergeben. Sobald wir die Arbeit mit den Füßen aufnehmen, muss bereits zu Beginn klar sein welche Handlung dem Fußbad folgen soll. Primäres Ziel muss das Stehen und in der Folge das Gehen sein. Das spürbare Fußbad bedeutet an dieser Stelle, dass dem betroffenen Menschen effektive Lerninhalte angeboten werden. Bevor das Fußbad durchgeführt wird, muss die Ausgangsposition des Betroffenen evaluiert werden. Das Fußbad kann in sitzender und liegender Position angeboten werden. Soll das Fußbad z. B. im Rollstuhl sitzend durchgeführt werden, so ist darauf zu achten, dass ein Fuß nach dem anderen gebadet wird. Sollte der Betroffene klinische Zeichen einer Hemiparese zeigen, so wird mit dem Fuß der weniger betroffenen Körperseite begonnen.

Für das Fußbad werden folgende Materialien benötigt:
- quadratische oder rechteckige Waschschüssel,
- Badethermometer,
- Waschzusatz,
- 2 Frotteestrümpfe,
- 2 Handtücher (klein und groß),
- Föhn,
- Hautöl,
- angewärmte Wollstrümpfe.
- Waschzusätze mit Lavendel oder Melisse unterstützen die Wirkung des Fußbades.

Vorgehen beim informierenden Fußbad

- Zu Beginn der Fußwaschung haben thermische Informationen eine untergeordnete Bedeutung. Das Wasser hat eine Temperatur von 35 Grad Celsius.
- Die pflegende Person trägt an beiden Händen einen Frotteestrumpf.
- Nachdem der Fuß den ersten behutsamen Kontakt mit dem Wasser hatte, wird vorsichtig der Erstkontakt zum gesamten Fuß und zur Fußsohle hergestellt.
- Wird das Fußbad im Bett liegend angeboten, wird dieses am günstigsten über die gebeugte Haltung des Beines eingeleitet. Das entsprechende Bein wird aufgestellt, die pflegende Person setzt sich mit Blickrichtung an das Fußende so neben die betroffene Person, dass sich die Hüften beider

▼

Personen auf einer Höhe befinden. Die pflegende Person bringt das Knie des Betroffenen hinter seine Schulter und richtet sich mit dem Bein auf.
- Der Druck auf die Fußsohle nimmt im Verlauf der Waschung zu. Die Waschrichtung verläuft konsequent im Uhrzeigersinn von innen nach außen.
- Die Handlung wird wie alle anderen auch dreimal wiederholt.
- Der Spannbereich wird von den Zehen in Richtung Sprunggelenk und der Achillessehnenbereich von der Wade in Richtung Ferse ausgestrichen.
- Nachfolgend werden die Zehenzwischenräume gewaschen. Der Frotteestrumpf wird von unten nach oben durch den jeweiligen Zehenzwischenraum gezogen.
- Jede einzelne Zehe wird beginnend an der 5. Zehe vom Grundgelenk bis zur Zehenspitze modellierend gewaschen.
- Der Fuß wird aus dem Wasser genommen und in gleicher Weise wie beim Waschen abgetrocknet.
- Nun wird der Fuß in gleicher Art ein zweites Mal gewaschen.
- Nachdem der Fuß ein weiteres Mal das Wasser verlassen hat wird er nicht abgetrocknet, sondern auf ein trockenes Tuch gelegt, um nachfolgend geföhnt zu werden.
- Bevor der Föhn eingesetzt wird, muss die Waschschüssel beiseite gestellt werden. Erst wenn kein direkter Kontakt mehr zur Waschschüssel besteht, kann der Fuß trockengeföhnt werden.
- Beim Föhnen liegt der Fuß des Betroffenen in der Hand der pflegenden Person, um Verbrennungen zu verhindern.

Das spürbare Fußbad ist eine geeignete Vorbereitung für das nachfolgende Stehen, den Transfer via Rutschbrett mit Gewichtsbelastung der Füße, das geführte »Gehen« im Rollstuhl und vieles anderes mehr.

Die atemfördernde Position im Raum

8.1 Atemqualität und Lagerung

Die Atemmechanik und der damit verbundene Gasaustausch gehört zu unseren lebenssichernden Funktionen. Menschen mit schweren Störungen des zentralen Nervensystems machen nicht selten durch Variationen in der Atmung auf Veränderungen in weiteren Bereichen aufmerksam. Eine veränderte Atmung weist unter Umständen auf gesteigerte Konzentration, physiologische Prozesse, körperliches Unwohlsein, emotionale Verfassung, Krankheit, Schmerz, Freude, Hunger, Durst und vieles Weitere hin. Eine gute und regulierte Atmung zeugt auch von Wohlbefinden.

Insbesondere die Lage und Haltung des Betroffenen im Raum hat großen Einfluss auf die Atemqualität. Angestrebt werden muss eine adäquate, atemfördernde und atemunterstützende Lagerung an jedem Ort (◘ Abb. 8.1). Jeder Lagewechsel im Bett verändert einerseits die Belüftung und andererseits die Durchblutung der einzelnen Lungenabschnitte. Eine wesentliche und mitentscheidende Voraussetzung ist ein Pflegebett, das die entsprechenden Eigenschaften zur Förderung der Atmung besitzt. Bei der Wahl des Bettes ist darauf zu achten, dass das Rückenteil eine Länge hat, die das Aufsetzen mit Beugung im Hüftbereich und nicht im Brustwirbel- bzw. Lendenwirbelsäulenbereich gestattet (◘ Abb. 8.2). Wünschenswert ist die Möglichkeit zur Mehrfachverstellung an verschiedenen Bereichen des Bettes. Sollten diese minimalen Anforderungen nicht erfüllt sein, kommt es beim Anheben des Kopfteils des Bettes oftmals zu Veränderung des intraabdominalen Drucks mit gleichzeitiger Beeinträchtigung der Atemvolumina. Kompensatorisch zu dieser Beeinträchtigung steigt die Atemfrequenz, und dies hat nicht selten einen negativen Einfluss auf die Schluckkompetenz. Integriert werden können verschiedene Lagerungsunterstützungen.

8.1.1 A-Lagerung

Bei der A-Lagerung beschreibt der Buchstabe das Aussehen des entsprechenden Trigo Therapiesystems für die Atemförderung und für die Regulation des Muskelspannungszustandes (◘ Abb. 8.3, ▶ Ab-schn. 12.1). Ausgangsposition hierbei ist die Lage auf dem Rücken, für die man sich nur in Ausnahmesituationen entscheiden sollte. In einer drehenden und beugenden Bewegung wird der Oberkörper aufgerichtet. Auf dem Weg zum Aufrichten kann eine kleine Rast auf dem Ellenbogen eingelegt werden. Das Aufrichten sowie auch alle anderen Bewegungen sollten von Langsamkeit begleitet sein. Das Trigo Therapiesystem unterstützt die Schultern, den Schultergürtel, die Flanken und bildet somit die seitliche Begrenzung für den knöchernen Thorax. Teile der Wirbelsäule, insbesondere im Bereich der Brustwirbelsäule, finden darüber eine schonende Ruheposition. Wie auch beim Hinsetzen wird der betroffene Mensch über eine drehende Bewegung wieder zum Liegen gebracht. Mit dieser Methode werden das Gewicht und die Form des Oberkörpers auf dem Hilfsmittel zentriert. Diese besondere Lagerungsmethode unterstützt die Atmung, die Haltung und die Fähigkeit zum Schlucken des Betroffenen auf spezielle Weise.

8.1.2 Unterstütztes Sitzen

Eine besondere Form der A-Lagerung kann dem Menschen mit schweren Störungen des zentralen Nervensystems durch das unterstützte Sitzen am Bettende angeboten werden. Um diese Position im Raum einzunehmen, stehen verschiedene Transfermethoden zur Verfügung. Sie kann entweder durch einen »Australischen Lifter«, den »Gesäßgang« oder den direkten Transfer aus dem Rollstuhl vorbereitet werden. Das Bett kann für diesen unterstützten Sitz an der Wand stehen, die Wand stellt bei diesem Sitz das Rückenteil dar. Insbesondere bei Betroffenen, die nur über eine Teilstabilität und Haltefunktion des Kopfes verfügen, ist diese Lage geeignet. Eine weitere Möglichkeit stellt das Freistehen des Bettes dar mit der oberen Bettbegrenzung als Rückenteil. Erforderlich ist entweder die Kopfhaltefunktion oder das Halten und Stabilisieren des Kopfes durch die betreuende Person mithilfe des hinteren Kieferkontrollgriffs. Gerade diese Möglichkeit ist geeignet, um kleine geführte Tätigkeiten, Essen, Trinken, therapeutische Mund- und Zahnpflege u. a. anzubieten. Die unteren Extremi-

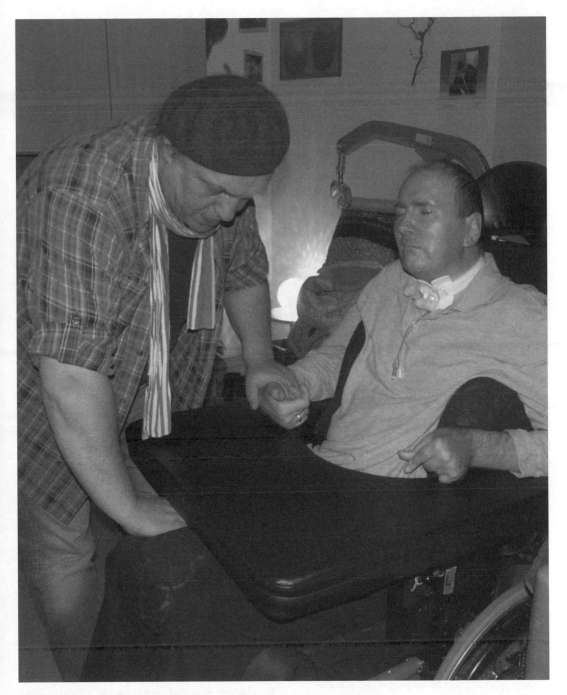

Abb. 8.1 Stabile Haltung ermöglicht die Raumveränderung. (Mit freundl. Genehmigung von Frau Knigge)

8

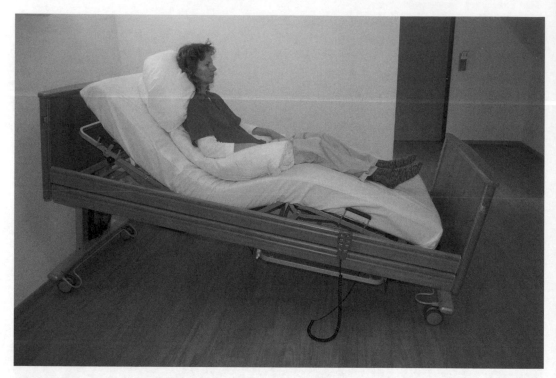

◻ Abb. 8.2 Die Schrägstellung des Bettes und die sitzende Position haben einen positiven Einfluss auf Atmung, Schlucken, Sehen und Interaktion. (Mit freundl. Genehmigung von Kerstin Schlee)

täten dürfen gerne während dieser Zeit gestreckt oder im Schneidersitz gelagert werden.

8.1.3 Lagerung mit besonderer Atemunterstützung

Zu den im Folgenden beschriebenen Lagerungen sei an dieser Stelle angemerkt, dass jede Lagerung eine Veränderung der Atmung erzeugt. Seitenlagerungen haben im Leben einer betroffenen Person eine besondere Stellung, sie werden an jedem Tag mehrfach angeboten.

> Der Lagewechsel an sich ist eine Förderung der Atmung. Umso wichtiger ist es, dass eine größtmögliche Vielfalt von unterschiedlichen Lagerungsmethoden in den Alltag der Betroffenen Einzug hält.

Die Effektivität kann durch unterschiedliche Veränderungen gesteigert werden.

Bei Erkrankten mit einer Halbseitensymptomatik spiegelt das Augenscheinliche nicht das gesamte Problem wider. Gesehen wird meist eine Betroffenheit von Arm, Bein und Gesichtsmuskulatur; das Sprechen und das Sprachverständnis kann in Mitleidenschaft gezogen sein. Aber nicht nur die beschrieben Einschränkungen können vorliegen, oftmals ist auch die Bauchmuskulatur in einem Maße eingeschränkt, dass dadurch bedingt die Atemleistung eingeschränkt ist. Eine mögliche Folge ist der Anstieg der Gefahr einer Pneumonie. Die Atmung kann durch eine leichte Erhöhung des extraabdominalen Drucks positiv beeinflusst werden. Durch ein mit in die Seitenlagerung integriertes Trigo Therapiesystem (als Bauchunterstützung bzw. Bauchgurt) lässt sich eine direkte Förderung der Atmung und die Umverteilung der Atemluft gestalten (► Abschn. 12.1). Das Einbringen des Trigo Therapiesystems bezieht sich jedoch nicht nur auf die Seitenlage, auch beim Sitzen auf einem Stuhl oder Rollstuhl bietet sich diese Veränderung an. Eine

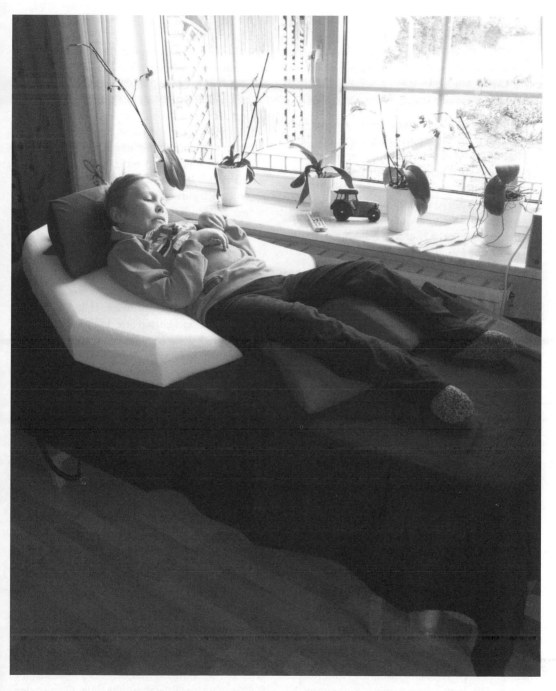

◘ Abb. 8.3 Das »Trigo Therapiesystem für die A-Lagerung« unterstützt die Gesamtregulation besonders. (Mit freundl. Genehmigung von Familie Brodersen)

der die Atmung am effektivsten beeinflussenden Lagerungen ist die Bauchlage.

Die Atemfrequenz und der Atemrhythmus haben eine besonders große Wirkung auf das Schlucken. Das Schlucken findet in der Zeit zwischen Ein- und Ausatmung statt.

> Besonders bei Betroffenen mit einer Beeinträchtigung des Schluckvorgangs sind die Regulierung und die Rhythmisierung der Atmung entscheidend. Dies bedeutet, dass die atemfördernde Lagerung und die Regulierung der Atemfrequenz eine zwingende Vorbereitung auf das Essen, Trinken, die logopädische Therapie oder die therapeutische Mundpflege ist.

8.2   Regulation der Atmung

Auffälligkeiten beim Atmen weisen oftmals auf Unregelmäßigkeiten und Besonderheiten hin.

Folgende Angebote, welche die Atemfunktionen unterstützen können, spielen im klinischen, vollstationären oder häuslichem Bereich eine besondere Rolle:

- ateminformierende Einreibung (AIE),
- Einsatz eines Bauchtuches,
- Bauch-Rücken-Atmung,
- Lagerungsangebote (▶ Kap. 9).

8.2.1   Die ateminformierende Einreibung (AIE)

Bei dieser Form der Einreibung geht es in erster Linie um die Information des hirnverletzten Menschen. Mit der ateminformierenden Einreibung soll dem betroffenen Menschen eine anhaltgebende Referenzerfahrung zur Verfügung gestellt werden. Veränderungsfähig sind Atemfrequenz, Atemzugvolumen, Körpergefühl, Muskeltonus und Körperhaltung. Die ateminformierende Einreibung beginnt mit der Betrachtung der Körperhaltung. Sie kann im Liegen, aber auch im Sitzen angeboten werden. Wird die ateminformierende Einreibung im Liegen durchgeführt, so ist eine 135°- oder Bauchlage am besten geeignet. Für die Einreibung

im Sitzen kann situationsbedingt die beste Position ermittelt werden.

In folgenden sitzenden Positionen ist eine ateminformierende Einreibung möglich:
- Auf dem Matratzenrand sitzend: Bei dieser Position steht entweder ein Tisch oder eine Person vor dem Betroffenen. Steht eine Person vor dem betroffenen Menschen, so kann die ateminformierende Einreibung auch von dieser Arbeitsposition angeboten werden.
- Im Rollstuhl sitzend: Hierbei sitzt der Betroffene nach vorne gebeugt und legt den Oberkörper z. B. auf einem Tisch ab. Einige Rollstühle bieten zudem die Möglichkeit, dass das Rückenteil des Rollstuhls mit wenigen Handgriffen komplett entfernt werden kann. Als Lagerungshilfe können »Packs«, also feste Schaumstoffblöcke, eingesetzt werden. Insbesondere bei Menschen, deren primäre Haltung sich im Sinne der vermehrten Streckung entwickelt hat, bietet sich diese eher gebeugte Haltung an.
- Auf dem Stuhl sitzend: Dies ist eine der günstigsten Ausgangspositionen. Die Sitzfläche ist stabil, die Beckenhaltung kann entsprechend verändert werden, und der Tisch, der vor dem Betroffenen steht, bietet eine ausgesprochen feste und somit spürbare Ablagefläche.

Es sollte sehr darauf geachtet werden, dass der Kopf des Betroffenen so gelagert wird, dass die Atemwege frei sind und dass der Kopf auf einem Frotteehandtuch liegt. Das Handtuch kann den eventuell herauslaufenden Speichel aufnehmen.

Um die erwartenden Effekte zu erzeugen, ist nicht allein die Ausgangsposition entscheidend, vielmehr muss die Gestaltung der gesamten Situation für den Betroffenen, aber auch für die durchführende Person passend sein. Für die Gesamtgestaltung spielen die Beleuchtung, der Geruch, die Temperatur und die Geräuschkulisse des Raums eine wesentliche Rolle. Eingerieben wird im günstigen Fall mit warmem Mandel- oder Walnussöl. In kleinen Kunststofflaschen abgefüllt (Tagesration) lässt sich das Öl praktisch in Flaschenwärmern auf die gewünschte und benötigte Temperatur bringen. Zusätzliche olfaktorische Informationsquellen können hilfreich sein. Elektrische Duftlampen sind eine Möglichkeit, Duftstoffe in einem Raum zu installieren. Vor und nach der Einreibung wird die Atemfrequenz ermittelt, beide Werte nach Beendigung der Handlung dokumentiert.

Die primäre Körperhaltung entscheidet darüber, wie die ateminformierende Einreibung beginnt. Ist die Haltung gestreckt, so wird der Rücken zu Anfang 2-mal von unten nach oben mit deutlich spürbarem Druck eingerieben. Ist sie eher gebeugt, so beginnt die ateminformierende Einreibung mit einem zweimaligen Ausstreichen des Rückens von oben nach unten. Dieser Teil der ateminformierenden Einreibung signalisiert den Beginn und wird zum Schluss des gesamten Angebots wiederholt. Der Körperkontakt zu der betroffenen Person wird während der gesamten Einreibung sichergestellt. Maßgebend für die Geschwindigkeit der Einreibung ist das Atemtempo der durchführenden Person. Durch die Orientierung an einer »normalen« Atmung sollen dem Betroffenen Referenzwerte angeboten werden, denen er folgen kann.

Vorgehen bei der ateminformierenden Einreibung

- Nachdem der Rücken initial 2-mal ausgestrichen wurde, beginnen beide Hände der handelnden Person im Schultergürtelbereich mit der Einreibung.
- Die Grenze zwischen rechtem und linkem Rücken bildet die Wirbelsäule. Da die gesamte Einreibung mit relativem Druck ausgeführt wird, ist darauf zu achten, dass die Wirbelkörper und insbesondere die Dornfortsätze nicht mit in die Einreibung einbezogen werden.
- Während der Ausatmung streichen beide Hände entlang der Wirbelsäule ein Stück weit nach unten.
- Zu Beginn der Einatmung werden die Hände kreisförmig nach außen oben geführt. Bei dieser Bewegung wird das Anheben des knöchernen Thorax unterstützt. Diese hebende Bewegung ist das Signal für den Betroffenen, einzuatmen.
- Der Kreis schließt sich, und es beginnt erneut die Phase der Ausatmung.

▼

- Nicht allein die kreisende Berührung unterstützt die Atmung. Jede Phase der einzelnen Kreise wird mit einem spürbaren Druck begleitet. Bei der Ausatmung üben Daumen (1. Finger) und Zeigefinger (2. Finger) den Druck aus, und bei der Einatmung wechselt der Druck und wird mit den Fingern 3- bis 5-mal ausgeübt (◘ Abb. 8.4).
- Wenn beide Hände im unteren Thoraxbereich angekommen sind, wird die erste Hand erneut zum Schultergürtel geführt, die zweite Hand folgt, und die atemorientierten Kreise beginnen erneut.
- Die Fläche des Rückens eines erwachsenen Menschen bietet Platz für 3–4 Kreise (◘ Abb. 8.5).

Die Dauer der Einreibung wird durch die zu Verfügung stehende Zeit bestimmt. Vor der Einreibung muss bereits eine konkrete Vorstellung davon entwickelt werden, was nach der Handlung passieren soll. Vielleicht ist die ateminformierende Einreibung die Einleitung für eine Ruhephase oder die notwendige Vorbereitung auf eine nachfolgende Handlung extra- und intraoral wie z. B. Essen, Trinken, therapeutische Mund- und Zahnpflege, warme Kompresse u. v. m.

8.2.2 Einsatz eines Bauchtuchs

Die Atemluft sucht und findet innerhalb der Atemorgane den Weg des geringsten Widerstandes, sie verteilt sich z. B. in Rückenlage in die vorderen oberen Bereiche – den so genannten ventralen Regionen. Die erworbene Lagerungskompetenz des Menschen mit schweren Störungen des zentralen Nervensystems reicht vielleicht für eine Lagerung auf dem Bauch noch nicht aus. Trotzdem kann die Wirkung der Bauchlage in Ansätzen durch Implementierung eines Bauchtuchs erzeugt werden. Das Tuch kann in allen Lagerungsformen, einschließlich jeder Form der Seitenlage und A-Lagerung, mit eingebracht werden.

Als Bauchtuch kann idealerweise ein Badehandtuch benutzt werden. Das Tuch wird so in-

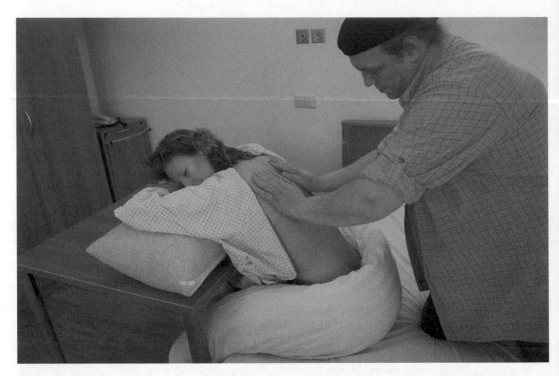

Abb. 8.4 Die Streichrichtung und der sich verändernde Druck der Hände unterstützen die Ein- und Ausatmung. (Mit freundl. Genehmigung von Kerstin Schlee)

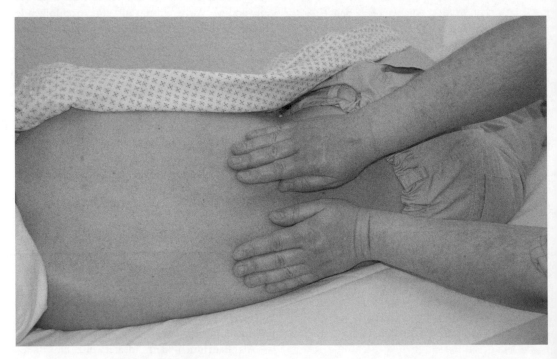

Abb. 8.5 Die ateminformierende Einreibung

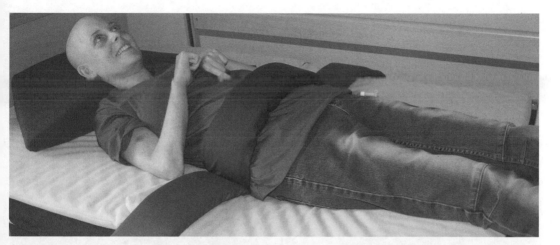

■ **Abb. 8.6** Einsatz eines Bauchtuchs zur Atemregulation. (Mit freundl. Genehmigung von Miriam Holzmann)

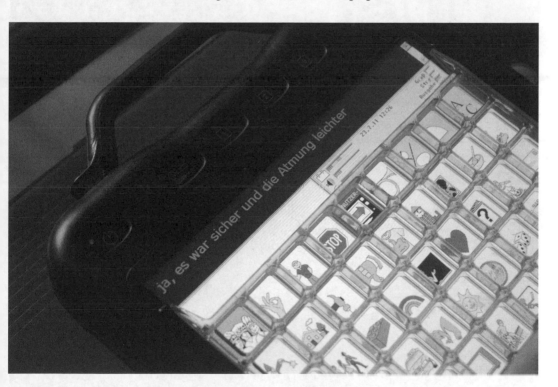

■ **Abb. 8.7** Ergebnis nach Einsatz eines Bauchtuchs. (Mit freundl. Genehmigung von Miriam Holzmann)

tegriert, dass der extraabdominale Druck leicht erhöht wird. Durch die Zunahme dieses Drucks verteilt sich die Atemluft in Regionen, die meist minderbelüftet sind. Zu diesen Regionen gehören insbesondere die hinteren unteren Abschnitte, die sogenannten posterobasalen Regionen (■ Abb. 8.6).

Das Bauchtuch erzeugt in Kombination mit den Ventilations- und Perfusionsveränderungen, bedingt durch die Lagerung, auch eine Veränderung und Verbesserung des Gasaustausches. Eine Regulation der Atmung wird oftmals erreicht (■ Abb. 8.7). Zusätzlich zum Bauchtuch kann besonders in

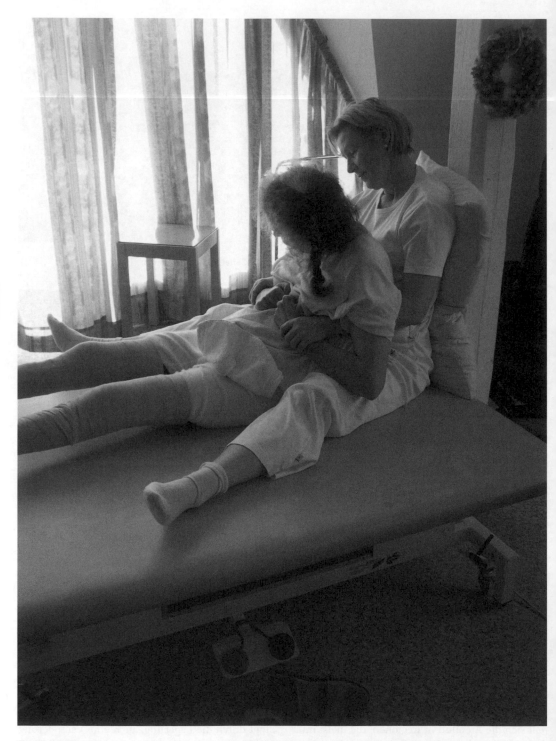

8

Eine der intensivsten Formen der Interaktionen zwischen Personen. (Mit freundl. Genehmigung von Herrn Walter Ullmer)

Seitenlage ein vor den Bauch gelegtes Lagerungskissen für eine weitere Verbesserung und Regulation der Atmung sorgen.

8.2.3 Bauch-Rücken-Atmung

Bei der Bauch-Rücken-Atmung handelt es sich um eine sehr effektive Unterstützung der Atemfunktion. Die Bauch-Rücken-Atmung ist eine besonders körpernahe Form der Pflegetherapie, und deshalb ist das Angebot prädestiniert, von einzelnen Familienmitgliedern übernommen zu werden. Ausgangsposition kann das Sitzen im Bett sein, wobei die handelnde Person hinter der betroffenen Person sitzt. Das Rückenteil des Pflegebettes ist demnach das Rückenteil z. B. der pflegenden Person. Dem betroffenen Menschen wird in eine stabile und komfortable Sitzposition geholfen. Für die Lagerung der unteren Extremitäten bietet sich einerseits der Langsitz oder ein kompletter oder angedeuteter Schneidersitz an, wobei beide Knie von der Seite ein »Bahnhofskissen« angeboten bekommen. Der Kopf des Betroffenen findet an der Schulter der handelnden Person seinen Platz (◨ Abb. 8.8).

Die zur Verfügung stehende Zeit regelt die Dauer des Angebots. Sollten medizintechnische Geräte wie z. B. ein Messgerät zur Bestimmung der Sauerstoffsättigung vorhanden sein, lässt sich unmittelbar die Wirkung der beschriebenen Maßnahmen erkennen. Die Sättigung, die Atemfrequenz, das Atemvolumen und die Herzfrequenz werden sich verändern.

Vorgehen bei der Bauch-Rücken-Atmung

- Die handelnde Person führt ihre Arme nach vorne und ergreift beide Handgelenke des Betroffenen. Mit dieser Haltung kann die pflegende Person z. B. die Arm- und Schulterstellung verändern, wodurch sich ebenfalls die thorakale Atemfähigkeit verändern wird.
- Die handelnde Person atmet dann über ihre Bauchregion in den Rückenbereich des Betroffenen.
- Atmung und Körperhaltung verändern sich. Binnen kürzester Zeit ist zu beobachten, dass der hirnverletzte Mensch das Atemangebot vollständig übernehmen kann.

Bewegung

9.1 Markante Regionen und Körperinformationsflächen

9.1.1 Markante Regionen des menschlichen Körpers mit der Wirkung auf Haltung und Bewegung

Die markanten Regionen, nachfolgend »MR« genannt, werden in unterschiedlichen Konzepten beschrieben und finden dort ihre Berücksichtigung. Innerhalb des CCC werden die Regionen in ihrer Wechselwirkung mit der Schwerkraft betrachtet. Dabei handelt es sich um folgende Regionen:

- Kopf,
- Schultern,
- Brustbein,
- Hände,
- Becken,
- Füße.

Verändert sich die Stellung einzelner MR, so bewirkt die jeweilige Veränderung entweder einen vermehrten Streck- oder Beugeauftrag. Diese Veränderungen werden in der Regel durch Bewegung bzw. Schwerkraftwirkung ausgelöst.

- **Die Schwerkraft**

Unter Schwerkraft versteht man die Kraft, die auf einen Körper in einem Schwerefeld wirkt. Sie bewirkt damit beispielsweise, dass Gegenstände dem Eigengewicht folgend zu Boden fallen. Sie setzt sich aus der durch die Gravitation bewirkten Anziehungskraft und der durch die Rotation bewirkten Zentrifugalkraft zusammen. Die Schwerkraft auf der Erdoberfläche nennt man Erdanziehung.

Das CCC beschäftigt sich mit den Auswirkungen der Schwerkraft auf den menschlichen Körper und seiner Haltung im Raum. Zu jedem Zeitpunkt beeinflusst die Schwerkraft das sensible Gefüge von Körperhaltung und Bewegung.

Bei erhaltenden normalen Bewegungsmöglichkeiten fällt die Wirkung der Schwerkraft kaum auf. Auf den Körper von Menschen mit einer schweren Störung des zentralen Nervensystems ist die Wirkung der Schwerkraft erheblich. Alle MR des Körpers folgen dieser Kraft und verursachen bestimmte Haltungsveränderungen, die oftmals mit Einschränkungen der Beweglichkeit einhergeht.

Auf dem Rücken liegend folgen die MR der Schwerkraft:

- Der Kopf, die Schultern, die Hände, das Becken und die Füße drücken in Richtung der Unterlage. Das Brustbein verändert seine Lage nach vorne oben.
- Es entsteht erheblicher Zug auf den Kehlkopf.
- Flüssigkeiten fließen mit einer relativ hohen Fließgeschwindigkeit in den Rachen.
- Die visuelle Umgebungswahrnehmung ist eingeschränkt.
- Der Unterkiefer bewegt sich ebenfalls in Richtung der Unterlage.
- Die Zunge fällt nach hinten.
- Die Schultern fallen nach hinten in Richtung der Unterlage, das Brustbein verändert seine Lage nach vorne oben, und die Arme begegnen dieser Situation mit einer gebeugten Haltung und gleichzeitigem Anpressen an den Oberkörper.
- Das Becken kippt nach hinten in eine verstärkte Beugung und bewirkt, dass die Beine sich annähern und die Fußstellung nach innen gerichtet ist. Mit der Zeit zeigen auch die Beine eine zunehmende Beugehaltung.

Mit jeder Bewegung und mit jedem Lagewechsel verändern sich die Auswirkungen der Schwerkraft auf die MR. Die Lage mit der folgeschwersten Veränderung in der Haltung und Bewegung ist die unreflektierte Rückenlage. Die 30°-Lagerung erzeugt ein ähnliches Bild wie die Rückenlage, nur in einer leicht veränderten Form.

9.1.2 Die Körperinformationsfläche

Alle Flächen, mit denen der Körper eines hirnverletzten Menschen in Kontakt steht, werden als Körperinformationsfläche (KIF) bezeichnet. Dies können sein:

- Matratze,
- Lagerungskissen,
- Schuhe,
- Trigo Therapiesysteme,
- unterstützende Person,

- Tisch,
- Stuhl,
- Waschbecken/Türe usw.

Die Körperinformationsflächen haben direkten Einfluss auf den Muskeltonus und somit auch auf die Körperhaltung. Besonders sensibel reagieren Menschen mit einer schweren Schädigung des zentralen Nervensystem auf die Ab- und Zunahme von Körperinformationsflächen. Die Körperinformationsflächen müssen so intensiv sein, dass der Betroffene seinen Muskeltonus bestmöglich einstellen kann. Aber nicht nur die Fläche beeinflusst den Muskeltonus und die Körperhaltung, sondern auch die Festigkeit der Umgebung. Auch bei der Wahl der Umgebung steht die Qualität der externen Information an erster Stelle.

> **Die Bedeutung der Körperinformationsfläche: Leitsätze**
>
> - Das Kopfkissen ist eine Körperinformationsfläche und wird nicht ersatzlos aus dem Bett entfernt.
> - Lagerungskissen werden bei einem Lagewechsel nicht entfernt, sondern allenfalls reduziert und neu angepasst.
> - Je kleiner die Körperinformationsfläche, umso höher muss der Muskeltonus ansteigen.
> - Je größer und angepasster die Körperinformationsfläche, desto größer der Einfluss auf die Regulation hinsichtlich Haltung und Muskeltonus.
> - Je härter die Körperinformationsfläche, umso dichter sind die Informationen, die der Körper des Betroffenen erfährt.
> - Je weicher die Körperinformationsfläche, desto niedriger ist der externe Informationsfluss.

In diesem Zusammenhang wird innerhalb des CCC der unreflektierte Einsatz einer Antidekubitusmatratze sehr kritisch betrachtet. Bei Menschen mit einer schweren Schädigung des zentralen Nervensystems, bei denen aufgrund klinischer Merkmale ein solches System eingesetzt wird, muss gewähr-

leistet sein, dass spätestens alle 7 Tage eine aktuelles Monitoring, z. B. mittels Braden-Skala, durchgeführt wird. Sobald der Einsatz des Systems nicht mehr gerechtfertigt ist, sollte es unter engmaschiger Hautbeobachtung gegen ein informativeres Matratzensystem ausgetauscht werden.

> ❯ Jede Veränderung in der Raumlage verändert auch die körperinformierenden Flächen. Jedes Bewegungsangebot muss mit diesem Wissen erfolgen.

9.1.3 Selbsterfahrung: Veränderung der Körperinformationsflächen

Während dieser Übungen können Sie die Veränderungen durch die sich verändernden Körperinformationsflächen kennenlernen. Finden Sie heraus, wie sich der Spannungszustand in der Muskulatur in unterschiedlichen Haltungen verändert.

Übung		
- Das Liegen im Bett: - in Rückenlage, - auf der Seite mit ausgestreckten Beinen, - auf der Seite mit angewinkelten Beinen, - in Bauchlage. - Das Sitzen: - auf dem Matratzenrand, - auf dem Stuhl (Sitz auf der gesamten Sitzfläche), - auf dem Stuhl (Sitz auf der vorderen Kante der Sitzfläche), - im Rollstuhl mit Fußrasten, - im Rollstuhl mit festem Kontakt zum Boden. - Das Stehen: - vor dem Bett auf beiden Füßen, - auf einem Bein, - auf den Zehenspitzen, - auf einer Zehenspitze, - auf weichem Grund, z. B. einer Matratze.		

9.2 Einflussfaktoren auf die menschliche Bewegung

Der wohl wichtigste Einflussfaktor ist die Orientierung an den allgemeinen Prinzipien der normalen Bewegung.

Die Merkmale der normalen Bewegung sind:
- Bewegung ist zu einem hohen Prozentsatz automatisiert.
- Bewegung verfolgt immer ein Ziel.
- Bewegung verfolgt immer eine größtmögliche Ökonomie.
- Bewegung verfolgt immer eine Adaptation.
- Bewegung verfolgt immer eine Koordination zu Raum und Zeit.

Die Bewegungsangebote an den Menschen mit einer schweren Schädigung des zentralen Nervensystems müssen beinhalten, dass in einzelnen Bewegungsmodulen oder Bewegungsketten eine größtmögliche Autonomie erzeugt wird. Sehr oft sind lange Zeiträume notwendig, um zunehmende Bewegungsräume zu erzeugen. Die Grundlage für diese Bewegungsgrundlage ist die konsequente Berücksichtigung der oben genannten Merkmale:
- **Automatisiert:** Zur Automatisierung von einzelnen Bewegungen und Bewegungsabläufen bedarf es einer Vielzahl von wiederkehrenden Angeboten. Hierbei gilt »Neues nicht zu neu« und »Altes nicht zu gleich«. In letzter Konsequenz geht es darum, dass kleine, aber wahrnehmbare Veränderungen in Bewegungsangeboten integriert werden.
- **Zielführend:** Einzelne Bewegungsangebote müssen für den Betroffenen ein sinngebendes Ziel ergeben. Die passive Bewegung z. B. der Schuler, des Arms, der Hand und Finger verändert vielleicht kurzfristig die Haltung, führt jedoch nur selten zu einem nachhaltigen Lernen. In erster Linie geht es darum, dass der hirnverletzte Mensch nicht der Bewegung halber bewegt wird, sondern vielmehr darum, dass er sich in Bewegung fühlt und ein spürbares Ziel erreicht.
- **Ökonomisch:** Bewegungen nehmen den direkten Weg. Die Konzeption von Bewegungsangeboten muss gewährleisten, dass die Kraftressourcen des betroffenen Menschen ausreichen.

- **Adaptiv:** Die Bewegungsangebote sind an die jeweilige Situation angepasst. Die Anpassung erleichtert dem Betroffenen die Nachvollziehbarkeit.
- **Räumlich, zeitlich:** Bewegungsangebote orientieren und koordinieren sich an Raum und Zeit. Beides muss für den Betroffenen passend sein. Je langsamer das Bewegungsangebot, desto eher hat es einen Lerneffekt.

Die Bewegungsmöglichkeit und das Bewegungsausmaß sind von vielen Faktoren abhängig. Die Stimmigkeit aller Faktoren bestimmen das Handlungs- und Lernpotenzial.

- **Faktoren der Beweglichkeit**
- **Vitale und vegetative Stabilität:** Die Stabilität des vegetativen Nervensystems kann durch passende Handlungen unterstützt werden. Bewegungsmaß und Bewegungsdauer müssen auf die Situation einer betroffenen Person abgestimmt sein. In vielen Situationen werden z. B. Sitzzeiten in einem Rollstuhl maßlos übertrieben. Das Sitzen im Rollstuhl sollte fein beobachtet und vor der Erschöpfungsgrenze sinnvoll verändert werden. Nicht selten wird der Erfolg der Arbeit über die Dauer des Sitzens definiert, und dies bedeutet meist das Sitzen über Stunden. Menschen mit einer schweren Schädigung des zentralen Nervensystems können in der Regel nicht stundenlang sitzen.
- **Zeit:** Die entsprechenden Angebote hinsichtlich Bewegung brauchen Zeit und zwar so viel Zeit wie nötig!
- **Bewegungsempfindung:** Es geht in erster Linie nicht darum, betroffene Menschen zu bewegen, sondern darum, sie so zu bewegen, dass sie sich in Bewegung fühlen und empfinden können. Jedes Bewegungsangebot ist ein therapeutisches Angebot.
- **Sensomotorische Kontrolle:** Wahrnehmung ist eine Grundvoraussetzung für die Bewegung, und die Bewegung ist eine Grundvoraussetzung für die Wahrnehmung.
- **Umfeld:** Die Bereitschaft, entsprechende Bewegungsangebote anzunehmen, hängt auch von der Gestaltung des Umfeldes ab. Ein Umfeld, in dem Menschen gerne leben und andere

gerne arbeiten, beeinflusst die Handlungen positiv.

- **Rahmenbedingungen:** Materialien wie Rollstuhl und alle anderen benötigten Dinge müssen vorhanden sein.
- **Soziale Beziehung:** Bewegung ist eine direkte Form der Beziehung. Sie muss u. a. von Sicherheit, Zuverlässigkeit, Empathie geprägt sein.
- **Schwerkraft:** Ohne die Schwerkraft zu berücksichtigen, ist eine bewegungsorientierte Arbeit nicht möglich.
- **Sinnhaftigkeit:** Bewegung muss für den betroffenen Menschen einen Sinn ergeben, das Ende einer Bewegung muss eine spürbare Handlung sein. Eine Bewegung in Verbindung mit einer spürbaren und nachvollziehbaren Handlung ist der Lernsockel für weitere positive Entwicklung.
- **Schmerzfreiheit:** Die Behandlung von Schmerzen hat oberste Priorität und gehört in die Hände von anerkannten Schmerztherapeuten. Die Therapiegrundlage ist das weltweit evaluierte Schema der WHO. Für jeden Betroffenen sollten zu bestimmten Zeiten detaillierte Schmerztagebücher geführt werden.
- **Gleichgewicht:** Menschen werden gehalten, gestützt, die Lage im Raum wird verändert und dann kommt irgendwann der Moment, wo der betroffene Mensch imstande ist, seinen Kopf oder seinen Oberkörper zu halten. Mitunter dauern die notwendigen Prozesse, die diese Entwicklung möglich machen, Wochen, Monate, Jahre oder Jahrzehnte, und doch ist jeder Betroffene in der Lage, positive Entwicklungen im Bereich der Bewegung oder vielleicht der Eigenbewegung zu machen.

9.3   Das Stehen

Der Muskeltonus bezeichnet die Höhe der vorherrschenden Grundspannung im Muskelsystem. Der Muskeltonus ist zwar kontinuierlich vorhanden, aber nicht immer gleich hoch. Die Regulation und Anpassung des Spannungszustands initiiert einerseits das Gehirn und andererseits die Stellungssinnrezeptoren (Muskulatur, Sehnen und Gelenkflächen). Die Stellungssinnrezeptoren werden durch Druck informiert. Physikalisch ist der Druck, den ein Mensch insbesondere auf seine unteren Gelenke ausübt, im Stehen am stärksten. Aus dieser Tatsache lässt sich leicht ableiten, dass das oberste Ziel hinsichtlich der Haltung im Raum das Stehen ist. Viele Menschen mit einer schweren Schädigung des zentralen Nervensystems können nicht frei stehen. Nicht selten verhindern »Spitzfüße« eine intensivere Arbeit in diese Richtung. Die Absicht, dem Betroffenen vermehrt Stehangebote zu machen, muss mit dem behandelnden Arzt besprochen werden, wobei die Fragen nach Einschränkungen im Herz-Kreislauf-System und nach einer eventuellen Osteoporose im Mittelpunkt stehen. Um das Stehen zu ermöglichen, steht den handelnden Personen eine Reihe von Hilfsmitteln zur Verfügung:

- Orthesen – informative Orthetik zur Niveauanpassung bei Spitzfüßen(◙ Abb. 9.1, ◙ Abb. 9.2).
- Dorsale Beinschienen mit gewickelten Schienen zum gehaltenen Stehen, langsame Anbahnung mit Hilfe einer höhenverstellbaren Behandlungsbank.
- Stehbrett – besonders für die Anfänge ein sehr geeignetes System. Über die Möglichkeit, den Stellwinkel zu bestimmen, kann das Stehen schrittweise angebahnt werden. Auch bei dieser Methode kann es zu einer Kreislaufbelastung kommen, besonders bei einem Stellwinkel von 30–40 Grad. Die Beobachtung und die Erhebung entsprechender Parameter sind unerlässlich. Aber nicht nur der Weg nach oben ist besonders zu begleiten, auch auf dem Weg zurück muss der Oberkörper des Betroffenen durch eine leichte Drehbeugebewegung gehalten werden.
- Standy-Stehhilfe.
- Therapeutisches Laufband – hierbei trägt der Betroffene ein Gurtgeschirr. Nach oben können nun Gewichte (bis ca. 70–80 kg) abgenommen werden. Ein geführtes und gewichtsreduziertes Gehen auf dem Laufband ist möglich.

Nicht alle betroffenen Menschen können ein Stehangebot erhalten. Verschiedene Komplikationen können das Angebot verzögern oder verhindern. Dazu gehören:

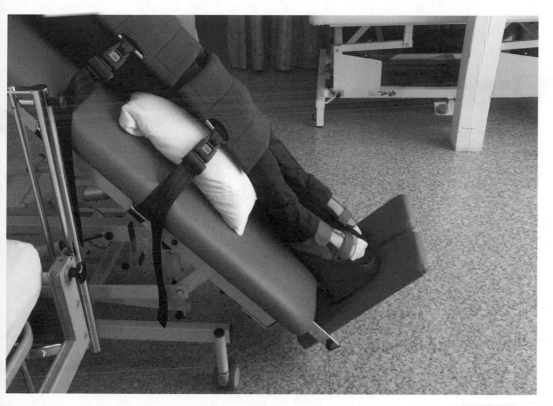

■ Abb. 9.1 Langsame Anbahnung zum Stehen mit Hilfe informierender Orthesen

- einsetzende Schmerzen,
- Spitzfüße, die weder eine Orthesenversorgung oder die Modellierung auf einem Vakuumkissen zulassen,
- fortgeschrittene Osteoporose,
- medizinische Gründe: kardiovaskuläre Einschränkung u. a.

Sollte das Stehen (noch) nicht möglich sein, so gilt als Merksatz:

> **Stehen kann nicht jeder! – Gehen ist besser als Stehen, Stehen ist besser als Sitzen, Sitzen ist besser als Liegen, die Seitenlage ist besser als die Rückenlage.**

Der Muskeltonus muss eine bestimmte Spannungsqualität haben, um den Körper fortzubewegen. Die Spannung muss einerseits so hoch sein, dass sich der Körper gegenüber der Schwerkraft aufrichtet, und andererseits muss sie niedrig genug sein, um den Köper am Ort oder im Raum zu bewegen.

> **Alle Angebote und Handlungen verändern die Muskelspannung, und besonders gestaltete Lernsituationen haben einen ausgesprochen positiven Einfluss auf die Muskelspannung.**

Bei der Arbeit mit dem CCC werden bezüglich der Einflussnahme auf den Haltungstonus folgende Faktoren vor dem Bewegungsangebot betrachtet:

- Lage im Raum: In welcher Ausgangsposition befindet sich der Betroffene?
- Wie ist die Qualität und Größe der Körperinformationsflächen?
- Wie wirkt die Schwerkraft auf die Haltung?
- Die Richtung: Bekommt der Betroffene passende Informationen hinsichtlich der Bewegungsrichtung?
- Systemischer Ansatz: Sind die vorher gemachten Angebote im Sinne des sensorischen Inputs geeignet, um die bestmögliche Bewegung und Haltung im Sinne des motorischen Outputs zu erreichen?

9

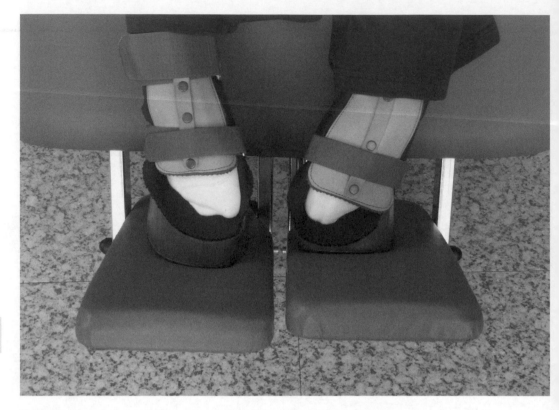

■ Abb. 9.2 Die Orthesen ermöglichen, dass die Füße flächig Spürinformationen erhalten

9.4   Das Pflegebett

Die Bedeutung des Pflegebetts ist ein leidiges Thema, welches wiederkehrend diskutiert wird. Innerhalb des CCC stellt das Pflegebett einen bedeutenden Ruhe-, Wahrnehmungs- und Bewegungsraum dar. Aus den langjährigen Erfahrungen hat sich folgendes Anforderungsprofil an ein geeignetes Pflegebett herausgestellt:

— Ein Pflegebett braucht ein geeignetes Matratzensystem. Die Matratze muss einerseits die nötigen Informationen an den Körper geben, und andererseits muss das System drohende Druckschäden der Haut verhindern. Eine hochwertige Matratzenauflage, z. B. Trigo Therapiesystem für den Körper, wäre wünschenswert.

— Die meisten verwendeten Pflegebetten sind elektrisch verstellbar. Der Antrieb darf nur mit dezenten Motorengeräuschen arbeiten.

— Das Pflegebett muss über ein verlängertes Kopf- bzw. Rückenteil verfügen, welches verhindert, dass der Oberkörper beim Hochstellen des Kopfteils im Bereich der Brust- und Lendenwirbelsäule einknickt, wodurch die Atemleistung abnimmt.

— Das Pflegebett muss über eine fünffache Verstellmöglichkeit der Liegefläche verfügen. Dadurch kann einerseits eine aufrechte Sitzposition eingenommen werden, andererseits kann das Pflegebett zusätzlich in die »Anti-Trendelenburg'sche Lage« gebracht werden. Beides kombiniert ergibt eine mögliche Ausgangsposition zur Einnahme von Nahrung und Flüssigkeiten.

— Die Höhenverstellbarkeit muss als tiefsten Wert 23–25 cm erreichen. Zum einen bedeutet dies einen adäquaten »Fallschutz«, und zum anderen kann über verschiedene Transferarten ein Liegen auf dem Boden ermöglicht werden.

- Der Seitenschutz (Bettgitter) muss im Bettgestell integriert werden können. Konventionelle Bettgitter stellen eine nicht unerhebliche Behinderung des Sitzens auf dem Matratzenrand dar. Die Oberschenkel drücken mit viel Gewicht von oben auf die Bettgitter, dies ist schmerzhaft, und die Gefahr einer Fraktur im Bereich des Oberschenkels kann nicht gänzlich ausgeschlossen werden. Bei Menschen mit einer schweren Schädigung des zentralen Nervensystems ist Osteoporose ein großes Thema.
- Das Pflegebett muss über ein Bremssystem verfügen, welches zentral bedient werden kann.

9.4.1 Das Bewegen im Bett

Bewegungen zum Lagewechsel werden selektiv und mit intensiver Körperinformation angeboten (◘ Abb. 9.3):
- Hochbewegen im Bett,
- Drehen auf die Seite mit »Bahnhofskissen« und Rückenkissen,
- Bewegen eines Beines,
- Bewegen zur Bettseite.

9.4.2 Das informierende Material im Bett

Jegliches Umweltmaterial, mit dem der Betroffene in Kontakt kommt, wird als informierendes Material bezeichnet. Die unterschiedlichen Qualitäten der Materialien informieren den Körper des Betroffenen auf unterschiedliche Art und Weise (◘ Abb. 9.4).
- **Kopfkissen:** Das Kopfkissen informiert den Kopf und muss modellierbar sein.
- **Matratze:** Durch die Wahl der Matratze wird der informierende Umgebungsdruck beeinflusst.
- **Bettdecke:** Die normale Bettdecke kann ebenfalls über das Gewicht bestimmt werden. Sollte der Spannungszustand der Muskulatur zu hoch sein, bietet sich eine Sanddecke aus Neopren an. Durch die Sanddecke wird die dreidimensionale Information an den Körper verdichtet (◘ Abb. 9.5).

- **Körperinformationsfläche:** Alle Materialien stellen eine Körperinformationsfläche dar. Vor einem Lagewechsel werden die Kissen nie weggenommen, sondern allenfalls reduziert und neu angepasst.
- **Kissen:** Die Füllungsmaterialien bestimmen den Informationscharakter.
- **Kleidung:** Auch Kleidung ist ein adäquates Informationsmittel. Menschen mit einer schweren Schädigung tragen prinzipiell Tages- bzw. Nachtkleidung.

9.5 Das Bällebad

Dieses Angebot ist Vielen aus dem Bereich der sensorischen Integration bekannt. Auch innerhalb der primären Pflege im häuslichen oder vollstationären Bereich muss das Bällebad ebenfalls angeboten werden. Diese Erfahrung stellt ein besonderes sensorisches Erlebnis dar und auch hierbei bestimmt das sensorische Angebot die motorischen Voraussetzungen mit. Das Bällebad ist eine Bereicherung und fördert das Gleichgewicht auf eine ganz spezielle Weise.

Zur Anwendung kommen zwischen 500 und 1000 Bälle, wobei das Gewicht des einzelnen Balls kaum spürbar ist. Erst das gespürte Gewicht vieler Bälle ergibt eine nachvollziehbare Information. Die große Anzahl der Bälle führt zu einer intensiven körperlichen Erfahrung. Unter den Bällen liegend wird jegliche Eigenbewegung, jede Haltungs- und Tonusveränderung unmittelbar reflektiert (◘ Abb. 9.6). Es ist darauf zu achten, dass die Bälle aus hygienischen Gründen nur in ein frisch bezogenes Bett gefüllt werden. Der betroffene Mensch wird vor diesem Angebot gewaschen und angezogen. Die Kunststoffbälle haben keine Perforation und können somit mit flüssigem Desinfektionsmittel desinfiziert werden. Dies passiert am besten in einer Badewanne.

Das Bällebad kann an verschiedenen Orten angeboten werden:
- innerhalb eines Rahmens aus mit Kunststoff bezogenen Schaumstoffblöcken,
- innerhalb des Pflegebettes,
- in der Badewanne.

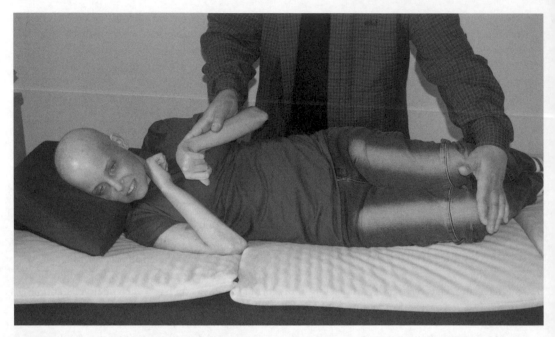

⊡ Abb. 9.3 Bei jeder Bewegung ist das Maß der Eigenbewegung zu integrieren. (Mit freundl. Genehmigung von Miriam Holzmann)

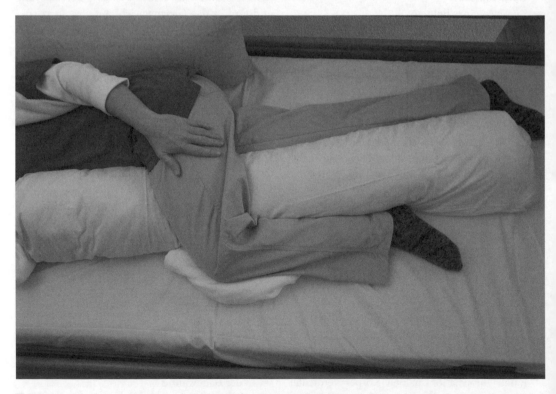

⊡ Abb. 9.4 Selbst kleine unterstützende Flächen helfen, die Liegesicherheit zu erhöhen und den Muskeltonus zu senken

Die erste Variante ist meist innerhalb von pädagogischen Einrichtungen (z. B. Kindergärten) oder in Tagesförderstätten der Wiedereingliederungshilfe zu finden. Die zweite und dritte Variante sind als Anwendungsbereiche für den häuslichen und vollstationären Bereich sehr geeignet.

Vorgehen beim Bällebad im Pflegebett

- Das Bettlaken wird nach oben umgeschlagen und mittels Holzzwingen am Kopf- und Fußende fixiert.
- Bevor die Bälle ins Bett eingebracht werden, wird dem Betroffenen eine A- oder V-Lagerung angeboten und das Kopfteil des Bettes wird nachfolgend erhöht. Die Erhöhung des Kopfteils verhindert, dass die Bälle ins Gesicht des Betroffenen rollen. Dieses Ereignis kann zu so großer Irritation bei dem betroffenen Menschen führen, dass dieser mit der Erhöhung seines Muskeltonus reagiert.
- Sobald sich die Bälle im Bett befinden, können die pflegenden Personen beobachten, wie der Betroffene mit dieser Veränderung umgeht. Weiterhin können sie die Bälle mit ihren Händen leicht nach unten drücken und diese gleichzeitig in Bewegung bringen.
- Ein weiteres förderndes Instrument ist die Integration einer Lichtquelle. Hierfür bietet sich eine Kaltlichtquelle an. Sie wird unter die Bälle gelegt, woraufhin die Bälle in ihren Farben erstrahlen.
- Um die Bälle aus dem Bett zu entfernen, wird das Laken an einer Ecke gelöst, so dass die Bälle in einen Sack gefüllt werden können. Auch kann eine kleine Kunststoffschüssel zum Entfernen der Bälle eingesetzt werden.

Das gleiche Angebot kann in der Badewanne erfolgen mit dem Unterschied, dass eine wesentlich größere Anzahl von Bällen benutzt werden kann. Die Bälle werden alternativ zum Wasser angeboten. Das Angebot erfolgt in der Regel seltener in der Badewanne als im Bett.

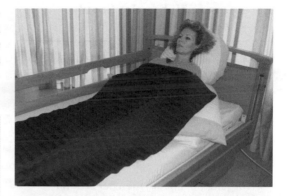

◻ **Abb. 9.5** Therapiesanddecke. (Mit freundl. Genehmigung von Kerstin Schlee)

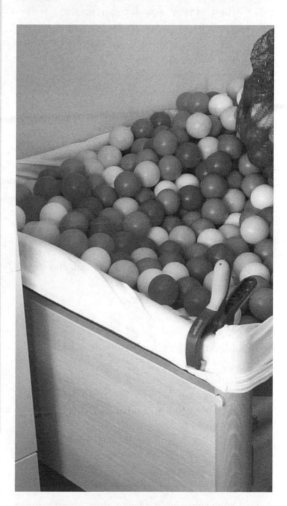

◻ **Abb. 9.6** Jede Bewegung und jede Veränderung im Muskelspannungszustand wird durch die Therapiebälle rückgemeldet

9.6 Das Anziehen der Schuhe in liegender Position

Bei Menschen mit einer schweren Schädigung werden die Schuhe in der Regel im Liegen angezogen. Beim Anziehen der Schuhe im Sitzen wird durch Anheben eines Beines die Körperinformationsfläche nach unten um 50% reduziert. Dies überfordert den betroffenen Menschen oft sehr.

Vorgehen beim Anziehen der Schuhe in liegender Position

- Ausgangsposition kann eine Rückenlagerung im Sinne einer A-Lagerung sein.
- Ein Bein wird unter der Berücksichtigung aller Bewegungsmerkmale aufgestellt.
- Die pflegende Person sitzt in Hüfthöhe neben dem Betroffenen im Bett.
- Die pflegende Person beugt sich nach vorne, bringt das Knie des Betroffenen hinter seine Schulter und richtet sich gemeinsam mit dem Bein der betroffenen Person auf. Das Bein erhält einen Beugeauftrag, der Fuß löst sich von der Matratze und die pflegende Person kann mit beiden Hände den Schuh anziehen.

Diese Haltung ist prädestiniert dafür, weitere Handlungen in einem regulierten Zustand anzubieten:

- Anziehen der Strümpfe,
- Fußbad,
- Nagelpflege,
- Mobilisation der einzelnen Fußregionen u. a.

Nach dem Hinlegen werden dem Betroffenen die Schuhe in gleicher Art und Weise wieder ausgezogen. Bei Bedenken hinsichtlich der Hygiene kann eine Unterlage eingesetzt werden.

9.7 Das Hinsetzen

Dem Lagewechsel vom Liegen zum Sitzen kommt eine besondere Bedeutung zu. Grundsätzlich werden die Schuhe mittels einer angepassten Methode bereits im Bett angezogen, dieses kann sich zu einem späteren Zeitpunkt verändern. Hierbei steht nicht nur der Positionswechsel im Vordergrund, sondern vielmehr die Frage, wie dieser Bewegungsübergang gestaltet werden kann, um das vestibuläre System, den Muskeltonus und die Nachvollziehbarkeit positiv zu beeinflussen. Das eigentliche Sitzen auf dem Matratzenrand ist im Grunde genommen nur ein Zwischenergebnis, wesentlich interessanter und entscheidender ist der Weg dorthin bzw. was danach passiert. Vor dem Hinsetzen muss sich die pflegende Person darüber im Klaren sein, dass der bevorstehende Positionswechsel von einer Reduzierung der körperinformierenden Flächen begleitet wird. Alle Schritte müssen in einer Langsamkeit passieren, die dem Betroffenen die Möglichkeit eröffnet, sich in Bewegung zu fühlen und die einzelnen Schritte sinngebend miteinander zu verbinden.

Die verbleibenden Körperinformationsflächen müssen dem Betroffenen die bestmögliche Information zur Verfügung stellen. Hierfür sind folgende Belange entscheidend:

- **Kissen:** Alle Kissen bleiben dem Betroffenen erhalten – die KIF in Form von Kissen, die bis jetzt indiziert waren, bleiben am Körper der betroffenen Person. Sie werden ausschließlich reduziert und nicht plötzlich entfernt.
- **Sitztiefe:** auf welcher Länge haben die rückwärtigen Anteile der Oberschenkel den Kontakt mit der Sitzfläche?
- **Unterstützung am Rücken:** Die Information an den Körper kann personell oder materiell verdichtet werden – personell durch eine Person, die den Rücken großflächig informiert, oder materiell z. B. durch einen Sitzsack oder einen großen Schaumstoff-Pack, der sich im Rücken der betroffenen Person befindet.
- **Stabilität an den Füßen:** Bedingt durch ungeeignete Pflegebetten erreichen die Füße der Betroffenen oftmals nicht flächig den Erdboden. Durch den Einsatz eines stabilen und rutschsicheren Fußpodests kann die KIF intensiviert werden.
- **Stabile Umwelt nach vorne:** Genauso bedeutend wie die KIF am Rücken ist ein orientierungsgebendes Angebot nach vorne. Ein stabiler Tisch bietet eine wunderbare Möglichkeit,

die Information an Körper, Raum- und Lageverständnis zu vergrößern.
- **Sicherung des Kopfes:** Bei mangelnder Kopfhaltekontrolle ist die sichernde, stabilisierende und haltgebende Arbeit mit dem Kopf elementar.

Mitentscheidend für das Gelingen dieses Arbeitsschrittes ist die Körperhaltung der pflegenden Person gegenüber der betroffenen Person. Zum Zeitpunkt des Hinsetzens muss die pflegende Person ihre Position unterhalb des Augenniveaus des Betroffenen eingenommen haben. Sollte die pflegende Person stehen, verleiten wir den hirnverletzten Menschen aufgrund der gegenseitig gewünschten sozialen Beziehung dazu, den markanten Bewegungspunkt Kopf nach hinten zu strecken, um in Augenkontakt zu kommen. Diese Bewegung des Kopfes nach hinten bewirkt oftmals eine Gesamtstreckung des Oberköpers mit einhergehender und ungünstiger Haltung des Oberkörpers. Ein Sitzen wird dadurch schnell unmöglich. Das Pflegebett wird vor dem Hinsetzen in die niedrigste Position eingestellt (◘ Abb. 9.7).

Die Ausgangslage vor dem Hinsetzen kann die Seitenlage in 90 Grad oder die Rückenlage sein.

9.7.1 Hinsetzen aus der Seitenlage

Vorstellbar ist diese Ausgangsposition für Menschen mit einer Halbseitensymptomatik infolge eines Schlaganfalls. Sie eignet sich für einen Menschen, der die Aktivität aktiv unterstützen kann. Der betroffene Mensch wird unter Berücksichtigung der Schulter- und Armposition auf die mehr betroffene Körperseite positioniert. Nachfolgend kommt es zum Angebot von selektiven Bewegungsübergängen, bis der Betroffene seine Position am Matratzenrand gefunden hat. Auf dem gesamten Weg wird das Trigo Therapiesystem nach jeder Veränderung angepasst und neu modelliert. Die pflegende Person befindet sich vor dem Hinsetzen in kniender Haltung vor dem Bett. Die Beine finden den Weg nach außen, und dem Oberkörper wird bei gleichzeitigem spürbarem Druck auf das Becken eine drehende und beugende Bewegung angeboten. Gleichzeitig nutzt der Betroffene seine Mög-

lichkeiten und drückt sich mit dem weniger betroffenen Arm von der Matratze ab.

9.7.2 Hinsetzen aus der Rückenlage

Bei vielen Menschen mit einer schweren Störung des zentralen Nervensystems ist die Seitenlage als Vorbereitung zum Aufsetzen nicht unbedingt geeignet, sie brauchen mehr umgebende Informationen und ein prinzipiell langsameres Vorgehen. Der betroffene Mensch wird unter Berücksichtigung der Gesamtsituation mittels selektiver Bewegungsübergänge in die Rückenlage gebracht, natürlich wird die Haltung des Kopfs permanent durch ein Trigo Therapiesystem unterstützt. Schrittweise wird ein diagonales Liegen im Bett angeboten, dabei erfolgen die Bewegungsschritte des Beckens entweder in drehender Bewegung oder mittels Anheben des gesamten Beckens und des Oberkörpers unter Anpassung und Einbeziehung der markanten Bewegungspunkte (◘ Abb. 9.8).

> **Vorgehen beim Hinsetzen**
> **aus der Rückenlage**
> - Das Kopfkissen wird wiederkehrend angepasst, damit erhält der Oberkörper die nötige Unterstützung, um in einer angedeuteten gedrehten Haltung zu liegen.
> - Das Kopfteil des Pflegebettes wird durch Körperkontakt begleitet und höher gestellt. Dieser Schritt muss unter Umständen mehrfach wiederholt werden.
> - Nach jeder Veränderung einer Körperregion wird der zugeordneten Beckenseite eine Druckinformation angeboten.
> - Nach dieser Information kommt es zu einer Lageveränderung einer Körperregion der gegenüberliegenden Körperhälfte, einhergehend wiederum mit einer Druckinformation an Becken.
> - Diese wechselhaften Schritte können sich bis Ende der Handlung wiederholen.
> - Das nahe am Matratzenrand liegende Bein wird schrittweise nach außen geführt, wo-
> ▼

9

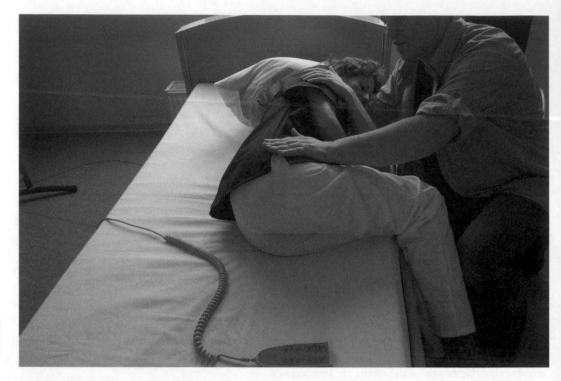

■ Abb. 9.7 Beim Hinsetzen ist das Pflegebett in die niedrigste Einstellung gebracht. Der Druck auf das Becken leitet die Aufrichtung des Oberkörpers ein und lässt die unmittelbare Umgebung spürbar sein

bei der Fuß auf einem Fußpodest zum Stehen kommt. Das Kopfteil des Pflegebettes ist dabei anzupassen.

- Über die bewegungseinleitende Veränderung der markanten Bewegungspunkte am Oberkörper und gleichzeitigem Druck aufs Becken kommt der Oberkörper mittels einer Drehbeugebewegung nach oben und kann ggf. auf dem Ellenbogen gestützt ruhen.
- Die Lage der Beine wird selektiv angepasst.
- Schrittweise kommt die betroffene Person in den Sitz. Die Körperinformationsflächen werden angepasst, z. B. durch Sitzkorrektur des Beckens mittels des Schinkengangs.
- Die pflegende Person befindet sich auch bei diesem Transfer in kniender Haltung vor dem Bett.

Auf dem Matratzenrand sitzend können dem hirnverletzten Menschen geeignete Angebote gemacht werden:

- Die Oberbekleidung sollte, wenn möglich, ohnehin ausschließlich im Sitzen anzogen werden. Findet das Anziehen im Sitzen statt, wirkt die Schwerkraft bewegungsfördernd, wird das Anziehen der Oberbekleidung im Bett angeboten, ist der Einfluss der Schwerkraft bewegungsstörend.
- Im Liegen müssen die entsprechenden Regionen wie Kopf, Arme oder Rumpf gegen die Schwerkraft bewegt werden. Dies löst in der Regel einen hohen Muskelspannungszustand aus, der wiederum viele nachfolgende Angebote beeinträchtigt.
- Das Sitzen auf dem Matratzenrand ist eine geeignete Ausgangsposition, um eine positive orale Erfahrung in Form von Essen, Trinken oder einer therapeutischen Mund- oder Zahnpflege zu machen.

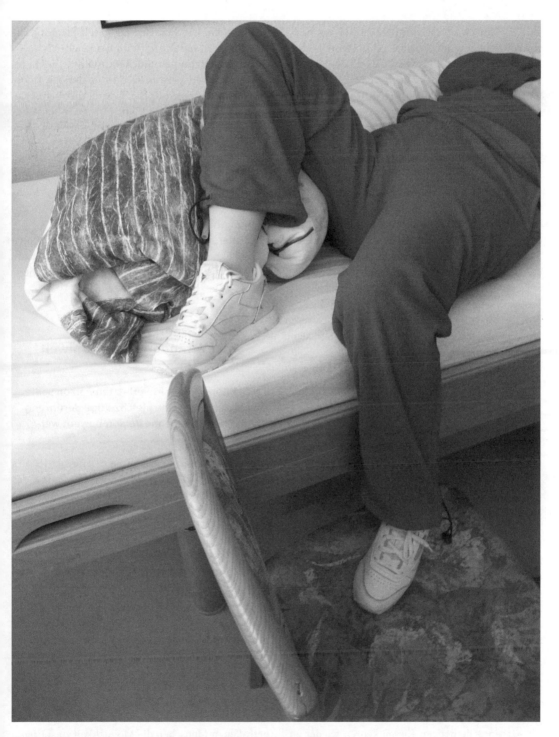

◘ **Abb. 9.8** Die ersten Schritte des diagonalen Aufstehens mit einem Bein voraus

- Das Hinsetzen muss für den Betroffenen nachvollziehbar und plausibel sein. Umso leichter fällt es ihm, das Hinsetzen z. B. mit dem Aufstehen in Verbindung zu bringen.

9.8   Das Hinlegen

Das Hinlegen ist für den Gesamtverlauf genauso ausschlaggebend wie das Hinsetzen. Grundsätzlich werden die Schuhe mittels einer angepassten Methode in der Regel erst im Bett ausgezogen. Auch dieses kann sich zu einem späteren Zeitpunkt verändern. Inhalte wie Regulation des vestibulären Systems, des Spannungszustands der Muskulatur, die Sinnhaftigkeit und Nachvollziehbarkeit sind entscheidend für den Bewegungsablauf. Neben der Festlegung der Inhalte ist die Bestimmung des Zeitpunktes wesentlich. Der Mensch mit einer schweren Störung des zentralen Nervensystems darf seine Belastbarkeitsgrenze nicht überschreiten. Sollte dies doch passieren, werden Prozesse wie Hinlegen und nachfolgend Lagewechsel sehr viel schwieriger sein.

Auch beim Hinlegen sind die einzelnen Wegpunkte das Interessante und Entscheidende. Vor dem Hinlegen muss sich die pflegende Person darüber im Klaren sein, dass auch dieser Positionswechsel von einer Veränderung der KIF begleitet wird. Alle Schritte müssen ebenfalls in einer Langsamkeit passieren, die dem Betroffenen die Möglichkeit gibt, einzelne Schritte als sinnhaft zu erkennen. Beim Hinlegen verringern sich die KIF nicht, sondern sie verdichten sich. Die adäquate Anpassung der KIF während des Hinlegens ermöglicht dem Betroffenen, die Handlung als informativ und schutzgebend zu erleben. Die Trigo Therapiesysteme, das Ruhen auf dem Ellbogen, die Seitenlage im Bett, das Kissen vor dem Bauch u. v. m. bieten die wesentlichen KIF beim Hinlegen (◻ Abb. 9.9).

Die verbleibenden Körperinformationsflächen müssen dem Betroffenen die bestmögliche Information zur Verfügung stellen. Hierfür sind folgende Belange entscheidend:

- **Kissen:** Alle nötigen Kissen kehren wieder zurück – die KIF in Form von Kissen, die bis jetzt indiziert waren, kommen zurück zum Körper der betroffenen Person.

- **Sitztiefe:** Die Sitztiefe und die Fläche des Kontakts zur Matratze wird umfangreicher.
- **Unterstützung am Rücken:** Auch beim Hinlegen können personelle oder materielle Informationen an den Körper erforderlich sein.
- **Stabilität an den Füßen:** Das Fußpodest begleitet auch den gesamten Verlauf des Hinlegens.
- **Stabile Umwelt nach vorne:** Als Ausgangsposition für das Hinlegen oft geeignet. Die Schritte können auch bei schwerstbetroffenen Menschen kleiner werden, je passender die Umgebungshilfe ist.
- **Sicherung des Kopfes:** Bei mangelnder Kopfhaltekontrolle ist die sichernde, stabilisierende und haltgebende Arbeit mit dem Kopf elementar.

9.9   Der Körperkontakt bei Veränderung der Umwelt

> ❯ Der Körper der hirnverletzten Person sollte niemals ohne eine gleichzeitige Berührung durch die pflegende Person bewegt werden.

Beim Bewegen im Bett oder beim Transfer ist dies selbstverständlich, aber auch bei Bewegung des Körpers im Raum muss die begleitende Berührung gewährleistet sein.

9.9.1   Die begleitende Berührung beim Verstellen des Bettes

Jegliche Verstellung des Bettes oder einzelner Sektionen des Bettes muss mit einem Körperkontakt begleitet werden (◻ Abb. 9.10). Nicht nur die Verstellung der Betthöhe muss begleitet werden, sondern auch die Verstellung des Kopf- und Fußteils und das Absenken und Heraufziehen der seitlichen Fallschutze. Für den Kontakt bietet sich das Sternum an. Dieser Bereich ist körpernah und gibt dem betroffenen Menschen die Möglichkeit zu spüren.

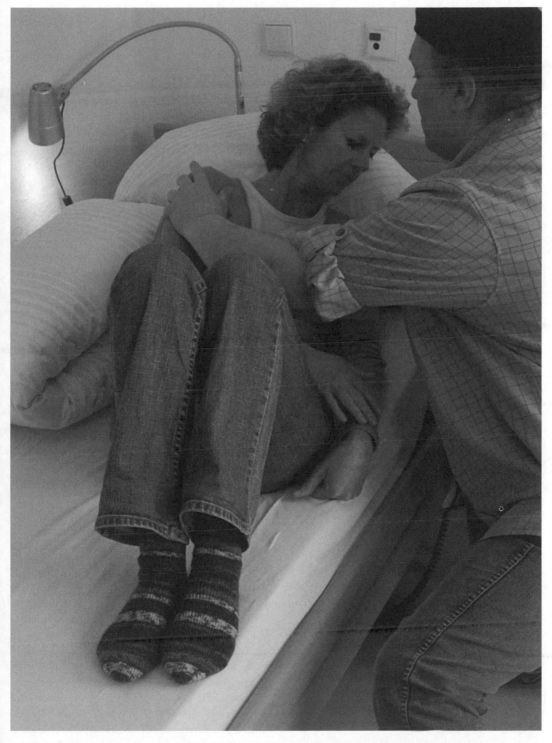

◨ **Abb. 9.9** Beim schrittweisen Hinlegen kann jederzeit auf Körperinformationsflächen zurückgegriffen werden. (Mit freundl. Genehmigung von Kerstin Schlee)

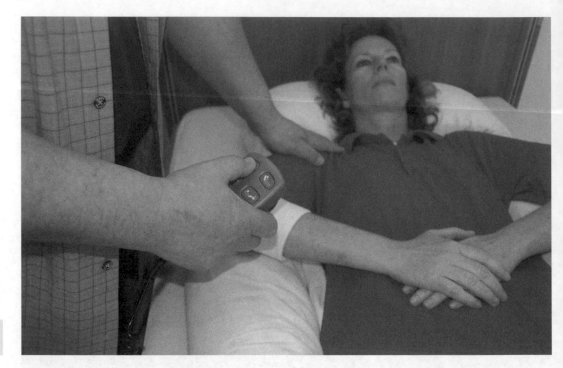

◘ Abb. 9.10 Jede Veränderung im Raum, ob im Bett oder Rollstuhl, wird mit einem kontinuierlichen Kontakt zum Körper der betroffenen Person begleitet. (Mit freundl. Genehmigung von Kerstin Schlee)

9.9.2 Die begleitende Berührung beim Fahren mit dem Rollstuhl

Jegliche Veränderung der Sitzposition und jede Fahrt mit dem Rollstuhl muss mit einem Körperkontakt begleitet werden. Insbesondere beim Fahren mit dem Rollstuhl kann über Berührungsdruck ein Wechsel der Fahrtrichtung angezeigt werden. Hinsichtlich des Fahrens ist nicht nur die begleitende Berührung von großer Bedeutung, sondern auch die Fahrgeschwindigkeit. Diese muss immer betont langsam angeboten werden. Für den Kontakt bietet sich der Schulterbereich an.

9.10 Der Transfer

Folgende Transferwege können angeboten werden:
- sitzender Transfer auf dem Bett,
- Bett – Rollstuhl,
- Bett – Toilettenstuhl,
- Toilettenstuhl – Duschliege,
- Duschliege – Behandlungsliege,
- Behandlungsliege – Stehbrett,
- Rollstuhl – Stehbrett,
- u. v. a.

9.10.1 Der Transfer über den Stand

Für den Transfer über den Stand muss der Betroffene über einige Leistungsmerkmale verfügen. Menschen, die aufgrund eines Schlaganfalls eine Hemiplegie zurückbehalten haben, sind zu einem bestimmten Zeitpunkt ihrer Entwicklung prädestiniert, den Transfer über den Stand angeboten zu bekommen. Als Voraussetzung dafür muss das weniger betroffene Bein in der Lage sein, Anteile des Körpergewichts zu übernehmen, das Handling und die Unterstützung des mehr betroffenen Beins wird durch die pflegende Person gewährleistet. Der Ablauf des Transfers über den Stand wird nachfolgend aus Sicht der pflegenden Person beschrieben:

Vorgehen beim Transfer über den Stand

- Das Hinsetzen aus liegender Position und der Sitz auf dem Matratzenrand ist die wichtigste Voraussetzung für den nachfolgenden Transfer.
- Die pflegende Person verändert die unterstützende Fläche bewusst.
- Beide Knie der pflegenden Person unterstützen das mehr betroffene Bein in Kniehöhe.
- Die Knie der pflegenden Person vermeiden den knöchernen Kontakt.
- Die Körpergewichte der betroffenen Person werden bewusst verändert.
- Die Hände der pflegenden Person befinden sich am Körper des Betroffenen, eine Hand am rückwärtigen Thorax und die zweite Hand unter dem Gesäß der betroffenen Person, so dass der Sitzbeinhöcker in der Handfläche ruht.
- Die Stellung der Hände bleibt auch im Stand.
- Nachdem sich der Betroffene an das Stehen adaptiert hat, verlagert die pflegende Person das Körpergewicht der betroffenen Person wechselnd auf das weniger und mehr betroffene Bein.
- Das mehr betroffene Bein macht den ersten Schritt in dem Moment, in dem das Körpergewicht des Betroffenen auf dem weniger betroffenen Bein ruht.

Der Erfolg dieses Transfers ist in erster Linie von der angepassten Organisation des Umfelds abhängig. Die Entscheidung, an welcher Seite sich der Rollstuhl, Stuhl oder die Toilette befindet, ist bewusst zu treffen. Als sicherndes und unterstützendes Hilfsmittel kann insbesondere beim stehenden Transfer vom Bett in den Rollstuhl das Transferbrett dienen, die damit gestaltete Brücke kann bei Bedarf als Ruhestation genutzt werden.

9.10.2 Der Brückentransfer

Der Transfer findet unter Einsatz eines Rutschbrettes statt. Das Rutschbrett wird nicht mit der Intention des Rutschens angeboten, sondern stellt ein intermittierendes Angebot einer spürbaren Umgebung dar. Wenn möglich findet der Brückentransfer ohne Gefälle z. B. zwischen Bett und Rollstuhl statt. Der Brückentransfer ist innerhalb der Arbeit mit dem CCC ein bevorzugter Transfer. Er ermöglicht eine variable Gestaltung der einzelnen Transferschritte. Auch über eine horizontale Fläche kann eine Fortbewegung im Raum initiiert werden. Entscheidend für den Erfolg des Transfers ist die intermittierende intensive Körperinformation nach jedem Schritt. Durch den sicheren Sitz auf dem Brett können, unterstützt durch die entsprechenden Gewichtsverlagerungen, die Beine bzw. Füße bewegt und neu gestellt werden.

9.10.3 Der Notfalltransfer

Es gibt bestimmte Ereignisse oder Situationen, bei denen der Transfer z. B. vom Rollstuhl ins Bett möglichst schnell und ohne körperliche Anstrengungen für den Betroffenen durchgeführt werden muss. Diese Transferformen sind als passive Transfers zu bewerten. Der betroffene Mensch muss dabei kaum eine Eigenleistung aufbringen.

- **Knietransfer**

Der Knietransfer ist ein sitzender Transfer. Dabei werden ein oder beide Beine der betroffenen Person über den Oberschenkel der ebenfalls sitzenden Person gelegt. Die pflegende Person führt seine Beine zusammen und gibt damit den Beinen des Betroffenen den nötigen Halt (◘ Abb. 9.12). Der Transfer wird über die Gewichtsverlagerungen eingeleitet. Der Kopf und der Oberkörper des Betroffenen werden in eine gebeugte Haltung gebracht, wodurch dem Becken Gewicht abgenommen wird. Durch die Gewichtsabnahme entwickelt sich die Möglichkeit zur Bewegung. Wie bei jedem Transfer wird die Gesamtstrecke nicht mit einem Schritt zurückgelegt. Durch Implementierung eines festen Kissens zwischen Bett und Rollstuhl oder die Ver-

9

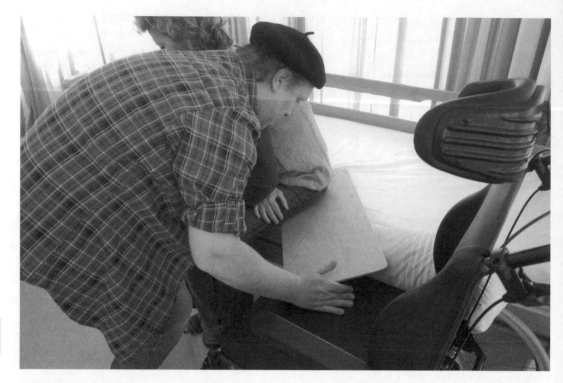

🔲 **Abb. 9.11** Die Motivation zum Nutzen des Transferbrettes ist nicht das Rutschen, sondern vielmehr der schrittweise Transfer mit wiederkehrenden und spürbaren Informationen der stabilen Umwelt

wendung eines Rutschbrettes wird eine »Brücke« gebaut.

Einzelne Transferstrecken sind selten größer als 15–20 cm und das Becken des betroffenen Menschen nimmt nach jedem Schritt wieder Kontakt mit der Unterlage auf. Stück für Stück findet der Ortswechsel statt. Es ist zwingend darauf zu achten, dass der Ortswechsel mit einer Langsamkeit passiert, um dem hirnverletzten Menschen die Möglichkeit zu eröffnen, dem Angebot zu folgen. Um den Halt und das Sicherheitsgefühl des Betroffenen zu vergrößern, wird während des gesamten Transfers das Trigo Therapiesystem für den Rumpf vor dem Bauch platziert.

9.11   Das Sitzen

Das Sitzen stellt für den Betroffenen eine erweiterte Wahrnehmungsmöglichkeit der Schwerkraft und des eigenen Körpers dar. Sitzmöglichkeiten können dem betroffenen Menschen an den unterschiedlichsten Orten angeboten werden, und dafür stehen dem CCC eine Vielzahl von Bewegungswegen zur Verfügung.

9.11.1 Sitzen im Bett

Das Bett, in dem der hirnverletzte Mensch liegt, muss eine Vielzahl von Verstellmöglichkeiten aufweisen. In konventionellen Pflegebetten schafft das Hochstellen des Kopfteils nur eine unzureichende Voraussetzung zum Sitzen. Ein Sitzen im Bett ist jedoch nicht nur durch das hochgestellte Kopfteil möglich.

Ausgesprochen fördernde Sitzpositionen sind das Sitzen am Kopfende, das Sitzen im Schneidersitz mit personeller Unterstützung und das Sitzen bei hochgestelltem Kopfteil mit personeller Unter-

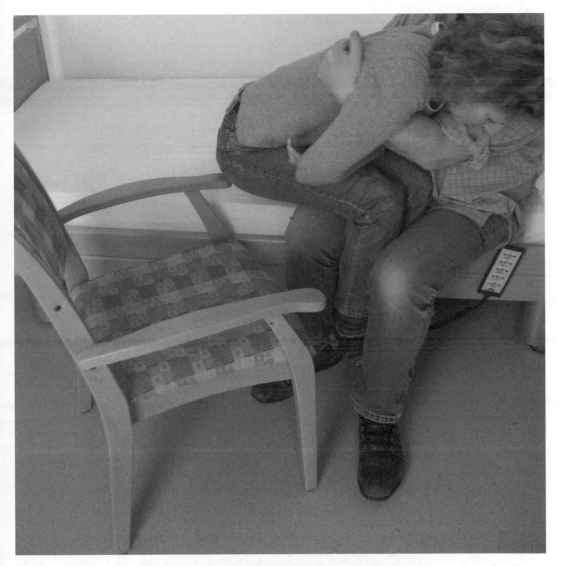

Abb. 9.12 Der Knietransfer gehört zu den passivsten Transferarten und wird nur in Ausnahmesituationen angewandt. (Mit freundl. Genehmigung von Kerstin Schlee)

stutzung. Das Sitzen am Kopfende kann über eine atemunterstützende Kissenlagerung unterstützt werden (**Abb. 9.13**).

Mögliche Bewegungswege können der Gesäßgang oder der »australische Lifter« sein. Der Gesäßgang findet schrittweise durch Gewichtsverlagerung im Beckenbereich statt und der australische Lifter muss mit zwei Personen unterstützt werden.

9.11.2 Sitzen auf dem Bettrand mit personeller Unterstützung

Ein freies Sitzen auf dem Matratzenrand ist für viele Menschen mit einer schweren Schädigung des zentralen Nervensystems nicht möglich. Ist das Hinsetzen erfolgt, benötigt der Betroffene in der Regel personelle Unterstützung auch im Rücken (**Abb. 9.14**).

9

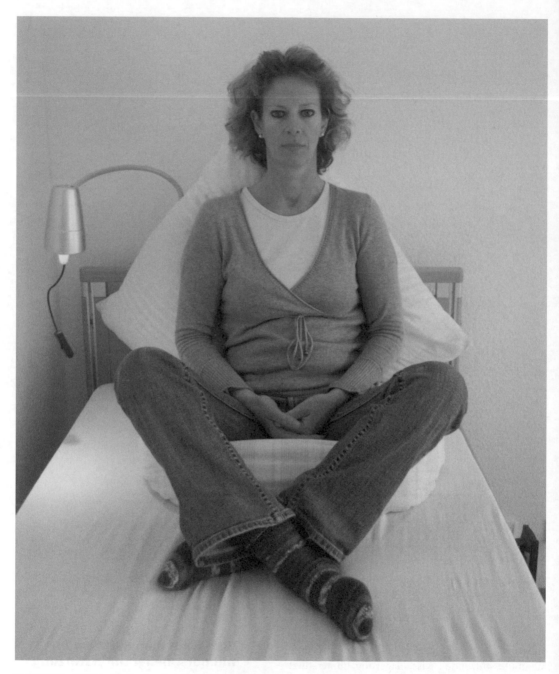

◻ **Abb. 9.13** Die Wand hinter dem Bett kann unter Zuhilfenahme des Trigo Therapiesystems für die A-Lagerung zu einer sehr stabilisierenden und informierenden räumlichen Hilfe werden. (Mit freundl. Genehmigung von Kerstin Schlee)

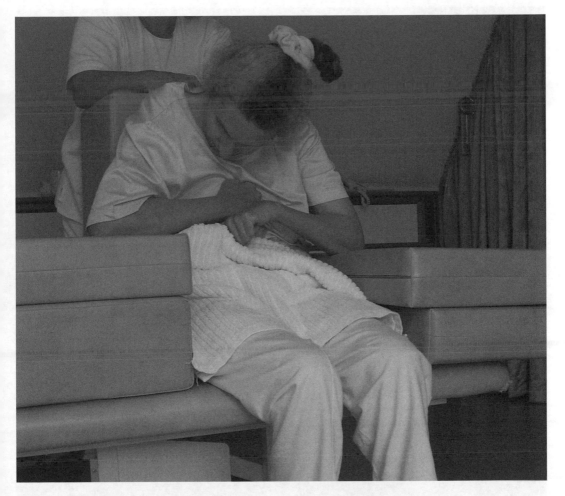

◘ Abb. 9.14 Schaumstoff-Packs sind sinnvolle Hilfen, wenn es um die informative Gestaltung des direkten Umfeldes geht

9.11.3 Sitzen im Rollstuhl

Nicht angepasste Rollstühle können sich ausgesprochen ungünstig auf den Muskeltonus und die Körperhaltung des Betroffenen auswirken (◘ Abb. 9.15). Insbesondere bei hirnverletzten Menschen mit einer Halbseitensymptomatik finden sich oftmals »Standardrollstühle«. Diese Form des Rollstuhls macht in der Regel keinen Sinn. Die diversen Problemzonen des Rollstuhls erzeugen bei dem Betroffenen eine Vielzahl von Problemen. Das Sitztuch lässt die Hüften nach innen rotieren, der Betroffene rutscht nach vorne, und das Becken befindet sich in einer ausgeprägten Beugehaltung, wodurch die Beine eine vermehrte Adduktion und die Füße eine ausgeprägte Innenrotation erfahren, wobei sich die dadurch bedingte ungünstige Haltung bis zum Kopf weiterleitet. Betrachtet man den Standardrollstuhl von der Seite, fällt auf, dass die Radachsen räumlich gesehen weit hinter den Sitzbeinhöckern stehen. Dies erschwert eine autonome Fortbewegung via Radbewegung wesentlich.

9.11.4 Sitzen im Sitzsack

Der Bedarf an Unterstützung und an notwendiger informativer Umgebung beeinflusst die Auswahl des Sitzinstrumentes mit. Für betroffene Menschen, die einen hohen Bedarf an körperinformierender

9

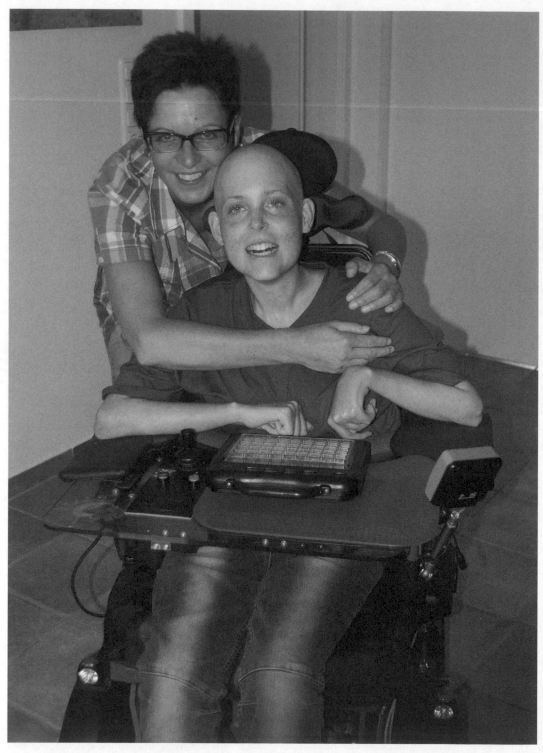

◻ **Abb. 9.15** Das gute Sitzen im Rollstuhl unter Berücksichtigung der möglichen Sitzzeit eröffnet eine andere Erlebniswelt. (Mit freundl. Genehmigung von Miriam Holzmann)

Umgebung haben, scheint die Anwendung eines Sitzsacks einen sehr positiven Einfluss zu haben. Der Sitzsack kann nicht nur im Raum, sondern auch im Bett angeboten werden (◘ Abb. 9.16).

Die Lagerung im Sitzsack kann für verschiedene Handlungsangebote geeignet sein. Prädestiniert ist das Sitzen für das Anreichen von Essen, Trinken sowie für die Durchführung einer therapeutischen Mund- und Zahnpflege u. v. a. Besonders Menschen mit schwersten Störungen des zentralen Nervensystems reagieren ausgesprochen positiv auf diese Sitzlagerung. Durch das feste und formbare Inlet erfährt der Betroffene ein ausgesprochen informierendes Sitzen. Die externen Informationen nehmen zu, und der Haltungstonus kann sich zu regulieren beginnen. Durch diese Regulation nehmen Bewegungsfähigkeiten seitens des Betroffenen zu. Neben dem Muskeltonus verändern sich auch die Atmung und die Schluckkompetenz. Die positiven Veränderungen stellen sich meist dann ein, wenn die Umgebung für den betroffenen Menschen spürbarer wird.

Der Sitzsack muss so stabil positioniert werden, dass er nur minimal seine Form verändert, sobald der betroffene Mensch in den Sitzsack transferiert wird. Entweder wird der Sack in eine Zimmerecke gestellt oder in ein besonderes Sitzgestell. Durch unterschiedliche Falttechniken nimmt der Sitzsack seine gewünschte Form ein. Die Varianten der Lagerung im Sitzsack eignen sich für verschiedene Angebote:

- Hoher Sitz:
    - Anreichen von Nahrung,
    - Anreichen von Trinken,
    - Angebote der warmen Kompresse,
    - Durchführung einer therapeutischen Mundpflege,
    - Durchführung einer therapeutischen Zahnpflege,
    - Angebot einer schluckstörungsorientierten logopädischen Therapie,
    - extra- und intraorale Angebote,
    - wirkendes Handbad,
    - wirkende Handmassage,
    - Körperwaschung,
    - Ankleiden des Oberkörpers u. a.
- Halbhoher Sitz:
    - Angebote der warmen Kompresse,
    - Durchführung einer therapeutischen Mundpflege unter bestimmten Voraussetzungen,
    - Durchführung einer therapeutischen Zahnpflege unter bestimmten Voraussetzungen,
    - Angebot einer schluckstörungsorientierten logopädischen Therapie in der Anbahnungsphase,
    - extra- und intraorale Angebote,
    - wirkende Handmassage,
    - Körperwaschung,
    - Gesichtsmassage,
    - Ruheposition u. a.
- Liegende Position (Seitenlage):
    - Angebote der warmen Kompresse,
    - Durchführung einer therapeutischen Mundpflege unter bestimmten Voraussetzungen,
    - Durchführung einer therapeutischen Zahnpflege unter bestimmten Voraussetzungen,
    - extra- und intraorale Angebote,
    - wirkendes Handbad,
    - wirkende Handmassage,
    - Körperwaschung,
    - Atemförderung,
    - Ruheposition u. a.
- Bananenform:
    - Ruheposition,
    - Körperwaschung,
    - Einflussnahme auf die Beinhaltung u.a.

Der Transfer in den Sitzsack kann vom Bett, aus dem Rollstuhl heraus oder über den Stand durchgeführt werden. Die größtmögliche Praktikabilität wird durch den Rutschbretttransfer erzielt. Auch bei diesem Einsatz des Rutschbrettes ist die Motivation nicht das möglichst unkomplizierte Rutschen, vielmehr ermöglicht es einen langsamen Transfer in vielen kleinen Schritten. Nach jedem Transferschritt kehrt der Betroffene zurück zu einer spürbaren Umgebung.

Der Sitzsack findet auch im Bett seine Anwendung. Er kann die Funktion der Matratze übernehmen, der Sitzsack liegt dann auf der Matratze. Das

9

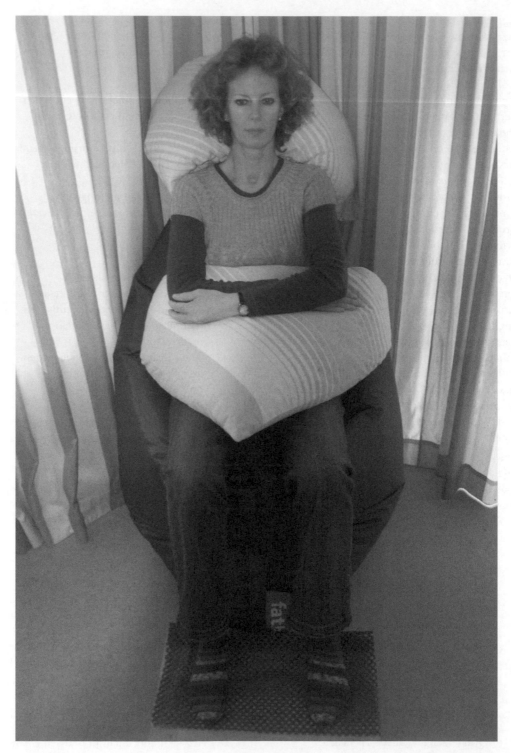

◘ **Abb. 9.16** Der Sitzsack bietet eine große modellierbare Fläche und kann eine funktionsunterstützende Haltung erzeugen. (Mit freundl. Genehmigung von Kerstin Schlee)

Hinlegen ist bei sehr weit herunter fahrbaren Betten gut möglich, bei herkömmlichen Betten wird die Positionierung nur mittels Patientenlifter durchführbar sein. Auch dieser Liftertransfer stellt eine absolute Ausnahme dar. Durch die spürbare, informierende und feste Liegefläche kommt es besonders während außerklinischer Beatmungen zu einer atemorientierten Reflexion. Bei jedem Atemzug kommt es zu einer körperlichen Information. Von der Seitenlagerung bis zum Sitzen im Bett ist alles möglich.

Wenn der Betroffene eine sitzende Position auf dem Matratzenrand einnimmt, kann der Sitzsack als modellierbare Körperinformationsfläche den Rücken des Betroffenen unterstützen. Gleichzeitig kann er der pflegenden oder behandelnden Person als Sitzinstrument dienen. Dieses Arrangement macht eine besonders produktive extra- und intraorale Arbeit durch Einsatz des hinteren Kieferkontrollgriffes möglich. Bei dieser Arbeitssequenz hat der betroffene Mensch einen stabilen Tisch als Stütz- und Sicherungsinstrument vor sich stehen.

9.11.5 Sitzen und Bewegen im Stuhl

Das Sitzen im Stuhl stellt eine sehr fördernde Position im Raum dar. Es kommt zu zusätzlichen Transfersituationen, und der Transfer an sich wird innerhalb des CCC als förderndes pflegetherapeutisches Angebot betrachtet.

Sobald es die Gesamtsituation des betroffenen Menschen zulässt, sollte das Sitzen im Stuhl ein fester Bestandteil des pflegetherapeutischen Angebots werden. Mögliche Transferwege in den Stuhl werden an anderer Stelle beschrieben. Sitzt der Betroffene nach einem geeigneten und angepassten Transfer im Stuhl, kann die benötigte, unterstützende Informationsfläche bestimmt werden.

Für die Bestimmung der Fläche benötigen folgende Fragen eine Antwort:

- Wie viel Körperinformationsfläche ist nötig, damit der betroffene Mensch seinen Spannungszustand in der Muskulatur so weit wie möglich regulieren kann?
- Wird das Sitzen im Stuhl mit oder ohne personelle Unterstützung angeboten?

- Welche zusätzlichen spürbaren Umweltinformationen werden benötigt (Tisch, Wand etc.)?
- Muss ein Fußpodest hinsichtlich der Erdverbundenheit angeboten werden?
- Welche spürbare und bewegte Handlung folgt?

Viele Fragen und Antworten werden im Laufe der Handlung hinzukommen.

Um den Betroffenen beim Zurückrutschen im Stuhl zu unterstützen, bietet sich zum einen das »Beckengehen« durch entsprechende gegenläufige Gewichtsverlagerung oder zum anderen der Einsatz der »Kniewelle« an. Durch die Kniewelle kann das Zurücksetzen halbhoch oder stehend angeboten werden. Bei der halbhohen Variante ist es der pflegenden Person möglich, der betroffenen Person gegenüberzusitzen.

Wird das Sitzen mit personeller Unterstützung geplant, stellt die pflegende Person ein Bein hinter den hirnverletzten Menschen, so dass der Unterschenkel Kontakt mit dem Rücken der betroffenen Person hat. In dieser Position kann mittels eines hinteren Kieferkontrollgriffes das Essen und Trinken unterstützt werden, wobei die Schulterpartie der pflegenden Person einen adäquaten Einfluss auf die Kopfhaltung des Betroffenen hat. Der hinter dem Becken stehende Fuß der pflegenden Person kann nach abgeschlossener Spürinformation die entsprechende »Körperweltinformation« geben.

Neben dem aktiven Sitzen ist auch ein kleines Ruheangebot an die betroffene Person zu gestalten. Der Oberkörper des Betroffenen kann dabei nach vorne auf einer Tischplatte ruhen, wobei der Kopf auf einem Pack liegen kann. Diese Haltung ermöglicht, dass sich Sekrete aus dem Mundraum der Schwerkraft entsprechend entleeren können. Da Packs in der Regel einen Bezug aus Kunstleder aufweisen, ist zwingend darauf zu achten, dass die entsprechende Gesichtshälfte bzw. die Stirnpartie auf einem Baumwolltuch zu liegen kommt. Ebenfalls ist diese nach vorne liegende Position wunderbar für das Angebot einer therapeutischen Mund- bzw. Zahnpflege geeignet.

Das Sitzen im Stuhl ist für bestimmte Angebote dem Sitzen im Rollstuhl vorzuziehen. Innerhalb von vollstationären Einrichtungen können diese Angebote gut von der Familie begleitet werden.

9.12 Das Anziehen der Schuhe in sitzender Position

Das Anziehen der Schuhe in sitzender Position bedeutet für den Betroffenen oftmals ein Handlungsangebot, welches mit zum Teil extremer Unsicherheit und Instabilität der Körperhaltung verbunden ist. Sitzt ein betroffener Mensch mit schwerer Störung des zentralen Nervensystems auf dem Matratzenrand, ist dies meist schon schwierig genug, und nun wird zum Anziehen des Schuhs ein Fuß vom Boden gelöst. Das Lösen des Fußes von der Erde bedeutet, dass die körperinformierende Fläche der Füße um 50% reduziert wird. Diese Reduktion erfordert eine vollkommen andere und umfassendere Fähigkeit, den Körper zu halten und den Muskeltonus innerhalb kurzer Zeit anzupassen.

Für die Durchführung dieser alltäglichen Handlung gibt es einige Besonderheiten zu beachten:

Vorgehen beim Anziehen der Schuhe in sitzender Position

- Bevor die Schuhe angezogen werden, müssen das Becken, der Rumpf und der Kopf eine stabile Position eingenommen haben. Wenn nötig, befindet sich eine zweite Person im Rücken der betroffenen Person und vermittelt zusätzliche körperinformierende Flächen. Der stabile Sitz kann auch durch das rückwärtige Einbringen eines Sitzsacks erzeugt werden.
- Das Gewicht muss über das Becken auf die gegenüberliegende Seite verlagert werden, um den entsprechenden Fuß vom Boden lösen oder das Bein bewegen zu können. Auch hier gilt das allgemeine Prinzip »Punctum fixum schafft Punctum mobile«.
- Das Bein wird während der Handlung nicht gestreckt, es wird in gebeugter Haltung bewegt. Die Streckung und die Vorwärtsbewegung des Beines würden auch einen zunehmenden Streckauftrag an den Oberkörper richten.

▼

- Wenn der Fuß und das Sprunggelenk nicht genügend Halt und Stabilität haben, muss das Sprunggelenk durch die Anlage einer Kurzzugbinde gestützt werden. Die Kurzzugbinde wird in sitzender Position über den Schuh gewickelt. Sie wird nicht nur bei herabgesetztem Muskeltonus angewendet, sondern auch bei zu hohem Tonus. Ist der Tonus niedrig, stützt die Binde, ist der Tonus zu hoch, erzeugt die Kurzzugbinde eine Zunahme der externen Information.

Für das Ausziehen der Schuhe gelten dieselben allgemeinen Prinzipien. Auch hierbei ist die Berücksichtigung des systemischen Ansatzes entscheidend. Die Ergebnisqualität des An- oder Ausziehens der Schuhe beeinflusst unmittelbar die nachfolgenden Handlungen. Im einen Fall kann dadurch der Transfer optimiert werden, im anderen Fall wird das Hinlegen positiv beeinflusst.

9.13 Der Schulterhalt

9.13.1 Schulter- und Handhalt im Liegen

Menschen mit einer schweren Schädigung des zentralen Nervensystems haben aufgrund eines herabgesetzten oder erhöhten Spannungszustands große Probleme, eine oder beide oberen Extremitäten zu halten. Insbesondere beim Angebot einer Seitenlage (90 Grad und mehr) kommt es oftmals zu der Situation, dass der obere Arm nebst der Schulter nach vorne fällt. Dies beeinträchtigt nicht nur die Haltung der beschriebenen oberen Extremität, sondern bewirkt auch, dass der thorakale Raum kleiner wird, wodurch das Atemvolumen tendenziell abnimmt. Die Einflussnahme auf die Atemleistung muss konsequent positiv beeinflusst werden, da der hirnverletzte Mensch mit einer Halbseitensymptomatik ohnehin ein erhöhtes Risiko der Entstehung einer Pneumonie hat, darf dieses durch eine ungünstige Lagerung nicht noch größer werden. Der adäquate Halt der Schulter kann mit-

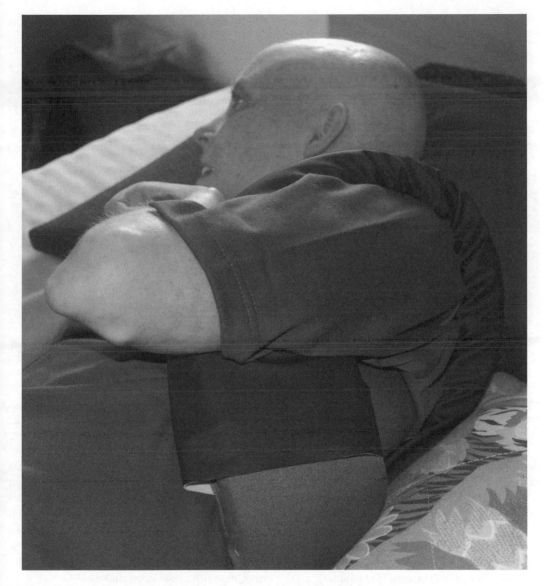

Abb. 9.17 Einfach und wirkungsvoll. (Mit freundl. Genehmigung von Miriam Holzmann)

tels eines implementierten Tuchs (ein Badehandtuch ist bestens geeignet) hergestellt werden.

Das Badehandtuch verhindert, dass der Arm und auch die Schulter der Schwerkraft folgen. Neben dem Schulterschutz sollten gleichzeitig auch die Hand und das Handgelenk stabilisiert werden. Diese Stabilisierung kann mit einem Handtuch erzeugt werden.

Aber nicht nur bei Menschen mit einer Halbseitensymptomatik ist dieses Vorgehen indiziert. Sollte eine schwerwiegende Schädigung des zentralen Nervensystems vorliegen, können die beschriebenen Angebote ebenfalls für eine positive Veränderung sorgen. Besonders bei Armen, die durch einen hohen Spannungszustand in gebeugter Haltung gehalten werden, kann der Schulterhalt eine ansatzweise regulierte Armhaltung erzeugen (■ Abb. 9.17).

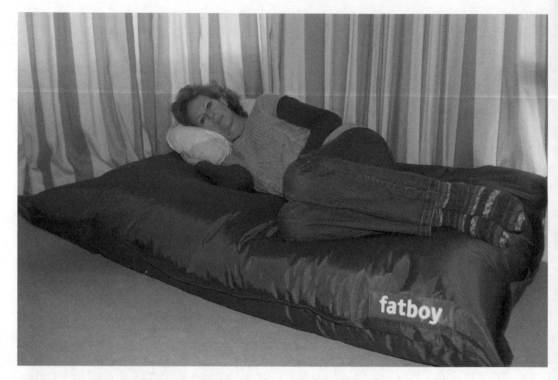

◨ Abb. 9.18 Liegen auf dem Fußboden. (Mit freundl. Genehmigung von Kerstin Schlee)

9.13.2 Schulter- und Handhalt im Sitzen

Auch der im Rollstuhl sitzende betroffene Mensch kann von den Interventionen profitieren. Der Schulter- und Handhalt kann ein- oder beidseitig angelegt werden. Der beidseitige Schulterhalt verändert die Haltung beider oberer Extremitäten, und der Handhalt verhindert, dass es gerade während des Sitzens zu einer Fließbehinderung im Bereich der Blut- und Lymphgefäße kommt.

Beide Angebote können ein informierendes Handbad oder die fördernde Handmassage nachhaltiger gestalten, so dass im weiteren Tagesablauf die Arme und Hände eine sinngebende geführte Interaktion erleben können.

9.14   Das Liegen auf dem Fußboden

Der Transfer auf den Boden kann z. B. mittels eines Kniesitzes eingeleitet werden. Besonders Zimmerecken bieten sich nach vorangegangener Gestaltung für das Liegen auf dem Boden an (◨ Abb. 9.18). Auf dem Boden und an den umliegenden Wänden befinden sich Matten. Das Liegen auf dem Boden ermöglicht der betroffenen Person einerseits, seinen eigenen Körper intensiv wahrzunehmen und andererseits durch baldigen Kontakt mit den festen Wänden sein Bewegungsmaß zu erleben. Jegliche an die Umgebung gerichtete Informationssuche wird beantwortet. Eine positive Verhaltensänderung stellt sich in der Regel bald ein.

Schlucken
und Schluckbeeinträchtigung

Beim Schluckvorgang geht es neben dem Transport der einzelnen Elemente auch um den adäquaten Schutz der Atemorgane. Die zunehmende Druckinformation des Zungengrunds löst im weiteren Verlauf das eigentliche Schlucken aus. Dieser Vorgang ist unwillkürlich und wird als Schutzreflex bezeichnet. Bei der Bestimmung der täglichen Schluckfrequenz werden Werte zwischen 600 und 2000 Schluckvorgängen ermittelt, an denen neben verschiedenen zentralen Hirnnerven eine Vielzahl von Muskelgruppen beteiligt ist. Die Abstimmung der 50 Muskelpaare der einzelnen Systeme wie Mundraum, Nasen-Rachen-Raum, Rachen, Kehlkopf, Kehlkopfdeckel, Speiseröhre und Magen wird durch verschiedene Zentren, z. B. im Hirnstamm, koordiniert. Die Häufigkeit des Schluckens reduziert sich aus physiologischen Gründen während der Schlafphasen.

Das Schlucken von Nahrung und Flüssigkeiten gehört zu den automatisierten und reflektorischen Fähigkeiten. Das Essen und Trinken sichert nicht nur unser Überleben, sondern bedeutet auch Freude, Genuss, Lust und vieles mehr. In der Regel macht sich der einzelne Mensch Gedanken darüber, was er isst, aber nicht darüber, wie er schluckt. Für ein problemloses Essen, Trinken und Schlucken braucht der Mensch eine intakte Sensibilität, Motorik und Koordination innerhalb der mitwirkenden Funktionsbereiche. Darüber hinaus gehört ein intaktes Gesamtsystem bestehend aus unterschiedlichen komplexen Handlungen zu der Grundvoraussetzung für eine störungsfreie Versorgung mit Nahrung und Getränken. Dieses System beinhaltet folgende Bereiche :

- Atmung: Sie muss rhythmisch und koordiniert sein. Durch eine Veränderung der Atemfrequenz wird gleichzeitig der Zeitraum fürs Schlucken mit verändert.
- Körperhaltung: Sie adaptiert sich permanent und stellt sich auf die jeweiligen Umstände ein.
- Beweglichkeit: Selbst mundferne Regionen stellen sich durch Bewegungs- und Haltungsveränderungen auf neue Situationen ein.
- Koordination zwischen Augen, Hand und Mund.
- Psychosoziale Aspekte: Das Essen und Trinken in der Gemeinschaft kann ein ausgesprochen belebendes Ereignis sein. Essen und Trinken ist

auch immer in Verbindung mit kommunikativen Merkmalen zu betrachten.
- Nutzen einer neurophysiologischen und anatomischen Möglichkeit: Zum Beispiel haben die gesamten zentralen Hirnnerven mehr oder weniger Einfluss auf die Fähigkeit, sich mit Nahrung und Flüssigkeiten zu versorgen.
- Angstfreiheit: Entspanntheit, sich im Klaren sein, dass Schlucken nicht zum Handicap wird.
- Konsistenz und Aussehen der Nahrung: Das Auge isst mit! Die Bereitschaft, etwas zu essen, steigt mit der Erfahrung und dem Aussehen.
- Hunger: In Momenten des Hungers geben Anteile des Organismus Hinweise auf diesen Zustand.
- Umfeld: Es ist nicht egal, an welchem Platz wir essen und trinken.
- Gestaltung der Schluckphasen: Alle Phasen der Nahrungs- und Flüssigkeitsaufnahme können berücksichtigt werden.

10.1   Physiologie des Schluckens

In vielen Beschreibungen des Schluckvorgangs wird von drei Phasen gesprochen. Das CCC betrachtet das Schlucken bzw. die Schluckbeeinträchtigung im Zusammenhang mit anderen Systemen und gliedert den Vorgang in sieben Phasen. Im Vordergrund steht die Nahrungs- und Flüssigkeitsaufnahme bei Menschen mit schweren und schwersten Störungen des zentralen Nervensystems. Neben den Phasen des physiologischen Schluckens sind zwei weitere Phasen eine entscheidende Bedeutung.

10.1.1 Phase 1: Vorbereitung

Insbesondere bei Menschen mit einer schweren Schädigung des zentralen Nervensystems sind die einzelnen Angebote, die sie vor dem Essen und Trinken erleben, mitentscheidend. Die Qualität dieser Angebote schafft zum Teil die Voraussetzungen zum Schlucken. Zu diesen Angeboten zählen alle Informationen von der Körperwaschung über den einzelnen Lagewechsel bis hin zum Transfer und der Sitzkorrektur im Rollstuhl.

Die nachfolgenden vier Phasen haben für jeden Menschen eine große Bedeutung.

10.1.2 Phase 2: Präorale Phase

In dieser Phase werden die Tätigkeiten zusammengefasst, die direkt vor der eigentlichen Aufnahme von Nahrung und Flüssigkeiten eine Rolle spielen:

- Die einzelnen Schritte zum Herstellen der Nahrung.
- Der Augenkontakt zur Nahrung oder zum Getränk; Veränderungen werden verfolgt.
- Die Körperhaltung verändert sich und passt sich den Aufgaben entsprechend an. Um den Oberkörper entsprechend der Anforderung bewegen und halten zu können, wird die erforderliche Stabilität über den Fußkontakt zur Erde und dem Beckenkontakt zur Sitzfläche hergestellt.
- Die Gesichtsmuskulatur begleitet das Ganze – das Gesicht hat eine ausgeprägte Mimik.
- Die Bewegung des Oberkörpers und des Kopfes nach vorne und hinten.
- Der Augenkontakt zu der sich nähernden Aufgabe. Diese visuelle Begleitung ist wichtig, um den Kieferöffnungswinkel und die Mundform zu bestimmen.
- Je nach Nahrung stößt die Zunge zwischen den Lippen nach vorne und befeuchtet Teile der Lippen. Auf diesem Weg wird sichergestellt, dass, falls Krümel entstehen, diese auf den angefeuchteten Lippen haften bleiben.
- Der Mund öffnet sich dem Angebot entsprechend.
- Nach dem Abbeißen bestimmt ein erneuter Augenkontakt die Menge, die sich im Mund befinden soll und vergleicht sie mit den sensorischen Informationen aus dem Mundraum.

- **Ziele der 2. Phase**
- Vorbereitung auf die Nahrungsaufnahme,
- Inspektion der Nahrung,
- Funktionsaufbau,
- Einleitung der Verdauung,
- Vorbereitung auf das Abbeißen.

10.1.3 Phase 3: Orale Phase

In dieser Phase werden die Tätigkeiten zusammengefasst, die ablaufen, wenn sich die Nahrung im Mundraum befindet.

- Veränderungen der Muskelspannung.
- Intensivierung der Bewegung von Kiefer, Wangen, Hals, Nase, Ohren.
- Der Rumpf richtet sich auf, und der Kopf nimmt eine angedeutete Beugehaltung ein.
- Die Nahrung wird durch Zusatz von Speichel zum einem Speisebrei geformt.
- Verschiedene Enzyme und enzymatische Abläufe greifen ein.
- Der Bolus wird auf die Zunge zentriert, dabei formt sich die Zuge zu einer »Rinne«.
- Die Lippen werden komplett geschlossen. Der Verschluss verhindert, dass Luft mit eingezogen wird, so dass Teile des Bolus aus dem Mund fließen könnten.
- Die Zunge drückt den Bolus an das harte Gaumendach.
- Die Zunge transportiert in wellenförmiger Bewegung den Bolus nach hinten.
- Der Kopf nimmt als Vorbereitung auf das Schlucken eine leichte Beugehaltung ein.

- **Ziele der 3. Phase**
- Der Bolus wird verändert und angepasst.
- Eine Vielzahl von Bewegungen wird initiiert.
- Der Bolus wird zentriert und transportiert.
- Das Schlucken wird vorbereitet.

Innerhalb des »normalen« Schluckens entsteht ein Bolusvolumen von 5–20 ml. Diese Menge ist als Schluckangebot für einen hirnverletzten und schluckgestörten Menschen entschieden zu groß.

10.1.4 Phase 4: Pharyngeale Phase

In dieser Phase wird der größtmögliche Schutz für die oberen und unteren Atemwege aufgebaut. Durch den Verschluss der Mundkommunikation zum Nasenraum und durch die Verschlussmechanismen im Bereich des Kehlkopfes werden die entsprechenden Barrieren aufgebaut. Durch eine weitere Funktion wird die Ohrtrompete geweitet, und es kommt zu einem Druckausgleich.

- Nach der Einatmung stoppt die Atmung.
- Der hintere Nasen-Rachen-Raum wird durch das weiche Gaumensegel komplett verschlossen.
- Nahrung wird in den Rachen transportiert.
- Der Bolus baut einen mechanischen Kontakt zur hinteren Rachenwand auf.
- Der Lippenschluss und der Verschluss des Nasen-Rachen-Raums bleibt bestehen.
- Rumpf und Kopf in Flexionshaltung.
- Erster Verschluss: Durch die Aktivität des Zungengrunds senkt sich der Kehldeckel, und der Zugang zur Trachea wird verschlossen.
- Zweiter Verschluss: Der Verschluss der Stimmlippen – die Stimmlippen nähern sich an.
- Dritter Verschluss: Die Larynxelevation – der Kehlkopf hebt sich um bis zu 2 cm und adaptiert die Kehlkopföffnung mit dem Kehldeckel.
- Der obere Schließmuskel der Speiseröhre öffnet sich, und der Bolus wird aktiv in die Speiseröhre eingespritzt.

■ **Ziele der 4. Phase**
- Bolustransport,
- Schutz vor dem Eindringen des Bolus in die Nasengänge,
- Schutz vor Aspiration,
- Schlucken.

10.1.5 Phase 5: Ösophageale Phase

- Der Schließmuskel der Speiseröhre schließt sich.
- Die Atemwege öffnen sich wieder und die Ausatmung setzt ein.
- Die Nahrung wird in der Speiseröhre transportiert.
- Der Transport wird durch die Peristaltik unterstützt. Für Menschen mit einer Schädigung des zentralen Nervensystems wird der Transport zusätzlich durch die Schwerkraft unterstützt.
- Übergang der Nahrung in den Magen.

■ **Ziele der 5. Phase**
- Transport,
- Energie liefern,
- Ernährung und Flüssigkeitszufuhr wird sichergestellt,
- Stoffwechsel,
- Sättigungsgefühl.

10.1.6 Phase 6: Reinigung

Nach dem der Bolus in den Magen übergegangen ist, beginnt die Zunge im Mundraum und an den Zähnen verbliebene Nahrungsreste zu sammeln. Je nach Menge muss wiederum geschluckt, also nachgeschluckt werden.

10.1.7 Phase 7: Nachbereitung

Die gewissenhafte Nachsorge nimmt innerhalb des Ernährungsprozesses bei Menschen mit schweren und schwersten Störungen des zentralen Nervensystems einen besonderen Raum ein. Diese Phase ist geprägt durch den systemischen Ansatz:
- Sitzzeit und Sitzposition bestimmen,
- Mundinspektion,
- therapeutische Mundpflege,
- Mundspülung,
- Zahnpflege,
- Hände waschen etc.

Je stressfreier der einzelne Schluckakt für den Betroffenen war, umso produktiver und fördernder kann das nachfolgende Informationsangebot werden.

Von besonderer Bedeutung im Kontext zum Schlucken ist die Atmung bzw. die Koordination zwischen Atmung und Schlucken. Der zeitliche Ablauf ist für eine störungsfreie Gestaltung des Schluckens entscheidend. Während der pharyngealen Phase stoppt die Atmung nach dem Einatmen. Durch das Einatmen herrscht innerhalb der Atmungsorgane ein relativer Überdruck. Sollte es zum Verschlucken kommen, wird dieser positive Druck dem Hustenstoß genügend Energie bieten, um das Verschluckte wieder aus den unteren Atemwegen herauszukatapultieren.

10.2 Dysphagie

10.2.1 Ursachen

Das Problem der Schluckbeeinträchtigung wird oftmals unterschätzt. Besonders neurologische Schädigungen gehen in ihrem Verlauf oftmals mit einer Dysphagie einher. Menschen mit folgenden neurologischen Diagnosen können diese Beeinträchtigung ausbilden:

- Schädelhirntrauma,
- Apoplex,
- Schädigung des Gehirns infolge einer Hypoxie,
- Läsionen von bestimmten Hirnnerven – z. B. periphere Lähmung des Nervus fascialis (Gesichtsnerv),
- multiple Sklerose (MS),
- Morbus Parkinson,
- amyotrophc Lateralsklerose (ALS),
- Guillain-Barré-Syndrom (GBS),
- Myasthenia gravis (MG),
- Morbus Alzheimer,
- Demenz,
- Spätfolgen innerhalb des Vollbildes von AIDS
- und weitere.

Aber auch bei anderen medizinischen Diagnosen kann es zu einer Beeinträchtigung des Schluckens kommen:

- bei Erkrankungen innerhalb der Hals-Nasen-Ohren-Heilkunde z. B. durch ein Tumorleiden,
- bei Trägern von geblockten Trachealkanülen,
- durch Funktionsschädigungen infolge einer Strahlentherapie,
- als Auswirkung einer medikamentösen Therapie z. B. mit Psychopharmaka.

Bei der Dysphagie kann jede Schluckaktivität zum Verschlucken führen. Viele Menschen, auf die eine oder mehrere Erkrankungen bzw. Spätfolgen zu treffen, kennen das Phänomen des Verschluckens, welches meist durch einen entsprechenden Hustenstoß endet. Einige Formen der Dysphagie führen jedoch zu stillen Aspirationen. Der Betroffene erleidet dabei intermittierend oder permanent Aspirationen durch kleine Mengen an Nahrung, Flüssigkeiten oder Speichel.

10.2.2 Folgen

Folgende drei Leitsymptome treten oftmals in Verbindung miteinander auf:

- Dehydration (unzureichende Flüssigkeitszufuhr),
- Malnutrition (Ernährungsdefizit),
- Aspiration (Eindringen von Speichel, Flüssigkeiten und Nahrung in die unteren Atemwege).

Die Komplikationen durch unerkannte oder unbehandelte Dysphagie vergrößern das Risiko von sekundären Erkrankungen und direkter vitaler Gefährdung bis hin zum Tod.

Im Zustand nach Apoplex mit einhergehender Dysphagie zeigen 65% aller Betroffenen ein signifikantes Ernährungsdefizit. Dieses provoziert eine Vielzahl weiterer negativer Prozesse, die Depression des Immunsystems und dadurch eine Zunahme von Infektionen, das Nachlassen der Funktionen von Nerven und Muskeln und eine dadurch bedingte Zunahme der Dysphagie sowie eine Zunahme von respiratorischen und kardialen Problemen bis hin zur Zunahme von Dekubitalulzerationen.

Bei Menschen, die in einer vollstationären Einrichtung leben und 5% ihres Körpergewichts in einem Monat verloren hatten, steigt das Risiko, innerhalb eines Jahres zu versterben, um das Vierfache.

Die folgenreichste Komplikation ist die Pneumonie infolge einer Aspiration. Sie ist die zweithäufigste nosokomiale – also im Krankenhaus oder Pflegeheim erworbene – Infektion. Sie macht etwa 13–48% aller Infektionen in vollstationären Pflegeeinrichtungen aus. Etwa 20% der Menschen, die an einem Schlaganfall erkrankt sind, sterben innerhalb des ersten Jahres an den unmittelbaren Folgen einer Aspirationspneumonie. Selbst in den Folgejahren versterben weitere 10–15% an dieser Komplikation.

Es wird vermutet, dass die Zahl bei Menschen mit schwersten Störungen des zentralen Nervensystems wesentlich höher liegt. Diese Menschen haben einen besonders hohen Leidensdruck. Jeder Löffel Essen oder jeder Schluck Trinken bedeutet für sie eine existenzielle Grenzerfahrung. Auf der einen Seite wird Essen und Trinken als Merkmal der Normalität betrachtet, und auf der anderen Seite kann eine Unachtsamkeit den Betroffenen vital gefährden. Referenzen und weiterführende Literatur finden sich in Raschke und Müller 2004.

10.2.3 Häufigkeit

Die Gesellschaft für Ernährungsmedizin und Diätetik e. V. in Bad Aachen gab einige der folgenden Zahlen bekannt: Es wird davon ausgegangen, dass etwa 7% der gesamten Bevölkerung in Deutschland unter einer Schluckbeeinträchtigung leiden. Dies bedeutet, dass ca. 6 Mio. Menschen betroffen sind. Besonders auffällig ist zudem die hohe Zahl der älteren Menschen, die eine altersbedingte Schluckbeeinträchtigung haben. Etwa 45% aller über 75-Jährigen, bei denen eine der in ▶ Abschn. 10.2.1 genannten Erkrankungen häufiger auftritt und sich manifestiert, haben dieses Störungsbild. Diese Sonderform wird als Presbyphagie bezeichnet. Sie wird forciert durch die Abnahme der sensorischen und sensitiven Möglichkeiten. Auch Menschen mit einer schweren oder schwersten Schädigung des zentralen Nervensystems können mit zunehmendem Alter zusätzlich diese altersbedingte Einschränkung erfahren.

Ein besonderes Augenmerk wurde auf die Evaluierung der Schluckbeeinträchtigten in vollstationären Pflegeeinrichtungen gelegt, eine Übersicht findet sich in Raschke und Müller 2004. Untersuchungen in Nordamerika ergaben, dass 53–74% der Bewohner in vollstationären Pflegeeinrichtungen an einer Dysphagie leiden, und eine weitere Untersuchung zeigte auf, dass die Untersuchung von 82 von 100 Personen im Alter zwischen 60 und 102 Jahren ergab, dass 55% eine Dysphagie hatten, jedoch nur bei 22% das Problem bekannt war. Bei Menschen, die einen Schlaganfall erlitten haben, liegt die Zahl je nach Ausmaß der Substanzdefekte zwischen 14 und 71%. Eine Untersuchung in Schweden ergab sogar, dass 80% aller Schlaganfallpatienten, die in vollstationären Pflegeeinrichtungen leben, eine Dysphagie haben. Es wird darauf hingewiesen, dass die Schluckstörung in der Anamnese eine zum Teil untergeordnete Rolle einnimmt.

Bei Personen, die einen Schlaganfall erlitten haben, wird das gesamte Problem besonders deutlich. Eine klinisch manifestierte Dysphagie wird bei bis zu 50% der Betroffenen diagnostiziert, wobei sich wiederum ca. 50% der Diagnostizierten zum Teil nicht hörbar verschlucken. Mit der Implementierung des CCC und den damit erlangten Erfahrungen und Erkenntnissen in verschiedenen Facheinrichtungen wächst jedoch die Vermutung, dass die Anzahl der Betroffenen wesentlich höher ist.

10.3 Die Schluckendoskopie

Die Schluckendoskopie wird zur Diagnostik einer Schluckstörung durchgeführt. Das Phänomen der Schluckstörung ist innerhalb der neurologischen Langzeitrehabilitation in einem großen Umfang präsent. Viele der betroffenen Menschen mit schweren und schwersten Störungen des zentralen Nervensystems leiden an dieser Komplikation. Der gewonnenen Erfahrung nach ist der überwiegende Anteil der hirnverletzten Menschen, die in einer entsprechenden Facheinrichtung leben, davon betroffen. Wiederkehrende Pneumonien aufgrund von Aspiration sind oftmals die unmittelbare Folge.

Neben den klinischen Untersuchungsverfahren durch die Neurologie und Logopädie spielt die Endoskopie eine bedeutende Rolle. Die Untersuchung selbst stellt in der Regel eine relativ geringe Belastung für den betroffenen Menschen dar. Der gesamte Verlauf der Untersuchung wird parallel auf einem Bilddatenträger dokumentiert. Das Schluckendoskop verfügt über eine Kaltlichtquelle ohne zusätzlichen Arbeitskanal, und daraus resultiert die Notwendigkeit, dass eine komplette Absauganlage bereitsteht.

Für die Durchführung einer aussagekräftigen Laryngoskopie befindet sich der Betroffene in sitzender Position. Zur Vorbereitung wird die Oberfläche eines Nasenganges mittels Spray anästhesiert. Nach Ablauf der Einwirkzeit wird das Endoskop unter Sicht in den Nasengang eingebracht und bis oberhalb des Kehlkopfes vorgeschoben. Der erste Sichtbefund wird erhoben und je nach Befund wird die Untersuchung abgebrochen oder weitergeführt.

Ist die Weiterführung der Endoskopie indiziert, werden unterschiedliche Schluckangebote gereicht. Die möglichen Konsistenzen sind flüssig, breiförmig oder fest. Um eine saubere Abgrenzung gegenüber Speichel darstellen zu können, werden die einzelnen Angebote mit grüner Lebensmittelfarbe eingefärbt.

Der wesentliche Nachteil der Endoskopie ergibt sich aus der Tatsache, dass das Schlucken selbst nicht visualisiert werden kann. Beurteilt wird die Gegebenheit vor und nach dem Schlucken, gegebenenfalls macht der Betroffene durch Husten auf ein mögliches Verschlucken aufmerksam. Bei einer Großzahl der Menschen mit schweren und schwersten Störungen des zentralen Nervensystems fehlt das Husten trotz abgelaufener Aspiration. Dieser Umstand macht es erforderlich, dass vor und 3 Stunden nach der Untersuchung die Körpertemperatur des Betroffenen bestimmt wird. Der unmittelbare Anstieg der Körpertemperatur in den subfebrilen Bereich kann auf ein Aspirationsgeschehen hinweisen.

Bei tracheotomierten Menschen besteht zusätzlich eine besondere Möglichkeit zur Schluckendoskopie. Für diesen besonderen Einsatz wurde eine spezielle Trachealkanüle entwickelt, die mit einem Cuff und 3 Wechselseelen ausgestattet ist. Eine der Seelen verfügt über einen Arbeitskanal für das Endoskop. Diese besondere Kanüle ermöglicht eine Schluckendoskopie mit Sicht auf den unteren Bereich der Stimmlippen, wodurch auch die kleinste Aspirationsmenge erkannt werden kann.

In der Regel benötigen die Betroffenen eine adäquate schluckstörungsorientierte logopädische Langzeitbehandlung. Im Verlauf der neurologischen Langzeitrehabilitation sollte die umfangreiche Dysphagiediagnostik in sinnvollen Abständen wiederholt werden.

10.4 Einfluss der Hirnnerven auf das Schlucken

Insbesondere durch die Leistungsmerkmale, die ein Mensch während aller Phasen des Schluckens erfüllen muss, fällt auf, dass alle zentralen Hirnnerven mehr oder weniger intensiv an der Gestaltung mitwirken:

- N. olfactorius,
- N. opticus,
- N. oculomotorius,
- N. trochlearis, N. trigeminus, N. abducens, N. facialis,
- N. vestibulocochlearis, N. glossopharyngeus, N. vagus,
- N. accessorius,
- N. hypoglossus.

Die Analyse der sieben Phasen verdeutlicht, dass die Beeinträchtigung eines zentralen Hirnnervs eine relative Einschränkung mit sich bringt.

Das Riechen, das Sehen, die Augen- und Pupillenbewegung, die Sensibilität des Gesichts, die Mimik, das Hören, das Gleichgewicht, das Schlucken, die Verdauung, die Stimmlippenöffnung, die Kopf- und Schulterbeweglichkeit und die Zungenbewegung sind allesamt benötigte Fähigkeiten. Kommt es zu einer Einschränkung z. B. des Riechens, wird sich dadurch das Essen und Trinken spürbar verändern. Diese Beeinträchtigung kann einerseits durch eine Einschränkung des I. Hirnnervs entstehen oder andererseits durch ein Defizit in der Pflegeleistung »Nasenpflege«.

10.5 Die Beobachtung durch die Pflegeperson

Die Arbeit mit dem Connected Care Concept fördert die Beobachtungskompetenz bei der pflegenden Person. Mitunter fällt eine Dysphagie erst durch eine besonders detaillierte und vielfältige Beobachtung auf. Wir unterscheiden die Beobachtungen nach:

- direkten Hinweisen auf eine Dysphagie,
- indirekten Hinweisen auf eine Dysphagie,
- Anzeichen für eine Presbyphagie.

Die nachfolgend aufgeführten Hinweise können den weiteren Förderweg entscheidend mitprägen. Die Beobachtung von Menschen mit schweren Störungen des zentralen Nervensystems, besonders wenn keine aussagekräftige bildgebende Diagnostik durchgeführt wurde, ist von elementarer Bedeutung. Das Beobachtete muss der Inhalt der täglichen Verlaufsberichte sein. Die abzuleitenden

Konsequenzen können weitreichend sein und gehen von einer Erweiterung der schluckstörungsorientierten Therapie bis hin zum erforderlichen Monitoring des Sauerstoffgehaltes im Blut.

> **Jeder hirnverletzte Mensch kann infolge seiner Erkrankung oder Verletzung eine Dysphagie ausbilden.**

- **Direkte Hinweise auf eine Dysphagie**
- Prädestinierte Diagnosen.
- Hängender Mundwinkel.
- Systemisch erhöhter Muskeltonus.
- Einschränkungen der Zungenbewegung aufgrund von hohem oder niedrigem Tonus.
- Austritt von Flüssigkeit aus einem oder beiden Nasenlöchern in Verbindung mit dem Schlucken.
- Auge bzw. Augen tränen in Verbindung mit dem Schlucken.
- Speichelfluss aus dem Mund.
- Speichelansammlung im Bereich der Wangen, besonders in Seitenlage.
- Direktes Verschlucken an Nahrung, Flüssigkeit oder Speichel.
- Verschlucken und Husten, besonders beim Lagewechsel von einer auf die andere Seite.
- Durch die Veränderungen im Muskeltonus und durch die Einwirkung von Schwerkraft erzeugte Kopfhaltung in vermehrter Streckung oder Beugung.
- Nicht adäquat »abgeklebte« Tracheostomaöffnung. Beim Atmen und beim Husten werden Mischwege benutzt. Der Hustenstoß wird weniger effektiv, und die Atmung erzeugt Irritationen dadurch, dass sie über verschiedene Wege erfolgt.
- Trachealkanüle, besonders geblockte Kanüle.
- Eingeschränkte Larynxelevation. Zum Beispiel durch eine ungeeignete Lagerung kann der Zug auf den Kehlkopf so groß werden, dass sich dieser nur noch ungenügend heben und senken kann.
- Nahrungsreste im Mundraum, an den Zähnen, in den Wangentaschen und/oder im Bereich des Gaumendachs.
- Angeborene Handicaps, z. B. Gaumenspalte.

- Erhebliche Zahn- und Prothesenprobleme. Schmerzen oder veränderte Druckverhältnisse durch fehlende Prothesen können das Essen und Trinken erheblich erschweren.
- Hoher Spannungszustand in der Gesichts-, besonders in der Wangenmuskulatur.
- »Rot anlaufen«.
- Schwitzen.
- Angst und ablehnendes Verhalten beim Essen und Trinken.
- Atemgeräusche, Sekrete in einzelnen Lungenbereichen können auskultiert oder auch über die Hand gefühlt werden.
- Atemnot nach dem Essen oder Trinken.
- Zentrale Zyanose (Lippen, Ohrläppchen).
- »Wet voice«, auch nach dem Husten oder Räuspern wird die Stimme nicht klar.
- Rezidivierende Lungenentzündungen.

- **Indirekte Hinweise auf eine Dysphagie**

Bei diesen Hinweisen kann der Grund eine Dysphagie aber auch andere Ursachen haben.

- Nahrungsverweigerung: Eine Schwerpunktbeobachtung muss sich in den Tagesberichten widerspiegeln. Vielleicht ist Unwohlsein oder Magenschmerz der Grund für die Ablehnung. Eine »verstopfte« Nase kann ausreichen, um den Betroffenen dazu zu bringen, ein Nahrungsangebot abzulehnen.
- Gewichtsverlust: Bei dem Verdacht auf eine Dysphagie muss in kurzen Intervallen (einmal pro Woche) der Verlauf des Körpergewichts bestimmt werden.
- Häufiges Hüsteln: Kann auch durch einen Virusinfekt ausgelöst sein.
- Häufiges Räuspern: Kann auch auf Halsschmerzen hindeuten.
- Ablehnende Körperhaltung: Kann auch Ausdruck von Emotionen sein.
- Atemgeräusche: Vielleicht ist die Ursache eine Erkältung.
- Fieber: Kann auch durch eine Blasenentzündung verursacht sein.
- Motorische Unruhe: Vielleicht ist die Sitzzeit im Rollstuhl zu lang gewählt.
- Zyanose: Kann viele andere Erkrankungen als Ursachen haben.

- Schwitzen: Vielleicht ist die Kleidung zu warm gewählt.
- Bewusstseinstrübung: Kann auch durch einen niedrigen Blutdruck ausgelöst sein.
- »Wet voice«: Vielleicht infolge einer Entzündung im Rachenbereich.
- Reduzierter Allgemeinzustand.
- Pneumonien: Vielleicht aufgrund der Immobilität.
- Veränderungen im Blutbild: Entzündungszeichen (Leukozyten, C-reaktives Protein, Blutkörperchensenkung).
- Röntgendiagnostik: Auffälligkeiten im Thorax-Röntgen, CT oder MRT.

Zum Teil können vielerlei Gründe die Hinweise erzeugen, aber sie können auch auf eine Dysphagie hindeuten. Aus diesem Grund müssen alle Beobachtungen zusammengetragen werden, um sie innerhalb des therapeutischen Teams zu bewerten.

Anzeichen für eine Presbyphagie
- Verspätetes Schlucken,
- verlängerte Öffnungszeit der unteren Atemwege,
- degenerative Veränderungen der Kiefergelenke,
- Demenz,
- Zahn- und Prothesenprobleme,
- Geschmacksirritationen,
- Reduktion der Geruchswahrnehmung,
- fehlender Lippenschluss,
- Tremor,
- Störung der Feinmotorik,
- trockene Schleimhäute,
- Dehydration,
- Mobilitätsgrenzen,
- inadäquate Lage im Raum,
- Veränderungen der Ösophagusschließmuskel,
- allgemeine Unruhe in Verbindung mit der Nahrungsaufnahme,
- chronische Verdauungsstörungen,
- Dyspnoe,
- altersbedingte herabgesetzte Sensibilität,
- altersbedingte reduzierte Motorik,
- altersbedingte verminderte Koordination.

10.6 Erfahrungen eines Betroffenen mit Hirnschädigung und ausgeprägter Dysphagie

Hinsichtlich der Bedeutung und Auswirkungen (auch der psychosozialen) einer Dysphagie wurden die Äußerungen eines 52-jährigen Betroffenen, der einen rechtsseitigen Hirninfarkt infolge einer Operation an einem zerebralen Gefäßaneurysma erlitten hatte, über einen Zeitraum von 3 Monaten dokumentiert. Die Möglichkeit zur verbalen Kommunikation ist bei dem Patienten erhalten, oft wirkt er jedoch unkonzentriert und zerstreut. Sichtbar ist eine linksseitige Hemiparese mit ausgeprägter Apraxie und Störung der räumlichen Wahrnehmung. Ferner wurde eine ausgeprägte neurogene Dysphagie diagnostiziert. Während der Akutbehandlung wurde eine perkutane endoskopische Gastrostomie (PEG) gelegt. Zum Zeitpunkt der Sammlung von Äußerungen wurde die Nahrungs- und Flüssigkeitszufuhr über die Sonde reduziert und der orale Anteil intensiviert. Seit mehr als 2 Jahren ist der Betroffene in logopädischer Behandlung und wurde zweimal im Verlauf schluckendoskopiert. Der Betroffene macht gute Entwicklungsfortschritte und befindet sich in der erweiterten Schlucklernphase. Nahrungsangebote erfolgen im Moment ausschließlich über die Logopädie.

- **Essenz der Gedanken**

Nachfolgend sind einige Gedanken des Betroffenen bezüglich Essen und Trinken aufgeführt:
- Es ist mir so peinlich, wenn ich plötzlich husten muss und mir dabei Essen oder Trinken aus dem Mund fällt.
- Im Grunde schmeckt mir das Essen nicht.
- Ich habe große Angst zu essen und zu trinken, Angst vor dem Ersticken.
- In einem Restaurant würde ich nicht essen und nichts trinken, die Hemmungen sind zu groß, und ich weiß nicht, ob sie jemals weniger werden.
- Es gibt Momente, da komme ich mir wie ein Säugling vor. Besonders dann, wenn Fremde mir den Mund abwischen.
- Wenn ich nicht gut sitze, wird alles noch viel schwerer für mich. Am besten kann ich etwas

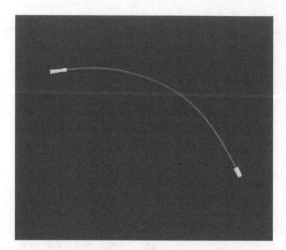

◘ Abb. 10.1 Der Nasenpflegeabsaugkatheter »NosoQuick«. (Mit freundl. Genehmigung der Firma Heimomed Heinze GmbH)

essen, wenn ich in einem normalen Stuhl sitze und nicht in meinem Rollstuhl.

– Wenn die Lärmbelästigung im Raum zu groß wird, kann ich mich nicht aufs Essen, Trinken und Schlucken konzentrieren.

– Ich habe mich vor einiger Zeit noch oft verschluckt.

– Meine Frau sagt auch oft zu mir »Du musst ein wenig essen«, aber es macht mir keinen Spaß.

– Wissen Sie eigentlich, wie anstrengend das ist? Besonders muss ich auf meinen Kopf achten. Wenn ich ihn ein wenig mehr auf die Brust nehme, ist das Schlucken einfacher.

– Ich hab die Hoffnung fast aufgegeben, jemals wieder selbstständig leben zu können.

– Was die anderen Menschen von mir denken…

– Das kann ich meiner Frau nicht antun…

Mitunter wurde die Verzweiflung des Betroffenen in diesen Kommentaren sehr deutlich. Vielfach stand nicht das bewegungsorientierte Handicap im Vordergrund, sondern vielmehr die Bewältigung der »kleinen« Alltagsaufgaben wie essen, trinken, soziale Kontakte pflegen usw. Der Patient brauchte nach dieser Zeit noch weitere 8 Monate der Behandlung und pflegetherapeutischen Unterstützung, um nicht mehr über die PEG ernährt zu werden. Flüssigkeiten werden weiterhin via PEG angeboten.

10.7   Pflege der Nasenöffnung und der Nasengänge

Sowohl die Nasenöffnung als auch der einzelne Nasengang brauchen sehr intensive Fürsorge. Innerhalb der praktischen Arbeit hat meiner Erfahrung nach die Pflege der Nasenöffnungen und der Nasengänge häufig keine besondere Bedeutung. Leider wird die Nase insgesamt nicht mit der erforderlichen Aufmerksamkeit betreut. Dabei sollten die gesamte Nase und ihre Funktionen aus vielerlei Gründen in den Vordergrund unseres Handelns gestellt werden.

Die Nase dient als Atemweg, ermöglicht das Riechen und ist damit sehr eng mit dem Schmecken verbunden. Die Zellstruktur der Riechinseln hat eine größtmögliche Ähnlichkeit mit den Hirnzellen. Der Mensch forscht mit den Funktionen der Nase nach verdorbenem Essen, nimmt Warnzeichen – z. B. giftige Aerosole – auf, woraufhin weitere Schritte eingeleitet werden, und wirkt positiv auf die Qualität der Atemluft ein. Die Atemluft, die durch den Nasen-Rachen-Raum strömt, wird erwärmt, gereinigt und befeuchtet.

> **Nasenpflege ist demnach einerseits eine aktive Wahrnehmungsförderung und andererseits eine aktive Atemförderung.**

Die Nase hat eine sehr feine Berührungsempfindung und muss daher mit größtmöglicher Sorgfalt berührt werden. Leider wird Nasensekret noch immer mittels Absaugkathetern, die bis in die Tiefe vorgeschoben werden, aus den Nasengängen gesaugt. Im anderen Extremfall werden allenfalls die äußeren Nasenöffnungen gereinigt. Das CCC ordnet die Bedeutung der Nasenpflege als »sehr hoch« ein.

Über Jahre wurde eine Lösung entwickelt – der NosoQuick, Modell Frank Riehl (◘ Abb. 10.1). Gemeinsam mit der Firma Heimomed aus Kerpen wurde die Innovation (neben vielen anderen) realisiert. Bei dem NosoQuick handelt es sich um einen Nasenpflegeabsaugkatheter. Der Katheter bzw. die Katheterspitze mit der weichen und formbaren Olive wird nicht in die Nasengänge vorgeschoben, sondern verschließt lediglich eine vordere Nasenöffnung. Sog wird intermittierend hergestellt und

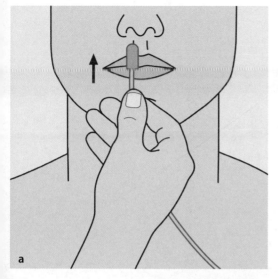

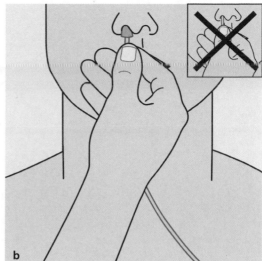

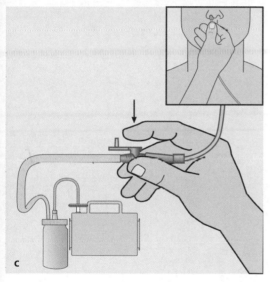

◘ Abb. 10.2 a–c Anwendungsanleitung. (Mit freundl. Genehmigung der Firma Heimomed Heinze GmbH)

das kontaminierte Sekret wird bis in die Tiefe entfernt. Sobald der Anteil der Nasenatmung zunimmt, kommt es zu einer sichtlichen Regulation der Atmung (◘ Abb. 10.2).

Die Bereitschaft des Menschen mit schwerer und schwerster Störung des zentralen Nervensystems, sich bei vorhandener Nasenatmung den Mund therapeutisch pflegen zu lassen, steigt an. Bei erhaltener oraler Nahrungs- und Flüssigkeitsaufnahme wird die Möglichkeit zu schlucken besser. Dies resultiert nicht zuletzt durch die Regulation der Geruchs- und Geschmackswahrnehmung. Das

Risiko einer Aspirationspneumonie, infolge einer absteigenden Infektion, ist besonders bei hirnverletzten Menschen groß, und dieses Risiko kann durch eine Reduzierung der Sekrete positiv beeinflusst werden.

Durch verschiedene neurologische Erkrankungen, z. B. ALS, entwickelt sich bei den Betroffenen ein immens hoher Leidensdruck. Ein vermehrter Sekretfluss aus der Nase verursacht, dass sich die erkrankte Person aus dem gesellschaftlichen Leben zurückzieht. Die Selbstanwendung des NosoQuick ist leicht zu erlernen (► Kap. 12).

Therapeutische Mund- und Zahnpflege und die Nahrungsaufnahme

Die therapeutische Mund- und Zahnpflege ist ein besonderes, mehrmals täglich wiederkehrendes Angebot. Innerhalb des CCC ist die Mundpflege auch hygienisch motiviert. Jedoch betrachtet das Konzept noch weitere Belange. Die Mund- und Zahnpflege stellt in Bezug auf die pflegetherapeutische Begleitung von Menschen mit schweren Störungen des zentralen Nervensystems eine besondere Herausforderung dar. Veränderungen von Haltung und Muskeltonus sowie Handicaps im Erkennen von Handlungen bzw. einzelnen Handlungsschritten stellen die pflegenden Personen mitunter vor scheinbar unlösbare Aufgaben. Aber gerade die Arbeit am und im Mund ist von elementarer Bedeutung. Der Mund ist einerseits ein erkennendes und andererseits ein handelndes Organ und eine definierte intime Zone. Der Mundinnenraum ist reich an Rezeptoren und ausgesprochen empfindlich. Wenn wir die Mund- und Zahnpflege betrachten, so steht fest, dass diese Handlungen mitentscheidend sind dafür, wie z. B. die nachfolgende Nahrungsaufnahme gestaltet werden kann. Sie können Nachfolgendes also möglich oder unmöglich machen. Die therapeutische Mund- und Zahnpflege bei hirnverletzten Menschen sollte ausschließlich von Personen durchgeführt werden, die diesbezüglich über spezielle Kenntnisse verfügen (◘ Abb. 11.1).

Nachfolgend werden einige Prinzipien näher beschrieben, die dem Handelnden helfen sollen, der therapeutischen Mund- und Zahnpflege eine gewisse Struktur zu geben.

11.1   Grundprinzipien der Mund- und Zahnpflege

▪ **Die Hände sprechen**

Besonders bei der Mundpflege ist es wichtig, dass die pflegenden Personen mit Bedacht unterschiedliche Wahrnehmungskanäle nutzen. Reduziere die Sprache und die Umgebungsgeräusche für den Moment auf das Wesentliche.

▪ **Vor der therapeutischen Mund- und Zahnpflege werden die Lippen gepflegt**

Damit keine Verletzungen an den Lippen und Mundwinkeln entstehen und der Betroffene kein Schmerzereignis erlebt, müssen die Lippen vor der eigentlichen Mund- und Zahnpflege eingecremt werden. Neben Anisbutter stehen weitere akzeptable Lippenpflegestifte zur Verfügung.

▪ **Intensive Angebote an den Mund**

Die Mund- und Zahnpflege stellt ein intensives Angebot dar – besonders dann, wenn eine orale Zufuhr von Speisen und Getränken noch nicht möglich ist. Die Gabe von Sondenernährung muss im Verlauf von passenden und fördernden Informationen begleitet werden.

▪ **Der Patient kann am ehesten durch positive Angebote »lernen«**

Wiederkehrende positive Empfindungen am und im Mund ermöglichen dem Patienten die Ausbildung von positiven Erkenntniswahrnehmungen.

▪ **Die Mundpflege beginnt nicht im Gesicht oder am Mund**

Für viele Betroffene ist die Mundpflege eine Stresssituation. Die Bereitschaft, den Mund zu öffnen, haben eine große Zahl der Betroffenen nicht, dies mag einerseits an den vielen negativen Erfahrungen liegen, die sie während der klinischen und vollstationären Aufenthalte gemacht haben und andererseits lässt die Muskelspannung das Öffnen des Mundes vielleicht noch nicht zu. Um beides zu relativieren, ist es zwingend, dem Mundraum mit größtem Respekt zu begegnen. Vor der eigentlichen Mundarbeit finden die ersten Berührungen fern vom Gesicht, z. B. in der Schulter- oder Nackenregion, statt. Beobachtend, abwartend und langsam tasten sich die pflegenden Personen an den Mund heran.

▪ **Nutze die motorischen Triggerpunkte bei der Mund- und Zahnpflege**

Die Triggerpunkte befinden sich an unterschiedlichen Stellen der Gesichtspartie. Die spürbare Berührung dieser Punkte ermöglicht dem Betroffenen, seine Spannung in der Muskulatur anzupassen.

▪ **Nutze den olfaktorischen Zugangsweg**

Verbinde zwei Angebote und informiere zuerst die Geruchswahrnehmung und dann erst die Geschmackswahrnehmung (◘ Abb. 11.2, ▶ Abschn. 11.2).

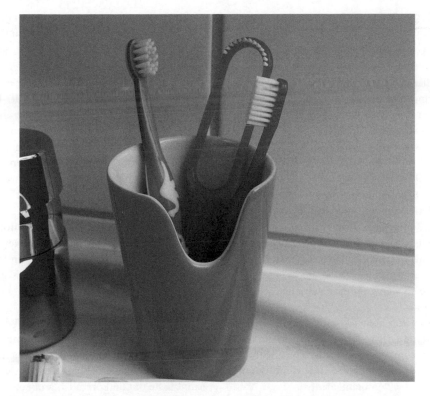

Abb. 11.1 Der Inhalt eines Mundpflegesets besteht aus Kinderzahnbürste, Zungenreiniger, flüssiger Zahnpasta (z. B. Theramed liquid), Vlieskompressen und dem Logo-Spoon

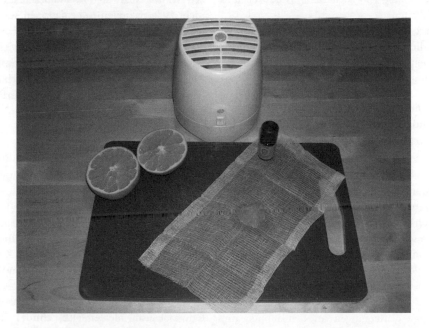

Abb. 11.2 Vor dem Schmecken kommt das Riechen

- **Die pflegende Person bereitet ihre Hände vor**

Für den betroffenen Menschen sind die pflegenden Personen oftmals wenig vertraut und fremd. Um für den hirnverletzten Menschen nicht zu unvertraut zu sein, sollte die handelnde Person ihre Hände mit einer Handcreme, die dem Betroffenen bekannt ist, eincremen.

- **Die betreuenden Personen sollten so selten wie möglich wechseln**

Die Mundpflege ist auch etwas Intimes. Die entsprechenden Personen, die dem Betroffenen die Mundpflege anbieten, sollten vertraut und bekannt sein. Die Zuständigkeit für hirnverletzte Menschen sollte aus diesem und anderen elementaren Gründen nicht wechseln.

Benutze so wenig Fremdmaterialien wie möglich im Mund

Alles was von außen kommt, birgt in sich die Gefahr, für den Betroffenen fremd zu sein. Folgendes betrachtet das CCC kritisch bzw. lehnt ab:

- das Mundauswischen mit Hilfe einer Klemme,
- das Benutzen von Beißkeilen,
- die Mundraumreinigung mittels pflaumengroßer Tupfer,
- die Benutzung von »scharfen« Tinkturen und Flüssigkeiten,
- das unreflektierte Absaugen im Mundraum,
- wenn die Mundpflege von häufig wechselnden Personen durchgeführt wird,
- das schnelle Arbeiten u. a.

- **Führe die Mund- und Zahnpflege nie in Rückenlage durch**

Bewege den Betroffenen in eine Position, in der die Gefahr der zurücklaufenden Flüssigkeit minimiert wird. Oftmals ist es genau diese Flüssigkeit, an denen sich der Mensch mit einer schweren Schädigung des zentralen Nervensystems verschluckt und die er aspiriert. Die therapeutische Mund- und Zahnpflege wird konsequent in 90°-Seitenlage oder im aufrechten Sitzen angeboten. Auf diesem Wege wird sichergestellt, dass im Mund befindliche Flüssigkeit der Schwerkraft folgend aus dem Mund laufen kann.

- **Biete eine adäquate Lagerung an und stelle eine physiologische Atmung sicher**

Das Aufsetzen im Bett stellt in den meisten Situationen keine sinnvolle und fördernde Position zur Mund- und Zahnpflege dar. Viele der eingesetzten Pflegebetten ermöglichen zwar, dass der betroffene Mensch eine halbsitzende Position einnimmt, sie beeinflussen jedoch die Haltung so, dass sich die Voraussetzungen für den Atemapparat äußerst negativ verändern. Das Atemzugvolumen wird durch die geänderten Drucke kleiner. Gleichzeitig erhöht sich die Atemfrequenz, der einzelne Atemzyklus wird kürzer und somit der Zeitraum für das Schlucken kleiner. Eine sehr prekäre Situation wird erzeugt. Empfohlen wird auch an dieser Stelle die 90°-Lagerung, das aufrechte Sitzen im Stuhl/Rollstuhl oder das unterstützte Sitzen am Kopfende des Bettes.

- **Wähle die Zahnbürste bewusst aus**

Eine wesentliche Voraussetzung für eine passende und als wohltuend empfundene Zahnpflege ist die Wahl der geeigneten Zahnbürste. Fest steht, dass die Zahnbürste mit herkömmlich großem Borstenkopf viel zu groß und damit ungeeignet ist. Von der Anwendung elektrischer Zahnbürsten sieht das Konzept in der Regel ab. Die multiplen und zum Teil nicht zielgerichteten Informationen sorgen gerade bei hirnverletzten Menschen für ein handlungsbezogenes Orientierungsproblem. Bei vielen betroffenen Menschen war der Spannungsanstieg in der Muskulatur reproduzierbar zu beobachten. Es stehen viele weitere Möglichkeiten zur Verfügung:

- Putztrainer (mit Gummi armierte Putzköpfe),
- Kinderzahnbürsten,
- Fingerzahnbürsten (◨ Abb. 11.3),
- 3D-Zahnbürsten (besonders gut im Fachbereich der Gerontopsychiatrie einzusetzen).

- **Teile den Mund in Quadranten ein**

Um die erforderlichen Strukturen zu schaffen, sollte die Mundöffnung in Quadranten eingeteilt werden. Jeder Quadrant wird mit einer Ziffer belegt, die therapeutische Mund- und Zahnpflege kann nun in einer festgelegten Reihenfolge angeboten werden. Die Wiedererkennung seitens des Betroffenen ist groß. Idealerweise befindet sich ein entsprechender Vermerk im Lebensraum der betrof-

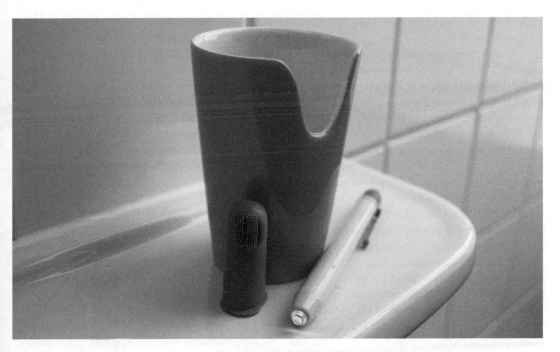

◘ Abb. 11.3 Einsatz der Fingerzahnbürste, um Ihre eigenen taktil-kinästhetischen Möglichkeiten zu nutzen. Das Ausleuchten des Mundraums muss fester Bestandteil des täglichen Handelns sein

fenen Person, in der Dokumentation findet sich der entsprechende Querverweis.

- **Putze die Zähne von hinten nach vorne und von rot nach weiß**

Zu der strukturellen Arbeit gehört auch die Methode, nach der die Zähne geputzt und die Kiefer informiert werden. Die Informationen müssen eindeutig und damit leicht zu verarbeiten sein. Strikt wird ein schnelles Hin und Her vermieden. Die Zähne werden gemäß den Quadranten mit einem Strich von hinten nach vorne und von rot nach weiß gereinigt.

- **Es werden keine trockenen Gegenstände und Materialien in den Mundraum eingeführt**

Alles was in den Mundraum eingebracht wird, wie z. B. der behandelnde Finger mit Kompresse, die Zahnbürste, der Zungenreiniger u. a., muss zuvor in einem Glas mit indifferent temperierten Wasser nass gemacht werden.

Zahnpasta Die verwendete Substanz sollte folgende Anforderungen erfüllen:

- Sie sollte nur sehr dezent schäumen (Mischkonsistenz).
- Sie sollte, wenn möglich, keine Schlemmkreide enthalten (kann eine trockene Mundschleimhaut erzeugen).
- Sie sollte sich im Wasser (Zahnputzbecher) schnell auflösen. Die Zahnpasta wird nicht auf die Borsten der Zahnbürste gegeben, stattdessen wird sie im Wasser aufgelöst.

11.2 Das assoziierende Prinzip der therapeutischen Mundpflege

Das assoziierende Prinzip der therapeutischen Mundpflege versetzt den Menschen mit einer schweren Schädigung des zentralen Nervensystems in die Lage, Zusammenhänge zu erkennen. Sobald die Zusammenhänge innerhalb der für den Betroffenen spürbar und real sind, kann der Betroffene die Möglichkeit ausbauen, einzelne Hypothesen auszubilden. Das CCC sieht die Bedeutung der therapeutischen Mundpflege nicht nur in der fördernden Arbeit mit dem Mund, sondern bezieht auch immer die Wirkungen der Geruchswahrnehmung mit ein.

Die therapeutische assoziierte Mundpflege beginnt mit einem Riechangebot. Mittels Duftverteiler wird z. B. der Duft von Orangen angeboten. Der hirnverletzte Mensch braucht mitunter einen längeren Zeitraum, bis zu 2–3 Minuten, um das Angebot auch annehmen zu können. Auch hier sei noch einmal eindringlich daran erinnert, dass die Ausgangsposition des Betroffenen zur Mundpflege entweder die 90°-Seitenlage oder das aufrechte Sitzen im Stuhl oder Rollstuhl ist.

Erst nach der benötigten Zeit des Riechangebotes wird nun der Zugang zum Mund angebahnt. Mit dem Informieren der motorischen Triggerpunkte (in der Linie zwischen Kiefergelenk und Mundwinkel und um die Ober- und Unterlippe herum), dem Angebot des informierenden und unterstützenden Kieferfunktionsgriffs, einer adäquaten Mobilisierungssequenz der Gesichtsmuskulatur, einer weiteren Information zur festen, stabilen und spürbaren Umgebung oder der warmen Kompresse stehen viele unterschiedliche Möglichkeiten zur Verfügung. Ist der respektvolle und wertschätzende Weg in den Mundraum gefunden, beginnt ein kleines und zum Geruchsangebot passendes orales Angebot. Orangengeruch und nachfolgend Orangengeschmack lassen aus dem Angebot der therapeutischen Mundpflege eine nachvollziehbare Information werden.

11.3   Regulation der Gesichts- und Halsmuskulatur

In erster Linie ist die Frage des Kopfkissens zu berücksichtigen. Bei Regulationsschwierigkeiten im Bereich der Gesichts- und Halsmuskulatur sollte es zur Anwendung des Trigo Therapiesystems kommen, das dem Kopf einen Gewichtsanteil abnimmt und ihn in eine gebeugte Haltung bringt.

Neben dem Kopfkissen stehen weitere Angebote zur Verfügung, um die entsprechenden Muskelgruppen zu informieren:

- Wechselhafte Haltungen.
- Kleine Bewegungsangebote des in den Händen der pflegenden Person liegenden Kopfes.

- Warme Kompresse um den Unterkiefer.
- Kieferkontrollgriff.
- Therapeutische Einreibung des Gesichtes: Hierbei werden Stirn, Augenbrauen, Nasenwurzel, Wangenpartie, seitliche Augenpartie, Nasenrücken, Mundpartie und Kinnpartie mobilisiert und informiert.
- Tragen einer Mütze als Wärmeisolation, insbesondere in der Nacht bietet sich das Tragen einer Baumwollmütze an.

11.4   Die warme Kompresse

Erkrankungsbedingt veränderte Verhältnisse sind oftmals auch im gesamten Gesichtsbereich zu beobachten. Besonders wenn es um Mund- und Zahnpflege und um Essen und Trinken geht, ist der Muskeltonus in Gesicht und Unterkiefer von großer Bedeutung. Die betroffene Muskulatur benötigt äußere Informationen zur Regulation. Ein solches Informationsangebot ist die Anwendung der warmen Kompresse. Das entsprechende Angebot beginnt jedoch nicht innerhalb des Gesichts, sondern in angemessener Entfernung wie etwa dem Schulterbereich. Prinzipiell beginnt keine Handlung im Gesichtsraum. Die warme Kompresse kann in liegender oder sitzender Position angeboten werden mit dem Ziel, dass die Mundpartie nach der Handlung ein sinngebendes Erlebnis bekommt. Dies könnte eine therapeutische Mundpflege oder ein intraorales Informationsangebot im Sinne eines Kausäckchens sein.

Anlegen der warmen Kompresse

- Die warme Kompresse wird mittels eines Frotteetuches und mit warmem Wasser hergestellt.
- Das Wasser muss schon deutlich warm sein, so dass ein Temperaturtest an der Innenseite des Unterarmes der betreuenden Person zwingend ist.
- Die Kompresse wird von Ohr zu Ohr unterhalb des Kinnes angelegt und wird mit flächigem Druck an die Wangen und der Kinnpartie angedrückt (◘ Abb. 11.4).

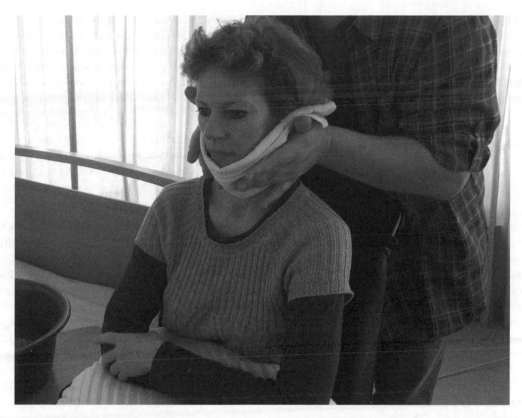

◘ Abb. 11.4 Die warme Kompresse wird mit Druck im Bereich der Wange und Unterkiefer aufgelegt. Es muss sichergestellt sein, dass die Temperatur der feuchten Kompresse nicht zu hoch ist. (Mit freundl. Genehmigung von Kerstin Schlee)

Das Empfinden wechselhafter Drucke, das Nachformen anatomischer Strukturen und das Entdecken von Bewegungsräumen können mögliche Ergebnisse des Angebots sein. Die Erfahrung eines kompletten Mundschlusses kann gemacht werden. Die Möglichkeiten zur Nahrungsaufnahme können verbessert und eine Zunahme der Kauaktivitäten beobachtet werden. Die warme Kompresse wird auch als Vorbereitung zur therapeutischen Mund- und Zahnpflege eingesetzt. Die Ausgangslage bei diesem Angebot ist entweder die 90°-Seitenlage oder das Sitzen im Rollstuhl. Integriert werden kann dieses Angebot innerhalb der Rasur eines betroffenen Menschen mit schweren Störungen des zentralen Nervensystems.

11.5 Nahrungsaufnahme

11.5.1 Der Bolus

Als Bolus wird die Menge an Nahrung und Flüssigkeit bezeichnet, die sich innerhalb des Mundraums befindet und nachfolgend geschluckt werden muss. Der Bolus verfügt über Attribute, die darüber entscheiden, ob der Mensch mit schweren Störungen des zentralen Nervensystems mit einer neurogenen Dysphagie das Angebot an Nahrung und/oder Flüssigkeit schlucken kann. Diese Attribute entscheiden darüber, welche sensorische Information er vermittelt und wie die Information die Bewegung der entsprechenden Muskeln initiiert und koordiniert. Aber nicht nur Nahrung und Flüssigkeiten vermitteln sensorische Informationen – alles was in die Mundhöhle eingebracht wird, auch wenn es nicht geschluckt werden kann, gehört dazu:

Zahnbürste, Utensilien zur Mundpflege, Zahnersatz u. a. Im folgenden Abschnitt wird jedoch in erster Linie auf die Besonderheiten des Essens und Trinkens eingegangen.

Der Bolus verfügt über verschiedene Eigenschaften:

— Temperatur,
— Geschmack,
— Volumen,
— Struktur.

Die Gestaltung, Anpassung und Veränderung dieser Eigenschaften ist bei hirnverletzten Menschen mit einer Dysphagie zwingend erforderlich. Die einzelnen Eigenschaften gestalten das »normale« Essen und Trinken zu einem sensorischen Erlebnis. Da jeder Dysphagie eine Beeinträchtigung der Sensorik und/oder Motorik und/oder Bewegungskoordination zugrunde liegt, ist ein kreatives, feinfühliges und behutsames Vorgehen beim Gestalten und Anreichen von Essen und Trinken obligatorisch.

Zum besseren Verständnis wird jede Boluseigenschaft mit einer kurzen Übung zur Selbsterfahrung verdeutlicht.

Die sensorische Informationsdichte der einzelnen Flüssigkeiten ist unterschiedlich. Die wenigsten Informationen erhalten die Rezeptoren durch das zimmertemperierte Wasser, bei dem sehr warmen Wasser sind die Informationen bereits reicher und bei dem sehr kalten Wasser sind sie am intensivsten.

> **Dem Mundraum angereichte Nahrung und Flüssigkeit muss der Spürbarkeit halber deutlich warm oder deutlich kalt sein. Dieses gilt auch für die Flüssigkeiten, die zur therapeutischen Mundpflege eingesetzt werden.**

■ **Handlungsanregungen**

— Flüssigkeiten werden nicht im Umfeld der betroffenen Person deponiert, sie lagern im Kühlschrank oder in Thermoskannen.
— Getränke werden nur in der Menge in ein Trinkgefäß gefüllt, welches der hirnverletzte Mensch in einer Sitzung auch trinken kann.
— Handelsübliches Geschirr stellt die Temperatur nicht sicher, das Essgeschirr muss über die Fähigkeit verfügen, das Essen warm oder kalt zu halten.
— Es wird grundsätzlich nur die Menge aufgefüllt, die der Betroffene auch beherrschen kann.

11.5.2 Gestaltung der Bolustemperatur

■ Selbsterfahrung

Übung

— Auf einem Tisch stehen 3 Trinkgefäße.
— In das erste Gefäß wird sehr warmes Wasser eingefüllt, das zweite Gefäß wird mit zimmertemperiertem Wasser zur Hälfte gefüllt und in das dritte Gefäß füllen Sie sehr kaltes Wasser mit Eiswürfeln.
— Nehmen Sie zuerst vorsichtig eine spürbare Menge aus dem ersten Gefäß in den Mund, prüfen Sie die Informationsdichte und schlucken die Flüssigkeit hinunter. Führen Sie die gleichen Schritte mit der Flüssigkeit des zweiten und dritten Gefäßes durch.

11.5.3 Gestaltung des Bolusgeschmacks

■ Selbsterfahrung

Übung

Auf einem Tisch stehen vier kleine Teller. Auf den Tellern befinden sich in überschaubarem Umfang Nahrungsmittel verschiedener Geschmacksrichtungen:

— ein Stück Vollmilchschokolade,
— ein saurer Hering,
— ein Stück Grapefruit,
— ein kleines Stück Brot mit Butter und Kräutersalz.

Nun können die Nahrungsmittel nacheinander gegessen werden, gerne auch mit geöffnetem Mund und schmatzend.

Jede Geschmacksrichtung bedeutet eine andere und neue Information. Hinsichtlich der Häufigkeit ist besonders in vollstationären Einrichtungen die Geschmacksrichtung »süß« dominant und dies in allen erdenklichen Varianten von der obligatorischen hellen Milchsuppe bis hin zur dunklen Milchsuppe mit Schokoladengeschmack. Erfahrungen und Erlebnisse im Mundraum müssen so abwechslungsreich wie möglich sein. Menschen mit schweren Störungen des zentralen Nervensystems brauchen für ihre sensorische Entwicklung das Angebot aller Geschmacksrichtungen. Selbst wenn die betroffenen Menschen oral keine Nahrung oder Flüssigkeiten zu sich nehmen dürfen, so sind nach Klärung und Absprachen orale Informationsangebote im Sinne von gefüllten Kausäckchen oder Ähnlichem möglich. Der Mund als handelndes und wahrnehmbares Organ braucht die Form der »Entwicklungshilfe«, um die bestmöglichen Erfahrungen zu machen – dies alles in einer stressfreien Umgebung.

> Der Mundraum braucht ein reiches Informationsangebot an alltäglichen Erlebnissen und dies durch Hände, die das Angebot gestalten wollen.

■ Handlungsanregungen

▬ Das Angebot der therapeutischen Mundpflege muss abwechslungsreich gestaltet werden. Auch kann z. B. mit einer salzigen Brühe zur entsprechenden Tageszeit ein orales Angebot innerhalb der Mundpflege konzipiert werden.
▬ Orale Angebote mit einer Vielzahl von Geschmacksrichtungen geben Struktur.
▬ Der Mund ist ein »Schatz« und muss genauso behandelt werden.

11.5.4 Gestaltung des Bolusvolumens

■ Selbsterfahrung

Übung

▬ Für diese Selbsterfahrung werden 1 Becher Jogurt, 1 Esslöffel und 1 Teelöffel benötigt.
▬ Befüllen Sie den Esslöffel maximal und nehmen Sie nachfolgend die gesamte Menge in den Mund.
▬ Nachdem die erste Portion heruntergeschluckt wurde, folgt nun die Menge eines maximal gefüllten Teelöffels.
▬ Zum Abschluss füllen Sie den Teelöffel nur zur Hälfte, auch die Menge wird geschluckt.

Einerseits werden die Mengen als unterschiedlich empfunden, und andererseits ist die Schluckfrequenz, die aufgebracht muss, von der Menge abhängig. Die Menge des maximal beladenen Esslöffels füllt den gesamten Mundraum, sie verteilt sich diffus und bedarf des mehrfachen Nachschluckens. Bis zu 5-mal muss geschluckt werden, um das Volumen aus dem Mundraum zu entfernen. Der Löffel selbst wird innerhalb des Mundraumes als »riesig« empfunden. Auch die Menge des maximal gefüllten Teelöffels füllt große Teile des Mundraums aus, und es muss ebenfalls bis zu 3-mal geschluckt werden. Der zur Hälfte befüllte Teelöffel transportiert genau die Menge, die am leichtesten beherrscht werden kann. Das Volumen kann auf der Zunge zentriert und nachfolgend mit einem Schluck über den Rachen in Speiseröhre und Magen transportiert werden.

> Die Nahrung wird nicht mit einem Esslöffel, sondern mit einem Teelöffel angereicht. Die Menge der angereichten Nahrung darf bei einem Menschen mit schweren Störungen des zentralen Nervensystems das Volumen eines zur Hälfte gefüllten Teelöffels nicht überschreiten.

- **Handlungsanregungen**
- Das Volumen entscheidet darüber, ob der betroffenen Mensch sicher schlucken kann.
- Es sollten keine »Schnabelbecher« für das Anreichen von Getränken benutzt werden
- Es werden nur kleine Löffel verwendet. Esslöffel finden keine Verwendung.
- Die Nahrung befindet sich im vorderen Teil des Löffels, wodurch dem hirnverletzten Menschen das Abnehmen der Nahrung erleichtert wird.

11.5.5 Gestaltung der Bolusstruktur

- **Selbsterfahrung**

> **Übung**
>
> Folgende Konsistenzen werden gegessen und getrunken:
> - flüssig – z. B. ein Getränk,
> - breiförmig – z. B. eine kleine Menge pürierter Nahrung,
> - fest – z. B. ein kleines Brotstück.
>
> Nachfolgend werden Veränderungen der Konsistenzen vorgenommen z. B. mittels der Zugabe von Andickungsmitteln bei der Flüssigkeit und dem Brei. Das Brotstück wird nicht nur einseitig, sondern beidseitig z. B. mit Kräuterkäse beschmiert.

Insgesamt sollte Butter sehr zurückhaltend verwendet werden, da Butter den hinteren Rachenraum und die Kehlkopfregion nur begrenzt informiert. Diese konsequente Zurückhaltung gilt auch für das Mischen von Konsistenzen. Dies betrifft z. B. das Zumischen von Saucen oder anderen Flüssigkeiten zu püriertem Essen, aber auch für Mineralwasser, das mit Kohlensäure versetzt ist.

Bei der Bolusstruktur wird neben der Konsistenz noch eine weitere Besonderheit betrachtet. Der kleine Löffel selbst kann eine therapeutische Wirkung haben. Nachdem er gerade in den Mundraum eingeführt wurde, sollte er mit spürbarem Druck nach unten die Zunge informieren und sie unterstützen, eine »Rinne« zu bilden. Zum Abnehmen der Nahrung verlässt der Löffel wieder gerade die Mundhöhle.

Die Konsistenzen informieren den Mundraum in ganz unterschiedlicher Weise. Flüssigkeiten benötigen die meisten Fähigkeiten seitens des Betroffenen. Aber auch Brei und feste Nahrung haben ihre Tücken. Der Druck mit dem Löffel auf die Zunge vermittelt Form und Struktur. Die »Rinnenhaltung« der Zunge entspricht der physiologischen Haltung der Zunge, um den Bolus im Mundraum zu zentrieren.

> ❯ Die passende Konsistenz kann nur durch eine klinische und bildgebende Diagnostik bestimmt werden. Das geeignete Instrument zum Anreichen der Nahrung oder der Flüssigkeit ist entscheidend und schützt den Betroffenen vor eventuellen Aspirationen.

- **Handlungsanregungen**
- Eine entsprechende apparative Diagnostik (z. B. Schluckendoskopie) sollte vor dem ersten Essen und Trinken durchgeführt werden.
- Gegebenenfalls sollte eine weitere Endoskopie als Verlaufskontrolle stattfinden.
- Die weiterführende Diagnostik durch einen schluckstörungsorientiert arbeitenden Logopäden sollte obligatorisch sein.
- Das therapeutische Team legt fest, durch wen die oralen Angebote verabreicht werden.

Für die adäquate Konzeption des Anreichens von Nahrung und Flüssigkeiten bedarf es jedoch neben der Berücksichtigung von Bolustemperatur, -geschmack, -volumen und -struktur noch weiterer Gestaltungsmerkmale. Vorrangig zu nennen ist hier die Körperhaltung der betroffenen Person sowie die Haltung der pflegenden Person gegenüber dem Betroffenen. Das Anreichen von Nahrung im Bett ist unter der Berücksichtigung ganz bestimmter Lagerungsmerkmale möglich, z. B. beim
- Sitzen am Kopfende,
- Sitzen auf dem Matratzenrand mit Unterstützung durch einen Sitzsack.

11.6 Die PEG aus Sicht des CCC

Die perkutane endoskopische Gastrostomie (PEG) wird für eine adäquate Nahrungs- und Flüssigkeitszufuhr dringend gebraucht. Insbesondere bei Menschen mit einer schweren Schädigung des zentralen Nervensystems sollte die Entscheidung zur Anlage einer PEG sehr frühzeitig getroffen werden. Die Möglichkeit zur Ernährung und Flüssigkeitsgabe über eine PEG reduziert den Druck auf alle Beteiligten erheblich. Einerseits wird der betroffene Mensch nicht durch umfangreiche Schluckangebote überfordert, und andererseits eröffnet sich für das gesamte therapeutische Team die Möglichkeit, dem Betroffenen durch fördernde Angebote positive Erfahrungen am und im Mundraum zu vermitteln. Dieses Procedere ist notwendig, um vor den ersten Nahrungs- und Flüssigkeitsangeboten die Sensibilität, Motorik und Koordination positiv zu beeinflussen.

> Bei liegender PEG müssen sich die Bemühungen um den Mundraum durch alle beteiligten pflegenden Personen intensivieren.

Jeder hirnverletzte Mensch mit einer neurogenen Dysphagie benötigt eine PEG zur Sicherstellung seiner regelrechten Stoffwechselaktivität. Diese Stabilität ermöglicht und eröffnet neue Förder- und Lernwege für den Betroffenen. Eine Ausgewogenheit und Balance aller Stoffwechselaktivitäten wird innerhalb des CCC als Voraussetzung für eine erfolgreiche und nachhaltig wirkende neurologische Langzeitrehabilitation betrachtet. Der gesamte Prozess darf nicht wissentlich negativ beeinflusst werden.

Die entsprechende Sonde (PEG oder perkutane endoskopische Jejunostomie – PEJ) wird während einer Gastroskopie gelegt und bedarf nachfolgend einer besonderen Pflege. Bei den meisten hirnverletzten Menschen wird eine herkömmliche Sonde mit einem entsprechenden Zuleitungsschlauch gelegt. Hierbei muss einerseits auf das Abknicken des Schlauches und andererseits auf die Vermeidung von Druckstellen geachtet werden.

Wenn bestimmte Voraussetzungen erfüllt sind, sollte der Einsatz eines »Buttons« statt einer PEG-Sonde diskutiert werden. Dieser Button bietet mehrere entscheidende Vorteile:

- Die Gefahr, auf dem PEG-Schlauch zu liegen und einen Dekubitus auszubilden, ist ausgeschlossen.
- Der Button kann in zeitlichen Abständen gewechselt werden

> Das Abdecken der Region zwischen Haut und äußerer Halteplatte mit einer eingeschnittenen Vlieskompresse ist bei jeder Sonde obligatorisch.

11.7 Der Kieferkontrollgriff

Über einen flächigen oder 3-Punkt-Griff kann dem Unterkiefer die nötige Unterstützung bei der Bewegung vermittelt werden. Neben der Bewegung können die Kieferstellung, das Öffnen oder Schließen des Mundes, die Zungenmotorik und die Bereitschaft zur therapeutischen Mund- und Zahnpflege positiv beeinflusst werden. Der Kieferkontrollgriff gibt dem Unterkiefer den nötigen Halt und die Unterstützung, Funktionen aufzubauen. Durch ein ansprechendes Setting kann das Schlucken eingeleitet werden.

Zur Anwendung kommen der vordere und der hintere Griff. Beim vorderen Kieferkontrollgriff (◘ Abb. 11.5) liegt der Kopf des Betroffenen z. B. auf einem höhenverstellbaren Trigo Therapiesystem für den Kopf oder er lehnt an der Kopfstütze eines Rollstuhls.

Beim hinteren Kieferkontrollgriff sitzt der Betroffene ohne Rückenunterstützung im Rollstuhl oder auf einem Stuhl oder Hocker (◘ Abb. 11.6).

Der Kieferkontrollgriff eignet sich bei folgenden Anwendungsgebieten:

- zur Durchführung einer therapeutischen Mund- und Zahnpflege,
- während der Nahrungsaufnahme,
- zur Gestaltung einzelner Schluckphasen – z. B. Mundschluss herstellen, Kopfhaltung korrigieren u. a.,
- zur Mundinspektion nach der Nahrungsaufnahme.
- zur Regulation der Gesichtsmuskulatur.
- zum Ausstreichen der Wangen z. B. zur Entleerung von Speichel.

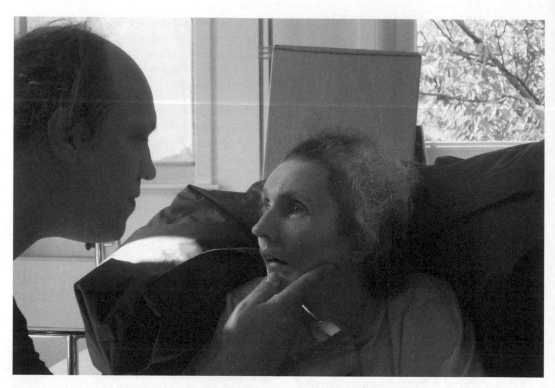

◘ **Abb. 11.5** Der vordere Kieferkontrollgriff. (Mit freundl. Genehmigung von Herrn Walter Ullmer)

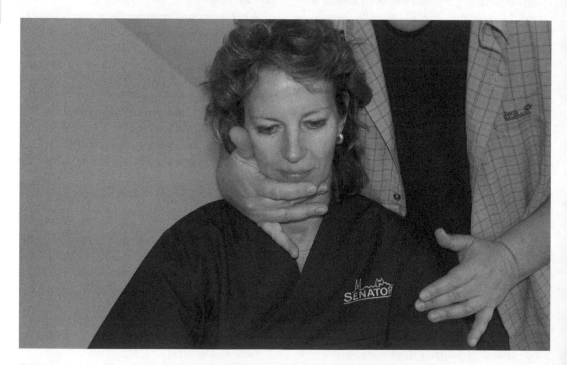

◘ **Abb. 11.6** Der hintere Kieferkontrollgriff. (Mit freundl. Genehmigung von Kerstin Schlee)

Beim Kieferkontrollgriff zu beachten

- Eigene Hände waschen.
- Eigene Hände mit der Gesichtscreme des Betroffenen eincremen
- Nur geruchs- und geschmacksneutrale Handschuhe verwenden.
- Im Bett muss das Kopfkissen dem Kopf des Betroffenen die nötige Stabilität geben.
- Im Sitzen die Kopfhaltung des betroffenen Menschen unterstützen.
- Spürbaren Druck übertragen, der Druck darf jedoch nicht schmerzhaft sein.

Hilfsmittel

12.1 Trigo Therapiesysteme – ein Teil des DysThera-Konzepts

Trigo Therapiesysteme sind ein Teil des »DysThera-Konzepts« – eines zukunftsorientierten Systems von innovativen Therapiemitteln zur Förderung von Menschen mit einer schweren Schädigung des zentralen Nervensystems. Es ist das Resultat jahrelanger praktischer Arbeit mit hirnverletzten Menschen und setzt sich aus den Begriffen »Dysphagie« und »Therapie« zusammen. Die innovativen Therapiemittel unterstützen erfolgreich die pflegerische und therapeutische Begleitung. Häufig ist festzustellen, dass z. B. die Funktion »sicher schlucken können« einerseits oft beeinträchtigt ist und andererseits die Folgen und die Bedeutung für den Betroffenen mit einer schweren Schädigung des zentralen Nervensystems nicht selten unterschätzt werden. Eine derartige Funktionseinschränkung ist fast immer mit einem enormen Leidensdruck verbunden. Erschwerend kommt hinzu, dass neben den neurologischen Ursachen für eine Dysphagie im weiteren Verlauf, insbesondere bei älteren Betroffenen, altersdegenerative Veränderungen die gesamte Situation ungünstig beeinflussen. Das Problem der Dysphagie kann nur auf Basis einer kontinuierlichen und interdisziplinären Zusammenarbeit aller Beteiligten bearbeitet werden. Die Therapiemittel unterstützen die Bereiche Wahrnehmungsförderung, Bewegungsförderung, Interaktionsförderung zwischen Personen und die Interaktionsförderung zwischen der Person und ihrer spürbaren Umwelt. Elementare Funktionen werden sich durch die adäquate Förderung dieser Bereiche positiv entwickeln. DysThera ist nicht nur eine Sammlung von Therapiemitteln, sondern ein komplexes und dynamisches System, welches ständig erweitert und überarbeitet wird. Besonders innerhalb der pflegerischen und therapeutischen Interventionen bei Menschen mit einer schweren Schädigung des zentralen Nervensystems nehmen die Therapiemittel eine herausragende Stellung ein.

- **Bestandteile des DysThera-Systems**

Das DysThera-Konzept beinhaltet folgende Elemente:
- Trigo Therapiesystem für den Körper,
- Trigo Therapiesystem für den Kopf,
- Sekretschutz,
- Trigo Therapiesystem für den Rumpf,
- Trigo Therapiesystem für die Schulter,
- Flüssigkeitsschutz,
- Trigo Therapiesystem für die Hand,
- Flüssigkeitsschutz,
- Trigo Therapiesystem für die A-Lagerung,
- Logo-Spoon,
- NosoQuick,
- Swally-Ice.

Die Trigo Therapiesysteme zeichnen sich durch besondere Eigenschaften aus:
- Sie sind hergestellt aus druckentlastendem SAF-Schaum.
- Die Form modelliert sich individuell an.
- Sie sind für Allergiker geeignet.
- Sie haben einen flüssigkeitsabweisenden Bezug.
- Sie können in der haushaltsüblichen Waschmaschine gewaschen werden.
- Sie sind geeignet für den Wäschetrockner.
- Sie zeichnen sich durch einen hohen Hygienestandard aus.

- **Indikationen**

Nachfolgende medizinische Diagnosen sind prädestiniert für die Implementierung von DysThera-Therapiemitteln:
- Schädelhirntrauma,
- hypoxischer Hirnschaden,
- Apoplex,
- multiple Sklerose,
- Morbus Parkinson,
- Demenz,
- amyotrophe Lateralsklerose,
- Chorea Huntington,
- Myasthenia gravis,
- Schwerst-/Mehrfachbehinderung,
- Anlage eines Tracheostomas mit und ohne Trachealkanüle,
- Menschen, die klinisch und außerklinisch beatmet werden,
- weitere neurologische und kritische Erkrankungen.

12.1.1 Trigo Therapiesystem für den Körper

Das Trigo Therapiesystem für den Körper wird zur sensomotorischen Förderung als Liegeflächenauflage angeboten. Sie modelliert die aufliegende Körperregion und verdichtet damit die Information an den Körper. Diese sensorische Information bewirkt die Reduktion von Muskelspannung und erweitert die Bewegungsräume. Ein positiver Einfluss wirkt auf Muskeltonus, Lagerung, Bewegungsübergänge. Die Umwelt wird spürbarer und die Propriozeption steigt. Die Liegeflächenauflage ist dreigeteilt und mit einem speziellen Stoffbezug versehen. Die einzelnen Segmente sind waschbar (◘ Abb. 12.1, ◘ Abb. 12.2).

12.1.2 Trigo Therapiesystem für den Kopf

Das Trigo Therapiesystem für den Kopf wird als Hilfe unter dem Kopf positioniert, und das Unterlegen findet mittels selektiver Bewegungsübergänge des Kopfes, des Rumpfes und der oberen Extremitäten statt. Die spezielle Form, das spezielle Material und die spezielle höhenverstellbare Funktion unterstützen die Kopfhaltung in besonderer Weise. Dem Kopf werden auf diesem Wege Gewichte abgenommen, und er wird in eine funktionsunterstützende Haltung gebracht (◘ Abb. 12.3). Dieses ist umso wichtiger, da die Schwerkraft permanent wirkt und der Kopf dadurch einen kontinuierlichen Extensionsauftrag erhält. Zahlreiche Funktionseinschränkungen sind durch diesen Umstand begründet. Die Folgen sind nicht nur die Überstreckung des Kopfes , sondern zusätzlich die negative Einflussnahme auf die Funktion des Schluckens, die hohe Aspirationsgefahr, erschwerter Mundschluss, die negative Beeinflussung der Atemfunktion, die Einschränkung des visuellen Wahrnehmungsfeldes, Schmerzen, die Auswirkungen auf die gesamte Bewegung und der zum Teil erhebliche Sekretstau im Bereich des Mundes und des Nasen-Rachen-Raumes. Durch die optionale Möglichkeit der stufenlosen Höhenanpassung kann eine permanente Optimierung der Kopfhaltung gewährleistet werden. Zusätzlich kann der waschbare Sekretschutz in Seitenlage genutzt werden.

12.1.3 Trigo Therapiesystem für den Rumpf

Dieses Therapiesystem kann in besonderer Weise unterstützen. In Seitenlage unterstützt das Trigo Therapiesystem für den Rumpf die Liegestabilität und erhöht dezent den extraabdominalen Druck, wodurch sich die Atemluft in den Lungen umverteilt (◘ Abb. 12.4). Die Respiration wird spürbar unterstützt, und die Betroffenen berichten von einer spürbaren Atemerleichterung bei tendenziell sich positiv verändernder Atemfrequenz. Im Sitzen (Rollstuhl oder Stuhl) kann das Trigo Therapiesystem für den Rumpf die Funktion der Lenden- oder Brustwirbelsäule unterstützen, die Sitzhaltung und die Sitzqualität deutlich verbessern, wobei gleichzeitig die Atem-Schluck-Koordination steigt und die Aspirationsgefahr sinkt. Des Weiteren kann das System als Sitzunterstützung angeboten werden – die positive Einflussnahme auf die Hüftstellung und der erzeugte Rutschschutz bewirken das stabile und funktionsunterstützende Sitzen im Stuhl, Rollstuhl und auch im Bett (◘ Abb. 12.5, ◘ Abb. 12.6, ◘ Abb. 12.7, ◘ Abb. 12.8).

12.1.4 Trigo Therapiesystem für die Schulter

Besonders in Seitenlage und im Sitzen ist die Stabilisierung der Schulterhaltung von herausragender Bedeutung. Das Trigo Therapiesystem für die Schulter wird zum Schutz des jeweiligen Schultergelenks, zur Aufrechterhaltung der physiologischen Atemfunktion und zur Förderung der Liegesicherheit eingesetzt (◘ Abb. 12.9). In Seitenlage oder in sitzender Position bekommt die entsprechende Schulter durch das Trigo Therapiesystem für die Schulter die notwendige Haltung unterstützt. Die Schulter kann nur noch bedingt der Schwerkraft folgen. Über diesen Anwendungsbereich hinaus kann das Trigo Therapiesystem für die Schulter auch als atemunterstützender »Rumpfgurt« in die Lagerung integriert werden (◘ Abb. 12.10). Zusätzlich kann der waschbare Sekretschutz genutzt werden.

12

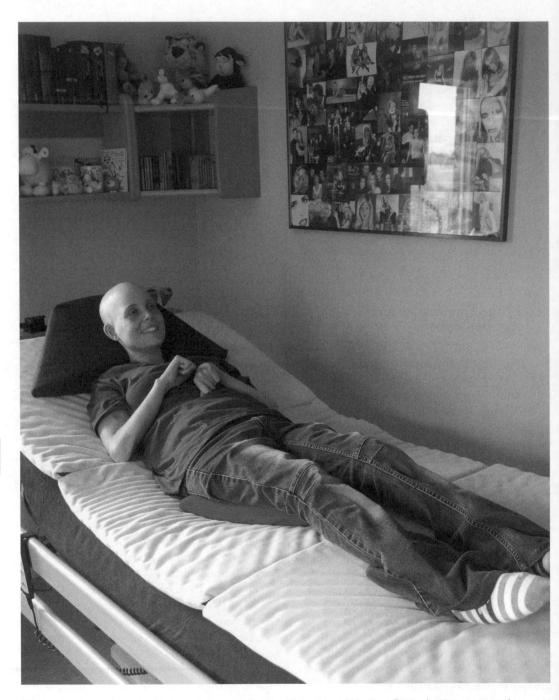

◨ **Abb. 12.1** Die unebene Oberfläche und das spezielle Material umschmeicheln die aufliegende Körperregion und intensivieren das Spüren. (Mit freundl. Genehmigung von Miriam Holzmann)

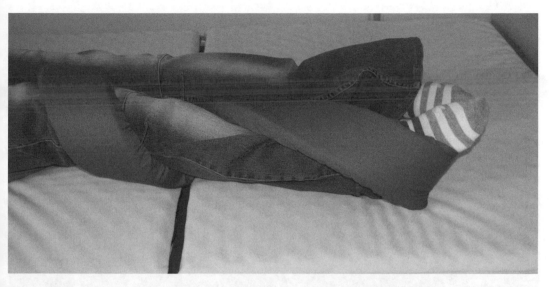

◨ **Abb. 12.2** Trigo Therapiesystem für die Schulter – auch zur Lagestabilisierung für die untere Extremität. (Mit freundl. Genehmigung von Miriam Holzmann)

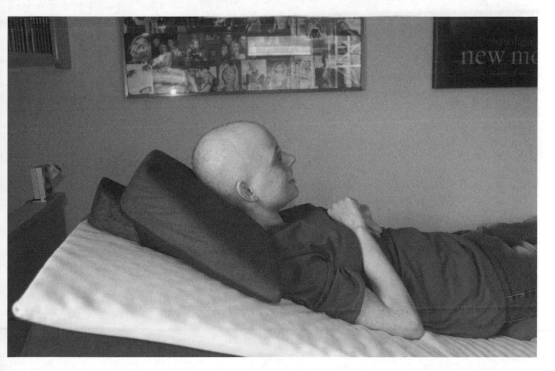

◨ **Abb. 12.3** Eine harmonische und regulierende Haltung des Rumpfes und Kopfes. (Mit freundl. Genehmigung von Miriam Holzmann)

12

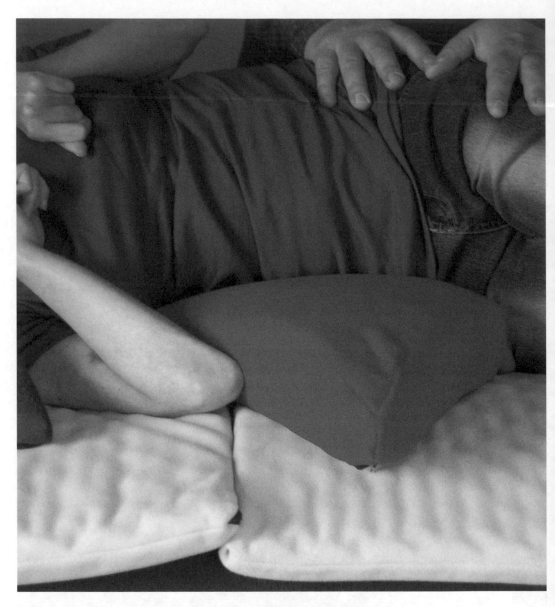

◨ **Abb. 12.4** Zur Steigerung der Liegestabilität. (Mit freundl. Genehmigung von Miriam Holzmann)

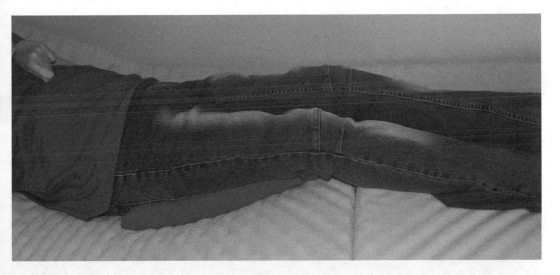

Abb. 12.5 Das fußwärtige Rutschen wird verhindert. (Mit freundl. Genehmigung von Miriam Holzmann)

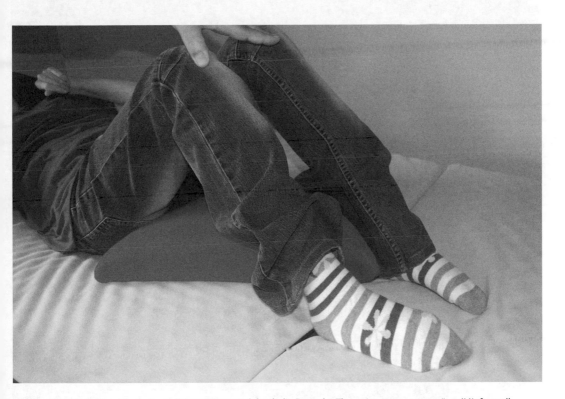

Abb. 12.6 Die Haltung der unteren Extremitäten wird durch die Form des Therapiesystems unterstützt. (Mit freundl. Genehmigung von Miriam Holzmann)

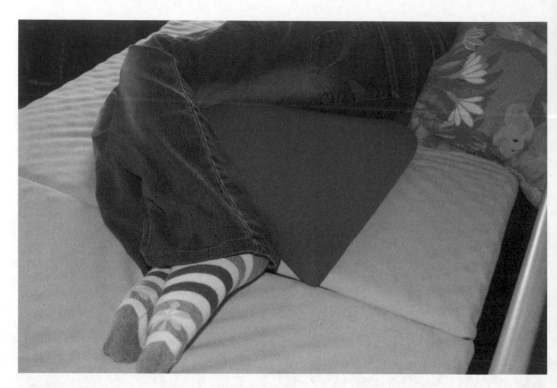

◨ **Abb. 12.7** Die vielfältigen Anwendungsmöglichkeiten unterstützen auch das Empfinden von Körpergrenzen. (Mit freundl. Genehmigung von Miriam Holzmann)

12

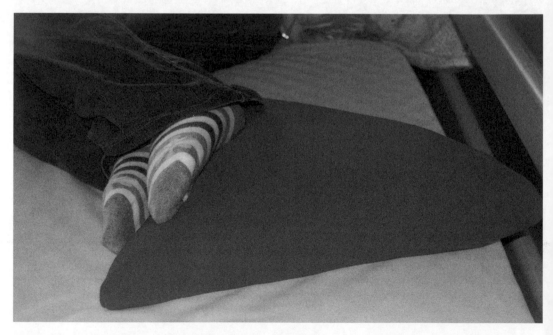

◨ **Abb. 12.8** Trigo Therapiesystem für den Rumpf – auch zur Information anderer Körperregionen. (Mit freundl. Genehmigung von Miriam Holzmann)

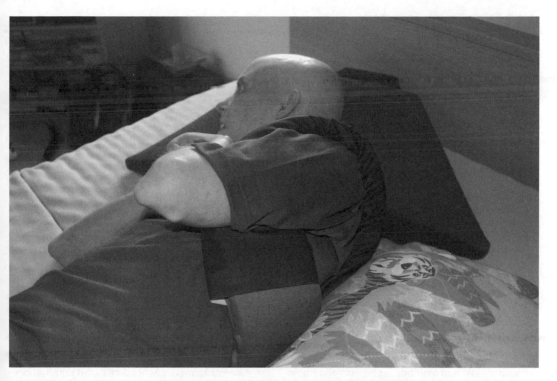

◾ **Abb. 12.9** Die Schulter wird stabilisiert und die Respiration positiv unterstützt. (Mit freundl. Genehmigung von Miriam Holzmann)

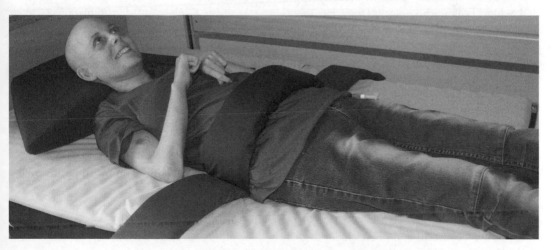

◾ **Abb. 12.10** Eine weitere Anwendungsmöglichkeit zur Unterstützung der Atmung und des Sprechens. (Mit freundl. Genehmigung von Miriam Holzmann)

12.1.5 Trigo Therapiesystem für die Hand

Fehlstellungen der Hände sind im besonderen Maße einschränkend. Viele taktil-kinästhetische Möglichkeiten und Funktionen können dadurch nicht mehr im vollen Umfang wahrgenommen werden. Die Funktionen der Hände der Betroffenen müssen durch besondere pflegerische und therapeutische Maßnahmen unterstützt werden – hier besonders geeignet sind die wirkende Handmassage und das wirkende Handbad. Das Trigo Therapiesystem für die Hand erzeugt eine Handhaltung, die die Durchblutung der Hand ungehindert aufrechterhält und die Funktionsaufnahme der Hand fördert (◘ Abb. 12.11). Zusätzlich kann der waschbare Sekretschutz genutzt werden.

12.1.6 Trigo Therapiesystem für die A- Lagerung

Fehlender Halt und fehlende Unterstützung im Bereich des Kopfes, des Schultergürtels und der Flanken begünstigen die Entstehung von Fehlhaltungen, hohem Muskeltonus sowie Atemeinschränkungen und Schluckbeeinträchtigungen. Das Trigo Therapiesystem für die A-Lagerung stabilisiert die Lage des gesamten Rumpfes und des Schulterbereichs und reduziert gleichzeitig einen eventuell auftretenden Druck auf den oberen Anteil der Wirbelsäule (► Kap. 8, ◘ Abb. 8.3). In Verbindung mit dem Therapiesystem für den Kopf stellt es eine therapeutische Einheit dar und fördert die Funktion des Schluckens.

12.1.7 Wirksamkeit des DysThera-Systems

Eine positive Veränderung im Bereich der Regulation, Förderung und Funktionszunahme konnte durch die Implementierung des DysThera-Systems in nachfolgenden Bereichen beobachtet werden:
- Körperhaltung,
- Schlucken und Kehlkopffunktion,
- Atmung und Sekret,
- Kommunikation,
- sensorische Informationsaufnahme/Propriozeption,
- Muskeltonus/Bewegung,
- Ernährung/Essen und Trinken u. v. a. m.

▪ Auswirkungen auf die Körperhaltung
- Verminderte Extension des Kopfes.
- Der Kopf erhält einen Beugeauftrag.
- In Seitenlage wird die Lateralflexion des Kopfes verhindert.
- Folgeprozesse wie Hinsetzen, Transfer, Sitzen im Stuhl/Rollstuhl werden positiv beeinflusst.
- Positiver Einfluss auf die gesamte Körperhaltung (Rumpf, obere Extremitäten usw.).

▪ Auswirkungen auf Schlucken und Kehlkopffunktion
- Der haltungsbedingte Zug auf den gesamten Kehlkopfapparat lässt deutlich nach, infolge dessen der Kehlkopf die notwendige und physiologische Elevation zum Schlucken durchführen kann.
- Die Funktion des Schluckens wird deutlich besser.
- Annäherung an einen kompletten Lippen- bzw. Mundschluss.
- Positiver Einfluss auf den Kehlkopfverschluss beim Schlucken.
- Residuen um den Kehlkopf wird entgegengewirkt.
- Voraussetzung für Mundpflege und intraorale Stimulation.
- Für ein professionelles Trachealkanülenmanagement.

▪ Auswirkungen auf Atmung und Sekret
- Die gesamte Atemfunktion wird positiv unterstützt.
- Die Aspirationsgefahr sinkt.
- Das Sekret im Mund und Nasen-Rachen-Raum kann in Seitenlage ungehindert abfließen – ein Sekretstau wird verhindert.
- Das Sekretaufkommen wird spürbarer und kann besser geschluckt werden.
- Bei Tracheotomierten wird der Zug auf die Trachealkanüle verhindert.

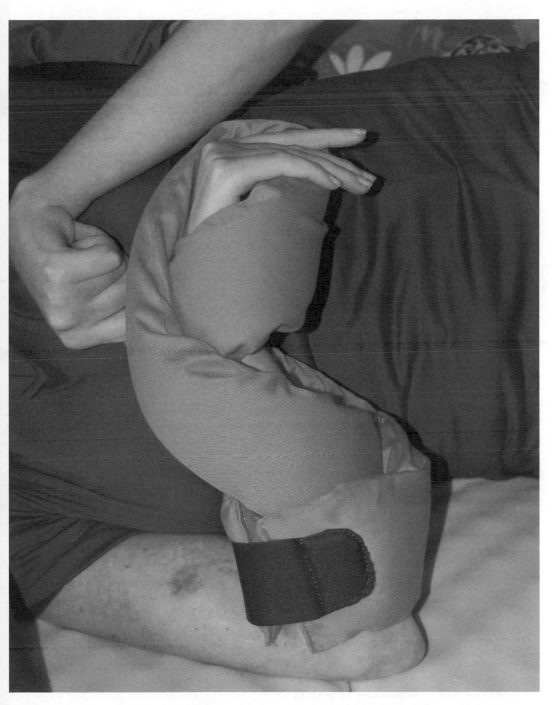

☐ **Abb. 12.11** Durch das Therapiesystem für die Hand wird die erzeugte Sensibilität mit Nachhaltigkeit unterstützt. (Mit freundl. Genehmigung von Miriam Holzmann)

- **Auswirkungen auf die Kommunikation**
- Zunahme des Atemvolumens zur Verbesserung der Stimmbildung durch optimierten Anblasedruck aus den Lungen auf die Stimmlippen.
- Möglichkeit zur Wahl einer Trachealkanüle mit Sprechaufsatz.
- Steigerung der Vigilanz.
- Haltungsregulation für das Sprech- und Stimmtraining.

- **Auswirkungen auf die sensorische Informationsaufnahme/Propriozeption**
- Die visuelle Raumwahrnehmung wird größer.
- Die Möglichkeit zum Kommunikationsaufbau nimmt zu.
- Schmerzreduktion und Schmerzprävention können sich einstellen.
- Das Schlafverhalten wird günstig beeinflusst.

- **Auswirkungen auf Muskeltonus/Bewegung**

Die Liege- und Lagerungshilfen regulieren den Muskeltonus und fördern dadurch die Möglichkeiten, bewegt zu werden bzw. sich selber bewegen zu können.

- **Auswirkungen auf die Ernährung/ Essen und Trinken**
- Positive Veränderung und Entwicklung des Ess- und Trinkverhaltens.
- Positiver Einfluss auf das gesamte sensorische Informationsangebot.
- Schluckunterstützende und erleichternde Position/Haltung.
- Optimierte Berücksichtigung der 7 Schluckphasen.

- **Zielgruppe**
- Patienten im Krankenhaus (Neurologie, innere Medizin, Chirurgie, Geriatrie, HNO u. a.),
- Betroffene mit schweren Störungen des zentralen Nervensystems,
- Patienten in der Intensivpflege,
- Bewohner aller vollstationären Pflegeeinrichtungen,
- Betroffene, die zu Hause die notwendige Pflege und Therapie erhalten,
- Schmerzpatienten,
- Menschen mit Handicap.

12.1.8 Interview mit einer Betroffenen

Nach dem erfolgreichen Einsatz der Therapiemittel wurde Miriam Holzmann über die von ihr wahrgenommenen Veränderungen befragt. Ihre Kommentare sind in dem nachfolgenden Interview dokumentiert (◘ Abb. 12.12)

12.2 Die Kniewelle – Hilfsmittel aus der Kinästhetik

Die Kniewelle ist ein in der Anwendung einfaches Hilfsmittel. Sie ist vor Jahren von einem befreundeten Kinästhetiktrainer entwickelt worden. Primär war die Kniewelle als Aufsteh- und Stehhilfe konzipiert worden. Ihre Vorzüge sind jedoch viel zahlreicher. Während der Arbeit mit dem CCC kristallisierten sich die nachfolgenden Anwendungsgebiete der Kniewelle heraus:

- Hinstellen von betroffenen Menschen mit herabgesetzter Funktion,
- Stehhilfe zwecks Gewichtsverlagerung auf die unteren Extremitäten,
- Aufrichten des gesamten Körpers,
- Regulation des Haltungstonus,
- Positionierung und Lagekorrektor der sitzenden Person,
- Positionierung und Lagekorrektur der liegenden Person,
- An- und Auskleiden der Hose.

Neben den fördernden Aspekten und den Vorteilen für den Menschen mit schweren Störungen gibt es auch für die pflegenden Personen einen erheblichen Vorteil. Der notwendige Einsatz der Körperkräfte kann sehr ökonomisch gestaltet werden. Die einzelnen Bewegungsabläufe und Bewegungsübergänge mit der Kniewelle werden als gemeinsame Interaktion und als Dialog betrachtet (◘ Abb. 12.13).

■ **Interview**

Interview mit Miriam Holzmann am 23.07.2011

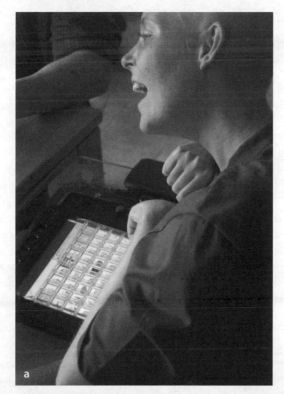

Frage 1: Miriam, wie geht es Dir heute?

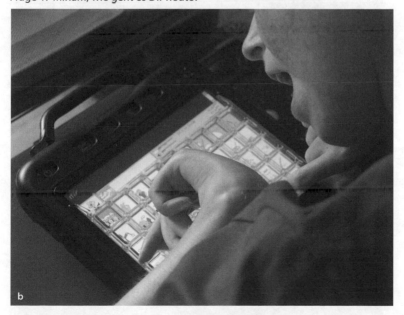

◻ **Abb. 12.12 a–g** Interview. (Mit freundl. Genehmigung von Miriam Holzmann)

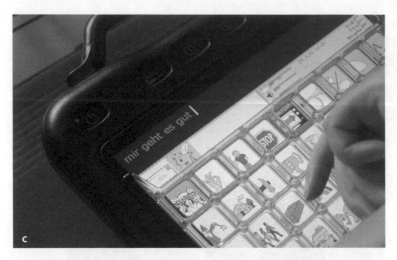

Frage 2: Du hattest heute einen Fototermin und hast die Möglichkeit gehabt die neuen Dysthera Trigo-Therapiesysteme kennen zu lernen. Wie hat Dir der Tag gefallen?

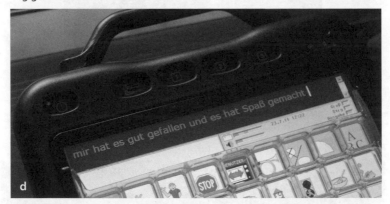

Frage 3: Du hast das Trigo-Therapiesystem für den Kopf angewendet erlebt! Hat Dein Kopf stabil gelegen und konntest Du dabei leichter Schlucken?

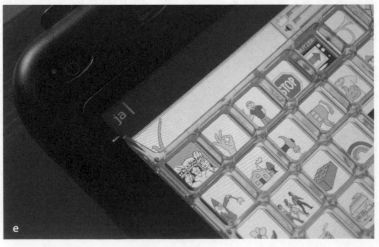

Frage 4: Hast Du insgesamt bequem gelegen und haben sich Deine Muskeln entspannen können?

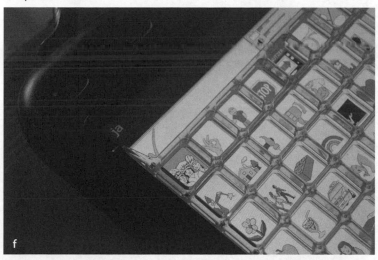

Frage 5: Hast Du Dich mit den Trigo-Therapiesystemen sicher gefühlt und wie hat sich Dein Atmen verändert?

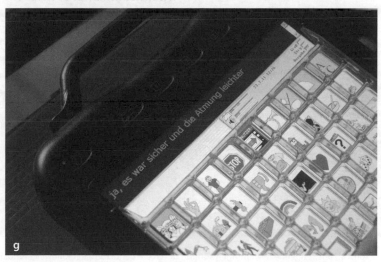

Liebe Miriam, vielen Dank für die tolle Zusammenarbeit. Du bist toll!

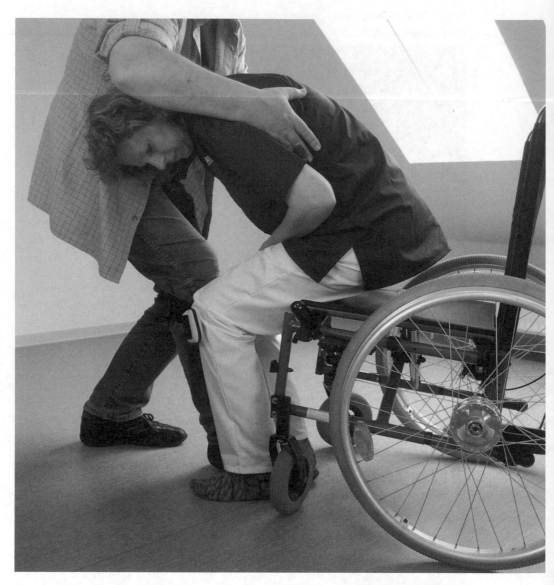

■ **Abb. 12.13** Viele sonst so anstrengende Bewegungen können durch die Benutzung der Kniewelle für beide Seiten erleichtert werden. (Mit freundl. Genehmigung von Kerstin Schlee)

12.3 Der Rollstuhl

Der Rollstuhl ist ein wesentliches Instrument, welches Leben, Teilhabe und Entwicklung aktiv unterstützt. Besonders für Menschen mit einer schweren Störung des zentralen Nervensystems kommen nichtangepasste Rollstühle nicht in Frage. Der Rollstuhl ist für den Betroffenen das Fahrinstrument, welches den fördernden Kontakt zur äußeren Welt möglich macht.

Ein nicht genau passender Rollstuhl kann die nachfolgenden Probleme erzeugen bzw. aufrechterhalten und forcieren:
- Probleme in der Haltung im
  - Kopfbereich,
  - Rumpfbereich,
  - Bereich der oberen Extremitäten,
  - Beckenbereich,
  - Bereich der unteren Extremitäten;
- Probleme in der Muskelspannung,
- Kontrakturen,
- Dekubiti,
- negative Einflussnahme auf die Atemfunktion,
- Unterstützung neurogener Dysphagien,
- Schmerzzustände (bei keinem Menschen auf dieser Welt dürfen vermeidbare Schmerzen erzeugt werden!).

- **Anforderungen an den Rollstuhl**

Ein angepasster Rollstuhl sollte folgende Eigenschaften haben:
- angepasste Sitztiefe,
- angepasstes Rückenteil,
- Kopfstütze, ggf. Head-Support, wenn der Kopf nicht gehalten werden kann,
- Sitzfläche mit Schlittenfunktion,
- Tauschkissen »Vacuform« zur Herstellung einer körperinformierenden Sitzfläche,
- Lumbalkissen,
- Zentralbremse,
- Kippschutz nach hinten,
- Fallschutz nach vorne,
- Verstellmöglichkeit des Rückenteils und Kantelung der Sitz- und Rückenfläche (◩ Abb. 12.14),
- feines und stilvolles Aussehen.

12.4 Das Trinkinstrument

Unter keinen Umständen sollte ein »Schnabelbecher« als Trinkgefäß verwendet werden. Die Nutzung dieses Bechers zwingt den hirnverletzten Menschen, seinen Kopf in gestreckte Haltung zu bringen, um den Inhalt des Bechers in den Mund zu bekommen und zu trinken. Geeignet sind in bestimmten Situationen sogenannte Nasenausschnittsbecher.

Der Ausschnitt in der Becherwand dient als Raum für die Nase in dem Moment, wenn der Becher angehoben wird. Der Ausschnitt ermöglicht dem Betroffenen, seinen Kopf in gebeugter Haltung zu lassen, um die physiologische Voraussetzung fürs Schlucken zu optimieren.

12.5 Der Nasenpflegeabsaugkatheter NosoQuick: Anwenderbericht

Der NosoQuick-Nasenpflegeabsaugkatheter kam bei einer 47-jährigen Bewohnerin mit amyotropher Lateralsklerose zur Anwendung. Die Bewohnerin befand sich in einem Fachzentrum für neurologische Langzeitrehabilitation.

Wir sahen eine Bewohnerin im Endstadium ihrer Erkrankung mit den typischen Symptomen: Schluckstörung, Störungen des Sprechens, Paresen, Untergewicht durch die vermehrte Muskelatrophie und das Nahrungsdefizit. Eine ausreichende Atmung war vorhanden. Aufgrund der Schwäche von Mund-, Gesichts- und Nackenmuskulatur litt die Bewohnerin an einer ausgeprägten Überproduktion von Speichel und damit auch verbundener starker Sekretion aus dem Nasenraum. Die verbale Kommunikation war eingeschränkt. Die Beantwortung von Ja/Nein-Fragen war nur durch Lautieren möglich.

Schon im Vorfeld hatte sich die Bewohnerin gegen eine Versorgung mit einer PEG und gegen eine Beatmungstherapie ausgesprochen.

In diesem Falle vorrangig war die aufmerksame Versorgung und Hinwendung, um sie möglichst lange am täglichen Leben teilhaben zu lassen.

Die übermäßige Sekretion aus dem Mund- und Nasenraum stellte für die Bewohnerin eine starke Belastung dar. Das Sekret konnte nicht geschluckt

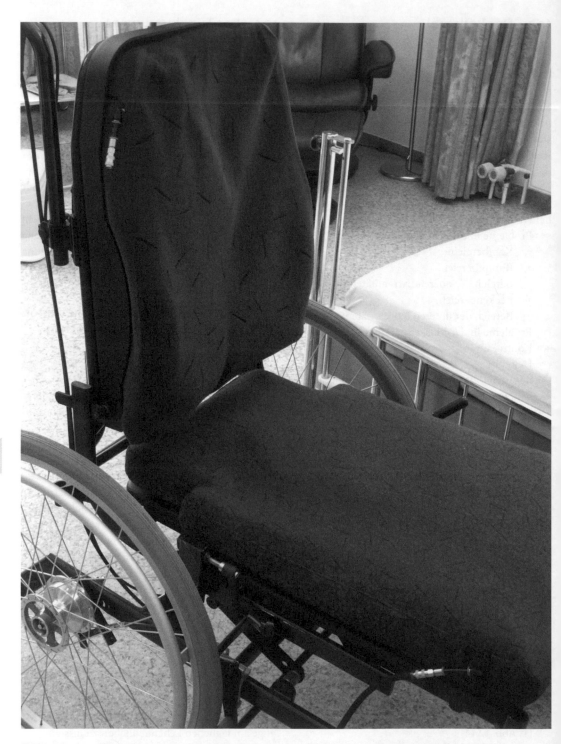

Abb. 12.14 Intelligente Systeme sorgen dafür, dass die Sitz- und Rückenflächen dynamisch verändert werden können

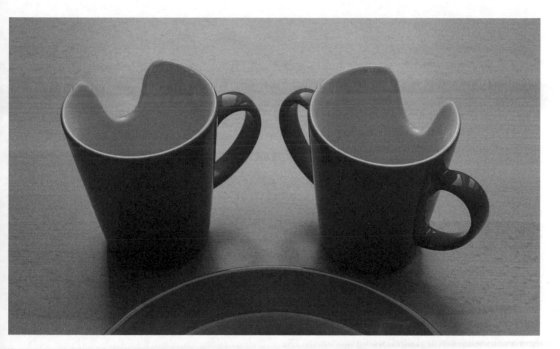

☐ **Abb. 12.15** Der Nasenausschnittsbecher aus Porzellan

werden, was einen erheblichen Leidensdruck erzeugte. Steht die Nase wegen erhöhter Sekretion oder Verstopfung nicht für die Luftzirkulation zur Verfügung, kommt es zu einer deutlichen Abnahme der Sinneswahrnehmung im Bereich des Riechens und Schmeckens. Absteigende Infektionen finden ihren Ausgangsort oftmals in der Nasenregion nebst ihren Höhlen. Durch die Anwendung des Nasenpflegeabsaugkatheters kann nicht nur die Sinneswahrnehmung optimiert werden, sondern auch die Pneumonierate sinken.

Neben der medikamentösen Therapie zur Reduzierung der Sekretion setzten wir den Noso-Quick-Nasenpflegeabsaugkatheter zum Absaugen des Sekretes aus dem Nasenraum ein. Diese speziell zur Nasenpflege entwickelten Katheter sind 45 cm lang und lassen sich an alle üblichen Absaugeinheiten adaptieren. Der Durchmesser beträgt CH 12. Die Spitze des Saugers hat eine spezielle Form, welche sich optimal an die anatomischen Verhältnisse anpasst und dadurch die äußere Nasenöffnung verschließt. Perforationen an der Ansatzstelle verhindern, dass zu viel Sog aufgebaut werden kann.

Die Anwendung der Sauger wurde durch die Bewohnerin als angenehm empfunden. Sie verspürte nach den Absaugvorgängen eine deutliche Erleichterung und konnte dadurch olfaktorische Angebote annehmen.

Die Nasenpflege steht im Allgemeinen nicht besonders hoch in der Prioritätenliste von Pflegenden. Eine optimierte Nasenpflege ist jedoch die Grundvoraussetzung für eine verbesserte Geruchs- und Geschmackswahrnehmung. Das Ess- und Trinkverhalten kann positiv beeinflusst werden, die Mundpflege wird eine günstige Entwicklung nehmen. Der Nasenpflegeabsaugkatheter hat uns sehr dabei unterstützt, die entsprechenden Voraussetzungen zu schaffen. Darüber hinaus wird damit das Trachealkanülenmanagement um ein weiteres adäquates Hilfsmittel erweitert.

12.6 Der Dysphagielöffel

In ▶ Abschn. 11.5 wurde auf die Benutzung eines Teelöffels hingewiesen. Herkömmliche kleine Löffel haben eine zum Teil nur angedeutete Bodenwölbung, wodurch der Zunge nicht im erforderlichen Maße die »Rinnenformung« vermittelt werden kann. Auch für das Abnehmen der Nahrung ist der

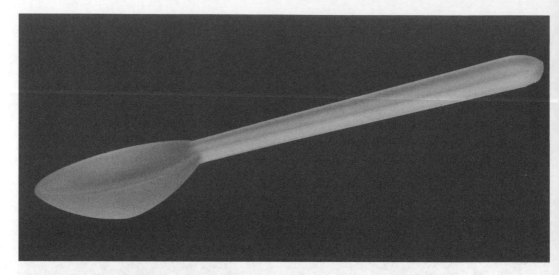

☐ Abb. 12.16 Der Löffel bietet einer definierten Menge Nahrung Platz, und der gewölbte Boden hilft der Zunge, sich in Rinnenform zu bewegen. (Mit freundl. Genehmigung der Firma Heimomed Heinze GmbH)

konventionelle kleine Löffel wenig geeignet. Die Ränder des Löffels sind meist scharfkantig und bereiten dem betroffenen Menschen oftmals ein unangenehmes Gefühl – insbesondere dann, wenn der notwendige Lippenschluss mittels Kieferkontrollgriff hergestellt wurde. Aus der Arbeit mit dem CCC resultiert die Innovation des Dysphagielöffels. Der Dysphagielöffel hat eine der Rinnenbildung der Zunge angeglichene Bodenwölbung und eine kleine Mulde auf der Oberseite, die die aufladbare Menge auf das geeignete Bolusvolumen begrenzt. Durch die Implementierung der Mulde und die Gestaltung der Oberseite besitzt der Dysphagielöffel keine scharfkantigen Ränder (☐ Abb. 12.16). Der Löffel ist in zwei Größen verfügbar. Die kleinere Version ist einerseits für Kinder und anderseits für Menschen mit vermindertem Kieferöffnungswinkel entwickelt worden.

Assessment

13.1 Gestaltung einer gemeinsamen und entwicklungsorientierten Konferenz

Grundsätzlich gilt, dass in definierten Abständen wiederkehrende gemeinsame und entwicklungsorientierte Konferenzen organisiert und durchgeführt werden. Dies gilt nicht nur für vollstationäre Fachpflegeeinrichtungen der Phase F, sondern insbesondere auch für jeden Pflegeprozess, der im häuslichen Bereich durchgeführt wird.

■ **Struktur**

Jährlich sollten 2–3 Konferenzen für jeden und mit jedem Betroffenen stattfinden. Die entsprechende Jahresplanung sollte gemeinsam mit der Familie des Betroffenen, seinen Angehörigen oder Freunden erstellt werden. Erfahrungsgemäß muss ein Zeitfenster von ca. 30 Minuten pro Konferenz eingeplant werden. Für die einzelne Konferenz wird aktuell eine Erst- bzw. Folgeerhebung mit dem SPM-Analysebogen (SPM-A, ▶ Abschn. 13.2) angefertigt.

■ **Raum**

Die entwicklungsorientierte Konferenz findet bewusst in dem Fachbereich statt. Der Raum als solcher sollte einige Voraussetzungen erfüllen wie z. B. gute Lichtverhältnisse und gutes Raumklima, genügend Sitzmöglichkeiten und entsprechende Speisen und Getränke. Auf diesem Wege wird die Wertschätzung gegenüber den Beteiligten unterstrichen. Ein Schild mit der Aufschrift »Bitte nicht stören« befindet sich von außen an der Eingangstür zum Konferenzraum.

■ **Ablauf**

Jeder Anwesende erhält eine Tischvorlage. Inhalt der Tischvorlage ist der SPM-A-Bogen mit den entsprechenden Netzdiagrammen der Gesamtauswertung. Für jede Konferenz wird eine Teilnehmerliste mit Zeitangaben erstellt. Zu klären ist, dass die entwicklungsorientierte Konferenz als Sonderleistung innerhalb der zukünftigen Pflegesatzvereinbarung als fester Bestandteil verhandelt werden kann. Die Konferenz wird durch prozessbegleitende Personen moderiert.

■ **Personenkreis**

Teilnehmende Personen sind:
- der Betroffene mit seiner Familie,
- der Moderator,
- die Pflegedienstleitung,
- die für den Betroffenen verantwortliche pflegende Person,
- die Therapeuten, die mit der betroffenen Person in direktem Kontakt stehen, z. B. Logopädie, Physiotherapie, Ergotherapie u. a.,
- der Hausarzt,
- die Küchenleitung (wenn die betroffene Person oral Getränke oder Nahrung zu sich nimmt),
- der gesetzliche Betreuer.

■ **Inhalte**

- Ausdruck der Tagesberichte: Pflege und Therapie, Filterzeitraum 2 Wochen.
- SPM-A (die aktuelle und Verlaufserhebung).
- Planungselemente werden mittels Mindmapping dokumentiert (anhand dieser Aufzeichnung findet die entsprechende Anpassung der Gesamtplanung statt).
- Integrierte Planung der Therapeuten (die Planung der Therapeuten sollte in der Pflegedokumentation integriert sein).

■ **Ziele**

- Positive Einflussnahme auf die objektive Pflegeeinstufung durch den Medizinischen Dienst der Krankenversicherungen (MDK),
- aussagekräftige Zeiterfassung,
- Darstellung der Prozessteilnehmer,
- Erstellung der SPM-A der Gesamtentwicklung,
- Erkenntnis hinsichtlich des aktuellen Entwicklungsstandes,
- Optimierung des Förderangebotes und der Planungsinhalte,
- größtmögliche Transparenz gegenüber
    - der Familie,
    - dem Hausarzt,
    - den Therapeuten,
    - dem gesetzlichen Betreuer,
    - der Heimaufsicht,
    - dem MDK,
    - den Kostenträgern.

13

13.2 Dokumentation

13.2.1 Der sozio-, psychosomatische und motorische Analysebogen (SPM-A)

Der sozio-, psychosomatische und motorische Analysebogen wird im weiteren Verlauf mit der Abkürzung SPM-A beschrieben. Der SPM-A ist Teil des Assessments innerhalb der neurologischen Langzeitrehabilitation, der die Entwicklungen des Betroffenen transparent macht. Der Analysebogen wurde über Jahre parallel zum Gesamtkonzept zur Begleitung von Menschen mit schweren Störungen des zentralen Nervensystems entwickelt und ist in Anlehnung an das teilhabe- und entwicklungsorientierte Betreuungsmodell (TEPM) nach Frank Riehl entstanden. Der SPM-A ist ein EDV-Programm, welches über jeden PC bearbeitet werden kann.

Die sozio-, psychosomatische und motorische Analyse der Gesamtentwicklung (SPM-A-Bogen) ist eine Ergänzung zur täglichen Dokumentation (◘ Abb. 13.1). Sie dient als Informationsspeicher und stellt den Prozessverlauf dar. Die Dokumentation wird für die jeweilige Neuerhebung ausgewertet.

Hierbei handelt es sich um eine Fragensammlung, die alle 3–6 Monate durch zwei Personen überarbeitet wird. Zum einen dient sie der Einschätzung der Entwicklung und zum anderen werden damit Prozesse für den entsprechenden Gutachter z. B. des Medizinischen Dienstes der Krankenversicherungen oder Kostenträger wesentlich transparenter. Gerade hinsichtlich der permanenten Diskussionen über Therapieleistungen ist das transparente Handeln von großer Bedeutung.

Alle fördernden Ansätze des Konzepts orientieren sich an den vielfältigen Phänomenen der menschlichen Wahrnehmung, Bewegung, Interaktion zwischen Personen und der Interaktion zwischen der Person und ihrer stabilen Umwelt, z. B.:

- die Umgebung sehen können,
- sich fühlen können,
- Schwerkraft empfinden können,
- mit der festen Umwelt interagieren können,
- die Gerüche der Umgebung wahrnehmen können,
- die Geräusche der Umgebung wahrnehmen können,
- orale Angebote schmecken können,
- orale Angebote schlucken können,
- den Körper in Gleichgewicht erleben können,
- den eigenen Körper berühren können,
- Muskeltonus regulieren können u. v. a. m.

Die speziellen pflegetherapeutischen Informationsangebote sollen dem betroffenen Menschen die Unterstützung geben, die entsprechenden Eigenkompetenzen auszuweiten. Die Analyse arbeitet nur initial mit der Bewertung »Ja« oder »Nein«. In den Folgeanalysen wird jeweils die Veränderung der entsprechenden Eigenkompetenzentwicklung ermittelt. Die Ersterhebung wird zur ersten entwicklungsorientierten Konferenz erhoben, im weiteren Verlauf wird sie jeweils zur vierteljährlich stattfindenden Folgekonferenz neu erarbeitet. Bei den einzelnen Konferenzen setzt sich der Gesprächskreis aus folgenden Personen zusammen:

- dem betroffenen Menschen,
- Interessensvertretern aus der Familie oder Freundeskreis der betroffenen Person,
- der primäre Bezugspflegeperson (moderiert die Konferenz mittels Mindmapping),
- den Therapeuten aus
  - Physiotherapie,
  - Ergotherapie,
  - Logopädie,
  - Musiktherapie,
- der verantwortlichen Pflegedienstleitung,
- Medizinern.

Die Konferenz endet jeweils mit der Frage an den Betroffenen und/oder seine Familie »Welche Wünsche haben Sie für die nächsten 3 Monate, und was können wir Ihnen anbieten, damit Sie sich sicher und adäquat begleitet fühlen?«

Die sozio-, psychosomatische und motorische Analyse der Gesamtentwicklung betrachtet die in der folgenden Übersicht genannten Bereiche.

13

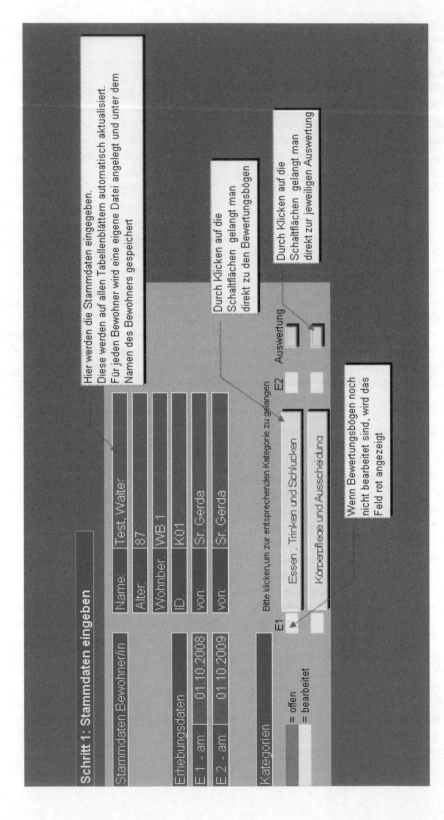

■ Abb. 13.1 Anwendungshilfe

Beurteilte Bereiche im SPM-A

- Alltagskompetenz:
  - Essen, Trinken und Schlucken
  - Körperpflege und Ausscheidung
  - An- und Ausziehen
- Motorik:
  - Sitzen
  - Bewegungsübergänge/Transfer
  - Bewegen im Raum
  - Stehen/Gehen
  - Kopfbewegung
  - Lagerung und Bewegungsübergänge annehmen können
- Wachheit, Ruhen und vegetative Stabilität:
  - Vegetative Stabilität wie Herzfrequenz, Atemfrequenz, Atemtiefe, Schwitzen etc.
  - Wachheit und Ruhen
- Verarbeitung von gespürten Informationen:
  - Interaktion zwischen Körper und seiner real spürbaren Umgebung
  - Verhalten bei pflegerischen Angeboten
  - Akzeptanz gegenüber Raumlageveränderung
- Verarbeitungs- und Verständigungsmöglichkeiten
  - Aktive Verständigung
  - Passive Verständigung
  - Sozialanpassung

Die sozio-, psychosomatische und motorische Analyse der Gesamtentwicklung soll aufzeigen, welche Veränderung der Eigenkompetenzen erzeugt werden konnten. Diese Erfahrungen machen es möglich, dass die jeweiligen Angebote verändert bzw. intensiviert werden können.

13.2.2 Anwendung des SPM-A: Assessment zur Darstellung von Eigenkompetenz und Veränderungen im Entwicklungsstatus

- Überblick

Die Entwicklungsdarstellung ist eine in Excel hinterlegte Anwendung zur Visualisierung der Entwicklungsmerkmale in verschiedenen Kategorien (◻ Abb. 13.2). Insgesamt besteht sie aus drei Sektionen:

- Sektion 1: Kategorien
  Alle relevanten Einzelkompetenzen finden ihre Aufteilung in insgesamt 9 Kategorien. Jede Einzelkompetenz wird durch eine Frage dargestellt und die jeweilige Antwort wird mittels eines Zahlenwertes hinterlegt.
- Sektion 2: Einzelauswertung
  Jede einzelne Kategorie kann solitär ausgewertet werden und die verknüpfte grafische Darstellung visualisiert die Einzelauswertung.
- Sektion 3: Gesamtauswertung
  Die Gesamtauswertung erfolgt über die Darstellung in einer Übersichtsgrafik. Die ermittelten Ergebnisse sind wegweisend für die Planung der zukünftigen Förderangebote.

- Kategorien

Die SPM-A-Entwicklungsdarstellung ist in die nachfolgenden 9 Kategorien aufgeteilt.
1. Essen, Trinken und sicher Schlucken
   (◻ Abb. 13.3)
2. Körperpflege und Ausscheidung
   (◻ Abb. 13.4)
3. An- und Ausziehen
   (◻ Abb. 13.5)
4. Verarbeitung und Verständigung
   (◻ Abb. 13.6)
5. Verständigung aktiv und passiv
   (◻ Abb. 13.7)
6. Lagerung, gespürte Informationen
   (◻ Abb. 13.8)
7. Sitzen, Transfer, Bewegen im Raum
   (◻ Abb. 13.9)
8. Wachheit, Ruhe, vegetative Stabilität
   (◻ Abb. 13.10)
9. Assessment

Sozio-, psychosomatische und motorische Analyse der Gesamtentwicklung - SPM-A - modifiziert

Stammdaten Bewohner/in	Name:	B., Sabine
	Alter:	37
	Wohnber.	WB 2
Erhebungsdaten	ID.	K01
E 1 - am:	von:	
E 2 - am:	von:	

Kategorien

Bitte klicken, um zur entsprechenden Kategorie zu gelangen

E1   E2

= offen

= bearbeitet

Essen , Trinken und Schlucken

Körperpflege und Ausscheidung

An- und Ausziehen

Verarbeitung- und Verständigung

aktive, passive Verständigung

◻ **Abb. 13.2** Stammdaten

13

In der einzelnen Kategorie sind Fragen hinterlegt – insgesamt 100. Die einzelne Frage ist positiv formuliert und dient der Einschätzung der jeweiligen Kompetenz der betroffenen Person. Hat die betroffene Person hinsichtlich einer Frage z. B. ein kompensiertes Handicap wird sie mit 2 für »ja« bewertet. Ist die entsprechende Funktion nicht immer einzuleiten, wird sie mit 1 für »teilweise« bewertet, und liegt in dem entsprechenden Bereich ein momentan verhinderndes Handicap, wird die entsprechende Frage mit 0 für »nein« bewertet. Liegen keinerlei Einschränkungen in der entsprechenden Kategorie vor, muss nur die Kategorieübersicht mit dem Zahlenwert 2 beantwortet werden.

Die Bewertung der einzelnen Frage kann also erst nach einer intensiven Beobachtung nebst der entsprechenden Tagesdokumentation vorgenommen werden. Liegen keine Handicaps in Einzelbereichen vor, wird bei der Relevanz ein »Nein« freigeschaltet.

In der linken Spalte wird die Ersterhebung vorgenommen und in der rechten Spalte die Zweiterhebung. Bei Mehrfacherhebungen (3. und 4., 5. und 6. usw.) wird jeweils die Datei neu geöffnet, aus der 1. Erhebung wird die 3. Erhebung und aus der 2. Erhebung die 4. Erhebung.

Die einzelnen Kategorien sind Gegenstand und Grundlage der Förder- und Pflegeplanung und dienen zudem der Verlaufsevaluation. Das Feld »Bemerkung« kann frei beschrieben werden und dient der Dokumentation besonderer Ereignisse.

Nr.	Kriterium: Essen & Trinken	Ja =2	Teilw. =1	Nein =0	Bemerkung	Ja =2	Teilw. =1	Nein =0	Entwicklung
1	kann selbstständig essen und trinken			0				0	Gleich
2	kann Nahrung selbst mundgerecht portionieren			0				0	Gleich
3	kann Besteck zum Mundführen			0				0	Gleich
4	kann Besteck selbst in den Mund stecken			0				0	Gleich
5	kann Nahrung vom Besteck abnehmen			0				0	Gleich
6	kann feste Nahrung kauen			0				0	Gleich
7	kann Brei schlucken			0		2			Zunahme
8	hustet nicht beim Essen			0		2			Zunahme
9	Kehlkopf bewegt sich auf- und abwärts beim Schlucken			0		2			Zunahme
10	Nahrung wird nicht mit der Zunge herausgedrückt			0		2			Zunahme
11	kann Zunge frei im Mund bewegen		1		Bewegung nach Vorne und Hinten	2			Zunahme
12	Lippenschluss komplett; Nahrung wird im Mund behalten			0			1		Zunahme
13	kann selbstständig Trinkgefäß zum Mund führen			0				0	Gleich
14	kann Flüssigkeit schlucken			0		2			Zunahme
15	hustet nicht beim Trinken			0		2			Zunahme
16	kann Berührung der Triggerpunkte (Mund, Lippen) zulassen			0		2			Zunahme
17	kann Berührung von Mund/Lippen zulassen			0		2			Zunahme
18	akzeptiert Druckimpuls auf der Zunge			0		2			Zunahme
19	kann Zahn- und Prothesenpflege zulassen			0		2			Zunahme

◻ Abb. 13.3 Essen und Trinken

Nr.	Kriterium: Körperpflege & Ausscheidung	Ja = 2	Teilw. = 1	Nein = 0	Bemerkung	Ja = 2	Teilw. = 1	Nein = 0	Entwicklung
21	**kann Körperpflege selbstständig übernehmen**			0				0	Gleich
22	kann Gesicht pflegen			0				0	Gleich
23	kann Körperpflege an Oberkörper und Armen übernehmen			0				0	Gleich
24	kann Körperpflege im Intimbereich übernehmen			0				0	Gleich
25	kann das Bett zur Körperpflege verlassen			0		2			Zunahme
26	kann Handlungsablauf am Waschbecken koordinieren			0				0	Gleich
27	kann sich abtrocknen			0				0	Gleich
28	kann Angebot therapeutischer Körperpflege annehmen			0		2			Zunahme
29	nimmt Körperpflege in Seitenlage an			0		2			Zunahme
30	reagiert auf Körperpflege mit Tonusregulation			0		2			Zunahme
31	kann während der KP Eigenbewegungen ausbauen			0		2			Zunahme
32	**kann Ausscheidung selbstständig regulieren**			0				0	Gleich
33	kann den Bedarf des Toilettengangs mitteilen			0				0	Gleich
34	kann sich vor Toilettenbenutzung ausziehen			0				0	Gleich
35	kann sich auf die Toilette setzen			0				0	Gleich
36	kann sich selbstständig abputzen			0				0	Gleich
37	kann die Toilettenspülung benutzen			0				0	Gleich
38	kann sich nach Toilettenbenutzung anziehen			0				0	Gleich

⚬ Abb. 13.4 Körperpflege und Ausscheidung

Nr.	Kriterium: An- und Ausziehen	Ja = 2	Teilw. = 1	Nein = 0	Bemerkung	Ja = 2	Teilw. = 1	Nein = 0	Entwicklung
39	**kann sich selbstständig an- und ausziehen**			0				0	Gleich
40	unterstützt An- und Ausziehen durch Eigenbewegung			0		2			Zunahme
41	kann einzelne Kleidungsstücke an- bzw. ausziehen			0				0	Gleich
42	kann Verschlüsse an Kleidung öffnen bzw. schließen			0				0	Gleich
43	kann Reihenfolge beim Anziehen nachvollziehen			0				0	Gleich
44	stellt Kleidung selbst zusammen			0				0	Gleich
45	berücksichtigt dabei die Witterung			0				0	Gleich
46	benutzt den Kleiderschrank			0				0	Gleich

◘ **Abb. 13.5** An- und Ausziehen

Nr.	Kriterium: Verarbeitung und Verständigung	Ja =2	Teilw. =1	Nein =0	Bemerkung	Ja =2	Teilw. =1	Nein =0	Entwicklung
47	**Reaktion auf Kommunikationsangebote selbstständig u. adäquat**			0				0	Gleich
48	kann auf visuelle Angebote reagieren			0		2			Zunahme
49	kann Aktivitäten mit dem Blick folgen			0		2			Zunahme
50	kann Gegenstände im Raum betrachten			0		2			Zunahme
51	kann Gegenstände auf Bildkarten erkennen			0		2			Zunahme
52	betrachtet Gegenstände in der Hand			0		2			Zunahme
53	kann kurzzeitig mit dem Blick fixieren			0		2			Zunahme
54	reagiert auf Raumverkleinerung			0		2			Zunahme
55	bewegt den Kopf in Richtung von Geräuschquellen			0		2			Zunahme
56	öffnet oder schließt die Augen bei auditiven Angeboten			0				0	Gleich
57	auf Musik folgt Bewegung			0				0	Gleich
58	kann auf einem Instrument Töne erzeugen			0		2			Zunahme
59	steigert oder vertieft die Atmung bei olfaktorischen Angeboten			0		2			Zunahme
60	bewegt den Kopf zur Geruchsquelle hin			0		2			Zunahme
61	kann gezielt Gegenstand aus einem Krabbelsack ziehen			0				0	Gleich
62	kann Gegenstände ertasten			0				0	Gleich
63	betrachtet Gegenstände in der Hand			0				0	Gleich

◻ **Abb. 13.6** Verarbeitung und Verständigung

Nr.	Kriterium: aktive / passive Verständigung	Ja = 2	Teilw. = 1	Nein = 0	Bemerkung	Ja = 2	Teilw. = 1	Nein = 0	Entwicklung
64	Keine Einschränkungen in der aktiven Verständigung			0				0	Gleich
65	kann Fragen formulieren			0				0	Gleich
66	spricht deutlich 2–3 Worte			0				0	Gleich
67	kann Zweiwortkombinationen anwenden			0				0	Gleich
68	spricht »Einwortsätze«, um Bedürfnisse mitzuteilen			0				0	Gleich
69	kann mit Körpersprache / Gesten antworten	2				2			Gleich
70	kann Töne als Zeichen des Wohl- / Unwohlbefindens erzeugen	2				2			Gleich
71	kann Töne, Silben, Worte bzw. Mundbewegungen nachahmen			0				0	Gleich
72	Keine Einschränkungen in der passiven Verständigung			0				0	Gleich
73	hört erzählten Geschichten zu			0				0	Gleich
74	kann Raumangaben folgen (rechts, links, usw.)			0		2			Zunahme
75	kann den Sinn einzelner Worte verstehen			0		2			Zunahme
76	fühlt sich angesprochen (verbal, nonverbal)			0		2			Zunahme
77	kann einfache körpersprachliche Signale verstehen			0		2			Zunahme
78	kann wechselseitigen sozialen Kontakt eingehen			0				0	Gleich
79	kann Berührung und Lageveränderung akzeptieren			0		2			Zunahme
80	kann in basalen, kommunikativen Kontakt treten			0		2			Zunahme
81	kann sich mit »ich« bezeichnen			0				0	Gleich

◻ Abb. 13.7 Aktive und passive Verständigung

Nr.	Kriterium: Lagerung / gespürte Information	Ja =2	Teilw. =1	Nein =0	Bemerkung	Ja =2	Teilw. =1	Nein =0	Entwicklung
82	**Nimmt selbstständig adäquate Lageveränderungen vor**			0				0	Gleich
83	selektive Bewegung ist möglich			0		2			Zunahme
84	kann 30 Grad Lagerung mit angepasster USF annehmen			0		2			Zunahme
85	kann 90 Grad Lagerung mit angepasster USF annehmen			0		2			Zunahme
86	kann 135 Grad Lagerung mit angepasster USF annehmen			0		2			Zunahme
87	kann Bauchlagerung annehmen			0				0	Gleich
88	**braucht keine zusätzlichen Körper-Welt-Informationen**			0				0	Gleich
89	kann einzelne Handlungsschritte in Eigenregie übernehmen			0				0	Gleich
90	kann mit Tonusregulation auf geführte Aktivität reagieren			0		2			Zunahme
91	kann einzelne Inhalte verknüpfen und mit GFA aktiv unterstützen			0				0	Gleich
92	kann eine feste Umgebung akzeptieren			0		2			Zunahme

13

■ Abb. 13.8 Lagerung und gespürte Information

Nr.	Kriterium: Motorik im Sitzen und Transfer	Ja =2	Teilw. =1	Nein =0	Bemerkung	Ja =2	Teilw. =1	Nein =0	Entwicklung
93	**Kann Sitzposition selbstständig einnehmen und halten**			0				0	Gleich
94	kann im Bett sitzen			0		2			Zunahme
95	kann auf dem Matratzenrand sitzen			0		2			Zunahme
96	kann im Stuhl / Rollstuhl sitzen	2				2			Gleich
97	kann mit angepasster USF sitzen (bis 15 bzw. 30 Min.)			0		2			Zunahme
98	**Kann Bewegungsübergänge selbstständig gestalten**			0				0	Gleich
99	kann Muskeltonus der Situation anpassen			0		2			Zunahme
100	kann sich beim Umsetzen halten und stützen			0				0	Gleich
101	kann über den Stand transferiert werden			0				0	Gleich
102	kann im halbhohen Transfer umgesetzt werden			0				0	Gleich
103	kann im tiefen Transfer umgesetzt werden			0				0	Gleich
104	Transfer mit maximaler Entlastung ist möglich	2				2			Gleich
105	**kann sich selbstständig frei in allen Räumen bewegen**			0				0	Gleich
106	kann mit Unterstützung (personell / materiell) gehen			0				0	Gleich
107	kann mit Hilfsmitteln (Standy, Schienen) ca. 15 Min. stehen			0				0	Gleich
108	kann den Rollstuhl selbstständig benutzen			0				0	Gleich
109	kann die Tür öffnen			0				0	Gleich
110	kann Treppen auf- und absteigen			0				0	Gleich
111	**Kann den Kopf halten und frei bewegen**			0			1		Zunahme
112	Kann Bewegung mittels Kopfbewegung einleiten			0		2			Zunahme
113	Kopf ist in Ruhe / Aktivität nicht haltungsfixiert			0		2			Zunahme
114	Kopfhaltung und -bewegung ist beeinflussbar			0		2			Zunahme

◻ Abb. 13.9 Motorik, Sitzen und Transfer

13

Nr.	Kriterium: Wachheit, Ruhe vegetat. Stabilität	Ja = 2	Teilw. = 1	Nein = 0	Bemerkung	Ja = 2	Teilw. = 1	Nein = 0	Entwicklung
115	**Schlaf- und Wachrhythmus orientieren sich an Tag u. Nacht**						1		Zunahme
116	Schlafphasen am Tag sind kleiner als in der Nacht					2			Zunahme
117	kann mehr als 5 Stunden in der Nacht schlafen	2				2			Gleich
118	kann über längere Zeit aktiv sein (>60 min.; 15–60 min.; weniger als 15 min.)					2			Zunahme
119	**kann selbstständig essen und trinken**						1		Zunahme
120	kann feste Nahrung kauen					2			Zunahme
121	kann Brei schlucken					2			Zunahme
122	hustet nicht beim Essen					2			Zunahme

❑ **Abb. 13.10** Wachheit, Ruhe, vegetative Stabilität

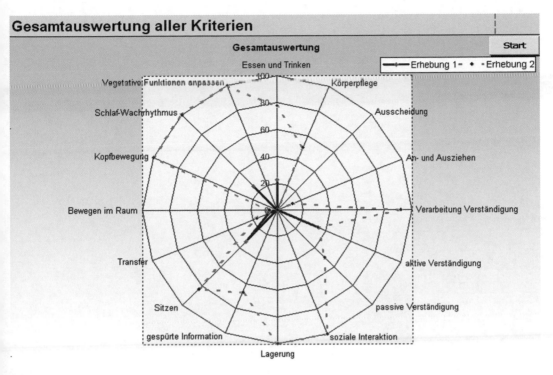

Gesamtauswertung aller Kriterien

○ **Abb. 13.11** Gesamtauswertung

■ **Einzelauswertung**

Jede einzelne Kategorie kann solitär grafisch ausgewertet werden. Die Auswertung wird via Netzdiagramm dargestellt, die entsprechenden Verbindungslinien der Ersterhebung werden in Schwarz und die Verbindungslinien der Zweiterhebung in Blau dargestellt. Auf einen Blick zeigen sich Bereiche, die einer besonderen Fürsorge und Aufmerksamkeit benötigen

■ **Gesamtauswertung**

In der Gesamtauswertung werden alle Kategorien mit ihrer Überschrift zusammengefasst und grafisch über ein Netzdiagramm dargestellt. Auch die Gesamtauswertung wird hinsichtlich der Erst-, Zweit- und aller weiteren Erhebungen farbig dargestellt; die entsprechenden Verbindungslinien der Ersterhebung werden in Schwarz und die Verbindungslinien der Zweiterhebung in Blau dargestellt. Es zeigen sich auf einen Blick die besonderen Förderbereiche, und die an der Pflege beteiligten Personen bekommen einen Überblick über ihr nachhaltiges und wirkendes Handeln (○ Abb. 13.11).

Die Gesamtauswertung vermittelt einen Überblick über die vitale und vegetative Stabilität und über die Lebensweltorientierung, die Autonomie, die Normalität, die Sicherheit und über das Lernen.

Alle abzuleitenden Inhalte sind wissensgebunden und machen eine kontinuierliche praktische Einführung notwendig.

Fazit

Nur wenn es uns Pflegenden gelingt, Angebote »spürbar und bewegt« zu gestalten, ist es dem Menschen mit einer schweren Schädigung möglich, seine Kompetenzen hinsichtlich einer situationserzeugten Teilhabe zu erweitern.

Letztendlich beruht ein Großteil der neurologischen Langzeitrehabilitation auf der physiologischen Basis der Informationskette, in der die sensorischen Informationen den motorischen Output beeinflussen.

Alle bislang angesprochenen Bereiche dienen in erster Linie der Gestaltung der sensorischen Informationen. Diese Angebote arbeiten mit den folgenden Grundthesen:

- Unterschiedlichste Wahrnehmungsangebote führen nur in Verbindung mit gespürter und bewegter Information zu einer Ausweitung der Integrationserfahrung.
- Dabei müssen die Umweltinformationen real, also spürbar und konkret werden. Es folgt eine Auseinandersetzung mit den Ursachen und Wirkungen – daraus resultiert das Handeln.
- Die Grundvoraussetzung für die Entwicklung einer positiven Erkenntniswahrnehmung ist das Erleben von positiven Empfindungen.

- **Ziel: Verbesserung und Reorganisation von Gehirnleistungen**

❯ **Durch konsequente Förderung und durch die Berücksichtigung der allgemeinen Rehabilitationsprinzipien können neue Verknüpfungen im Gehirn entstehen, die nachfolgend nutzbar gemacht werden müssen. Entwicklungsförderung im Bereich der Wahrnehmung, der Bewegung, der Interaktion zwischen Personen und der Interaktion zwischen der betroffenen Person und ihrer Umwelt ist hinsichtlich der kognitiven Neustrukturierung existenziell.**

Menschen mit einer schweren Schädigung des zentralen Nervensystems wollen passende Angebote erleben, und sie sind permanent auf der Suche nach geeigneter und informativer Interaktion. Interaktion bezeichnet im Kontext der Förderung von hirnverletzten Menschen das wechselseitige Aufeinandereinwirken von Akteuren und einfachen bzw. komplexen Systemen. Interaktion ist das aufeinander bezogene Handeln zweier oder mehrerer Personen oder die Wechselbeziehung zwischen Handlungspartnern.

Menschen mit signifikanten Hirnverletzungen erleben oftmals Einschränkungen in ihrer kognitiven Organisation und Struktur, aber auch der Umweltorientierung. Das Gehirn nimmt die entsprechenden Veränderungen als Information auf, um sie nachfolgend zu verarbeiten. Die Informationen werden vom Gehirn u. a. registriert, bewertet, geordnet, verglichen, analysiert und gespeichert. Im Falle der kognitiven Beeinträchtigung ist es zwingend notwendig, gespürte Informationswege zu intensivieren.

Spürbare Informationen haben prinzipiell etwas mit Entfernung zu tun. In diesem Zusammenhang werden Begriffe wie »Nähe« und »Distanz« benutzt. Werden z. B. zwei Gegenstände betrachtet, so stellt sich ihre Beziehung zueinander als »getrennt« oder »zusammen« dar. Dies trifft auch auf die Beziehung zwischen Mensch und Umwelt zu, und bevor die Umwelt für den Menschen spürbar wird, muss hinsichtlich der räumlichen Beziehung aus »getrennt« »zusammen« werden.

Diese Veränderung erlaubt der Person, in Interaktion mit dem Gegenstand zu treten. Um die Distanz zu reduzieren, erfolgt eine annähernde Bewegung, die als Grundlage eine gewisse Spannung in der Muskulatur benötigt. Die Haut der betroffenen Person erreicht durch die Bewegung einen anderen Punkt der Umwelt und spürt einen relativen Widerstand. Dieser Widerstand ist ein Bewegungsergebnis und leitet nachfolgend die Entspannung innerhalb der Muskelspannung ein.

Die Informationssuche wird begleitet von folgenden Fragen:

- Welche Handlung erlebe ich zurzeit?
- Was für einen Sinn verfolgt diese Handlung?
- Wie ist zum Zeitpunkt der Handlung meine Position im Raum?
- Habe ich bei der Handlung spürbaren Kontakt zur meiner Umwelt?

Nachdem die Handlung für den Betroffenen informativ war, ist er in der Lage, zu erkennen, zu lernen und zu wissen.

- **Die Entdeckung der Langsamkeit**

Jedes Handlungsangebot einer intensiven körperlichen Information verfolgt folgende Ziele:

- körperorientierte Informationssuche,
- Spüren der realen und stabilen Umwelt,
- Nachvollziehbarkeit,
- Langsamkeit,
- Organisation und Verarbeitung von Informationen,
- Einleitung einer geplanten und zielgerichteten Bewegung,
- Regulation des Muskeltonus,
- Aufbau eigener Handlungsstrategien
- u. a.

❯ Diese Ziele werden durch die Methode zur Körperinformation unterstützt. Bewegungen sind vom Ausmaß eher klein, die Bewegungen finden im diagonalen Wechsel statt, nach jedem kleinen Informationsangebot erfolgt eine spürbare Kleinstbewegung am Becken verbunden mit einem signifikanten Druck.

Das Informationsangebot eröffnet eine spürbare Kontaktebene zwischen Körper und Umwelt und dies vergrößert und ermöglicht gleichsam eine prägende Interaktion. Sinnvolle Interaktionen ermöglichen dem Betroffenen neue Ideen und stärken das Selbstbewusstsein. Das Ausbilden von Ideen hängt von der Qualität, der Langsamkeit und von der Selektion der Information ab.

Serviceteil

Bildungskonzept »Fördern durch Pflege bei schweren Hirnschädigungen«

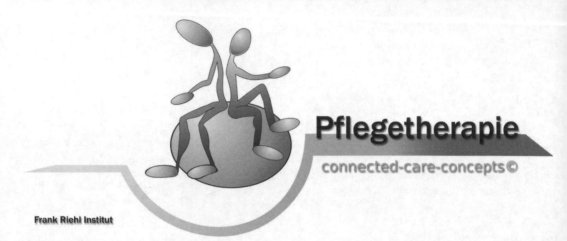

Pflegetherapie

connected-care-concepts©

Frank Riehl Institut

Das Folgende ist ein Auszug aus dem Konzept des Frank Riehl Instituts für angewandte Pflegetherapie (☐ Abb.) für die neurologische Langzeitrehabilitation von Menschen mit schweren und schwersten Schädigungen des ZNS der Phasen B, C und F unter dem Aspekt der Wiedereingliederung.

- **Elementarbereiche**

Folgende Elementarbereiche finden Einzug in die inhaltliche Arbeit:

- **Prägnanz:** Es werden bevorzugt Gestalten wahrgenommen, die sich von anderen durch ein bestimmtes Merkmal abheben.
- **Nähe:** Elemente, die zusammengeführt sind, werden als zusammengehörig wahrgenommen, d. h. gespürt.
- **Ähnlichkeit:** Einander ähnliche Elemente werden eher als zusammengehörig erlebt als miteinander unähnliche.
- **Kontinuität:** Informationen, die eine Fortsetzung vorangegangener Informationen zu sein scheinen, werden als zusammengehörig angesehen.
- **Geschlossenheit:** Linien, die eine Fläche umschließen, werden unter sonst gleichen Umständen leichter als eine Einheit aufgefasst als diejenigen, die sich nicht zusammenschließen (Katz 1969)

- **Gemeinsames Schicksal:** Zwei oder mehrere sich gleichzeitig in eine Richtung bewegende Elemente werden als eine Einheit oder Gestalt wahrgenommen.

- **Erläuterungen zur Weiterbildung zur Pflegepraktikerin/zum Pflegepraktiker mit Experten- und Trainerkompetenz**

Die Weiterbildung ist in 3 Phasen eingeteilt.
- **Phase 1:** Praxisbegleitung der entsprechenden Pflegepersonen innerhalb der Einrichtung.
  - Schwerpunkt hierbei werden die Bereiche Wahrnehmung, Bewegung, Interaktion Person/Person und Interaktion Person/Umwelt sein.
  - Dieses Vorgehen stellt sicher, dass die Pflegepersonen bereits jetzt in Ansätzen über das notwendige pflegetherapeutische Elementarwissen verfügen und dieses von Beginn an anwenden. In der 1. Phase ist die gemeinsame Arbeit mit den entsprechenden Bewohnern und ihren Familien entscheidend. Eine mehrstündige Introduktion der Angehörigen im Sinne einer Einführungsveranstaltung muss vor Beginn der eigentlichen Weiterbildung erfolgen.

- Dauer der Begleitung pro Teilnehmer
  (TN): 1–2 Tage mit je 8 Unterrichtsstun-
  den. Durch frühzeitige Dienstplanung
  können im Idealfall mehrere Mitarbeiterinnen und Mitarbeiter an einem Tag
  erreicht werden.
- Räumlichkeiten: Für einzelne Arbeits-
  sequenzen wird ein repräsentativer
  Unterrichtsraum im Hause benötigt.
- SPM-A des einzelnen Bewohners: Im
  Vorfeld wird für jeden an der Fortbildung
  teilnehmenden Bewohner eine relevante
  SPM-Analyse angefertigt. Die Erhebung
  erfolgt zum Ende der Weiterbildung erneut
  und zeigt insgesamt die positive Kompe-
  tenzentwicklung auf. Zeitkalkulation
  beträgt etwa 2 Unterrichtseinheiten (UE)
  pro Bewohner.
- **Phase 2:** Pflegepraktikerin/Pflegepraktiker mit
  Trainer- und Expertenkompetenz nach dem
  Connected Care Concept (CCC)
  - Die Fortbildung zum Pflegepraktiker
    vermittelt den Teilnehmern einerseits das
    erforderliche theoretische Fachwissen und
    andererseits eine hohe Handlungskompe-
    tenz in der Betreuung von Menschen mit
    Hirnverletzung. Die Teilnehmer erhalten
    die nötigen Kompetenzen, Pflegehand-
    lungen mit pflegetherapeutischen Inhalten
    zu konzipieren, durchzuführen und zu
    evaluieren.
  - Rahmenbedingungen: siehe Phase 1.
- **Phase 3:** Nach Abschluss der Weiterbildungs-
  bildungsmaßnahme sollte es im Idealfall zu ei-
  ner kontinuierlichen Praxisbegleitung kom-
  men.
  - Hierbei lassen sich auch sehr schön
    Schulungen für Familien der Betroffenen
    integrieren.
  - Dauer: 1–2 Tage pro TN.
  - Hieraus könnte sich ein ganz besonderes
    Qualitätsmanagement entwickeln.
  - Rahmenbedingungen: siehe Phase 1.

■ **Seminarkonzept**

Zielsetzung:	Die TN lernen das rehabilitative und fördernde Pflegetherapiekonzept nach Frank Riehl kennen und können es in die Pflegepraxis integrieren. Sie wissen um die Bedeutung und die Notwendigkeit, Menschen mit hohem Interventionsbedarf, pflegetherapeutisch zu betreuen. Die Kompetenz zur Verflechtung einzelner Konzepte hat oberste Priorität.
Zielgruppe:	Personen aus den Bereichen Kranken- und Altenpflege, Physio- und Ergotherapie, Logopädie, Heilerziehungspfleger, Erzieher, Pflegeassistenten u. a. mit gutem theoretischem Wissensstand. Eine weitere Zielgruppe können Pflegepersonen der neurologischen und neurochirurgischen Intensivpflegestation und der neurologischen Frührehabilitation sein.
Gruppengröße:	16–20 TN
Praxisbegleitung:	Die Inhalte der einzelnen Seminartage werden in die Pflegepraxis übertragen. Jeder 3. Seminartag wird von den TN und den betroffenen Menschen gemeinsam erlebt. Dieser Tag wird begleitet und reflektiert. Jedem Seminarblock folgt eine Zeit mit gezielten Praxisaufgaben, zwischen den einzelnen Seminaren muss ein Pflegetagebuch verfasst werden. Für die Praxistage muss eine schriftliche Einverständniserklärung des Betroffenen, der Angehörigen oder des Betreuers vorliegen.
Teamcoaching:	Für mehrere Seminarblöcke ist die Seminargestaltung mit 2 Dozenten notwendig. Dies gilt auch für die abschließende Leistungsüberprüfung.

Grobziele:	Die Teilnehmer – kennen das Leitkonzept »Connected Care Concept« – kennen das Konzept zur »Wahrnehmungsförderung« – kennen das Konzept für »normale Bewegung« – kennen das Konzept zur »Förderung auf neurophysiologischer Basis« – kennen das Konzept »Intensivtherapeutisches Führen« – kennen das Konzept »Dysphagie – Schluckbeeinträchtigung und die erforderliche Handlungskompetenz« – kennen das Konzept »Trachealkanülenmanagement und Atmen« – kennen Konzepte zur Moderation und Präsentation – kennen die Richtlinien für den Umgang mit sprach- und sprechgestörten Menschen – kennen den Umgang mit fördernden Hilfsmitteln und erlangen die Kompetenz des Hilfsmittelbeauftragten – können die einzelnen Konzepte anwenden – können Inhalte der einzelnen Konzepte verflechten und in eine konkrete Pflegesituation einbringen – können pflegefachliche Handlungen nach dem neuesten pflegewissenschaftlichen Stand fachgerecht durchführen – kennen das teilhabe- und entwicklungsorientierte Betreuungsmodell nach Frank Riehl und können danach handeln – kennen die Grundlagen der Betreuung mit systemischem Ansatz nach Frank Riehl – können eine Prozessplanung erstellen und sie evaluieren – können andere Mitarbeiter anleiten und begleiten – können Betroffene und ihre Familien anleiten und begleiten – kennen das System »Primary-Assisstant« – kennen die Prinzipien zum adäquaten Umgang mit beatmungspflichtigen Menschen

Leistungsüberprüfung:	Zum Ende der Fortbildung erfolgt eine Bewohnervorstellung mit einer vom TN erstellten Förder- und Betreuungsplanung. Teile des Geplanten werden im Rahmen einer praktischen Überprüfung gesichtet. Hierbei gilt die Prüfungsarbeit, mit Bewohnern, als Grundlage. Die Fortbildung endet mit einem vom Frank Riehl Institut anerkannten Zertifikat. Das Pflegetagebuch ist Teil der Prüfung.
Seminardauer:	288 UE, plus 32 UE »außerklinische Beatmung«. Module mit je 3 Unterrichtstagen, ein Modul mit 5 UE. 1 Modul pro Monat. Gesamtdauer 12 Monate, zzgl. der Praxisbegleittage. Die UE der Phasen 1 und 2 sind darin nicht enthalten.
Räumlichkeiten und Materialien:	Repräsentativer Unterrichtsraum mit entsprechender Ausstattung. Dazu gehören Overhead-Projektor, Beamer, Flipchart, Moderationswände, Moderatorenkoffer, Pflegebetten, Lagerungsmaterialien, Rollstühle usw. Eine entsprechende Liste der Materialien wird zur Verfügung gestellt.
Dozenten:	Frank Riehl Kerstin Schlee – staatlich anerkannte Logopädin

- **Seminarmodule**

Bildungsmodule von jeweils dreitägiger Dauer:
1. Wahrnehmungsförderung (Teil 1)
2. Wahrnehmungsförderung (Teil 2)
3. Bewegungsförderung (Teil 1)
4. Bewegungsförderung (Teil 2)
5. Essen, Trinken, sicher Schlucken
6. Die spürbare Umwelt erleben
7. Außerklinische Beatmung nebst Trachealkanülenmanagement (5 Seminartage)
8. Hilfsmittelbeauftragter
9. Moderation und Präsentation
10. Kommunikationsstörungen
11. Refresher
12. Prüfungssequenz

- **Wirkung der Fortbildung**

Die Pflegepraxis zeigt, dass wahrgenommene Fortbildungen für kurze Zeit ein Feuer entfachen, dieses jedoch unter bestimmten Umständen schnell wieder erlischt. Das Problem ist dabei die Verschwendung der Möglichkeiten. Mir ist durchaus bewusst, dass die Arbeitsinhalte traditioneles Pflegewissen kritisch hinterfragen. Die Erfolge in der Betreuung von Menschen mit höchstem Unterstützungsbedarf geben der Arbeit jedoch Recht. Das Pflegekonzept ist eng mit dem teilhabe- und entwicklungsorientierten Betreuungsmodell nach Frank Riehl verbunden und folgt dem systemischen pflegetherapeutischen Ansatz. Dieser besagt, dass eine pflegerische Handlung, z. B. therapeutische Körperpflege, auch Bereiche wie psychomotorische Kontrolle, Gleichgewicht, Umgebung, soziale Beziehung, Schwerkraft und weitere direkt und nachhaltig mit verändert.

Die konsequente Umsetzung des Konzeptes erreicht reproduzierbar eine Weiterentwicklung des betroffenen Menschen und seiner Familie, der einzelnen Pflegeperson und einer gesamten Pflegeinstitution. Die entsprechende Arbeit hat nicht die Zustandserhaltung als primäres Ziel, sondern vielmehr die aktive Prozessumkehr.

Folgende Effekte sind bei betroffenen Menschen erreichbar:

- Förderung der Wahrnehmung,
- Förderung der Bewegungskompetenz,
- Förderung der Interaktionsfähigkeit zwischen Person und Person,
- Förderung der Interaktionsfähigkeit zwischen Person und Umwelt,
- Schaffung fördernder Bedingungen für die Betroffenen und ihrer Familie,
- Beendigung der Isolation,
- Beendigung der zumeist erzeugten Immobilität,
- Hypothesenbildung,
- Tonusregulation,
- Förderung der zielgerichteten Eigenbewegung,
- Verminderung von sekundären Komplikationen wie Kontrakturen, Dekubitus, Pneumonien insbesondere der Aspirationspneumonien etc.,
- adäquate und effektive Nutzung von Hilfsmitteln,
- Verringerung von Krankenhausbehandlungen,

- objektive Einstufung der Pflegebedürftigkeit,
- Lernmöglichkeiten,
- Kostensenkung innerhalb der Versorgung nach SGB V,
- Schaffung weiterführender Fördermöglichkeiten,
- Steigerung der Sinnhaftigkeit für die betroffenen Menschen und für die einzelnen Pflegepersonen,
- aktive Reduzierung der Kosten im Gesundheitswesen.

Die Umsetzung des Konzeptes bedeutet einerseits viel Arbeit, andererseits ist schon jetzt zu beobachten, dass die positive Entwicklung der betroffenen Menschen ausgesprochen umfangreich ist, die Arbeitszufriedenheit der Pflegepersonen steigt und dass die Personalausfallszeiten geringer werden. Ebenfalls ist eine geringe Fluktuation zu vermuten.

- **Voraussetzungen zur Umsetzung des CCC**

Die Frage nach den notwendigen Voraussetzungen zur Umsetzung bzw. Einführung des CCC stellt sich der wissenschaftlichen Begleitforschung. Jedoch können bereits jetzt aufgrund der Erfahrungen der letzten 5 Jahre einige Voraussetzungen genannt werden:

- Die Absicht, das Konzept einzuführen, ist eine Grundsatzentscheidung, die im ersten Schritt durch die Trägerschaft einer Institution erfolgen muss. Die verantwortlichen Personen werden über alle zu erwartenden Veränderungen aufgeklärt.
- Die Sicherstellung einer kontinuierlichen und praxisorientierten Fortbildung und einer personenorientierten Anleitung muss gegeben sein.
- Das Bildungskonzept folgt dem Top-down-Prinzip, somit gehören Mitarbeiterinnen und Mitarbeiter des Qualitätsmanagements, die Einrichtungsleitung, die Pflegedienstleitung und die Wohnbereichs- bzw. Stationsleitungen zu der ersten Gruppe, die das komplette Konzept in Theorie und Praxis kennenlernt.
- Die Bereitschaft zum kontinuierlichen Controlling muss gegeben sein.
- Die Dokumentation kann angepasst werden.

Pflegetagebuch

Zu jeder Weiterbildung im CCC gehört das Verfassen eines den Verlauf widerspiegelnden Pflegetagebuchs. Die Teilnehmerin hat das nachfolgende Pflegetagebuch während der Seminarzeit von 9 Monaten geschrieben. Die einzelnen Angebote, die die betroffene Person erhalten hat, wurden um neue Lerninhalte erweitert und nachfolgend umgesetzt.

- **Biographische Daten**

Die Bewohnerin lebte laut Aussage ihrer Stiefschwester 7 Jahre mit ihrem Lebensgefährten zusammen. Sie hat 3 Kinder, wovon eines jedoch bereits im Kindesalter verstorben ist. Sie hatte eine Vorliebe für Kaffee und Bier, hörte gerne Musik und liebte Tiere.

- **Diagnoseblatt**

Frau B., geb. 17.01.1970
 Medizinische Diagnosen:
- Polytrauma bei Verkehrsunfall am 02.04.2005
- Traumatische Subarachnoidalblutung (SAB)
- Ischämischer Hirninfarkt rechts parietal bei Vasospasmen
- Entlastungskraniektomie bei Hirnödem
- Ventrikulo-peritonealer (VP-)Shunt bei Hydrocephalus internus
- Stumpfes Bauchtrauma mit Blasenruptur
- Offene Schenkelhalsfraktur links
- Tibiaschaftfraktur rechts
- Offene Tibiakopf- und Fibulaköpfchenfraktur links
- Querfortsatzfraktur Lendenwirbelkörper (LWK) beidseitig
- Unterkieferfraktur links
- Engwinkelglaukom beidseitig
- Nicht klassifizierbare Kommunikationsstörung
- Neurogene Dysphagie
- PEJ-Anlage (für Nahrung und Flüssigkeit)

Therapien:
- 2-mal wöchentlich Physiotherapie
- 2-mal wöchentlich Logopädie

Daraus ergab sich ein Aufenthalt in einer Klinik für Neurochirurgie und danach 10 Wochen frührehabilitative Behandlung.

Insgesamt wurden 54 Pflegetage dokumentiert. 28 Tage werden nachfolgend genauer beschrieben (Pflegetagebuch erstellt durch Sabine Romig, Leiterin des Qualitätsmanagements Senator Senioreneinrichtungen Kiel).

Wie sich der Verlauf darstellt, zeigen die SPM-A in ► Kap. 13.

- **Pflegetag 1: 18. Januar 2007, 8:30–10:00 Uhr**

Beim Betreten des Zimmers war die Bewohnerin bereits wach, und es spielte leise Musik aus dem Radio. Die Anwesenheit der pflegenden Person wurde durch Links-rechts-Bewegung des Kopfes auf dem Kopfkissen und durch Bewegungen mit den Armen registriert. Beim Zurückrollen der Bettdecke konnte die pflegende Person Verwunderung bei der Bewohnerin feststellen, die sie in Angst umwandelte, erkennbar durch stöhnende Laute seitens der zu pflegenden Person. Während der gesamten Körperpflege jedoch war Entspannung und Wohlbefinden zu beobachten. Der anfängliche Strecktonus in den Armen und der beidseitige Faustschluss lösten sich mit zunehmender Waschung. Der Strecktonus in den Beinen konnte allerdings nicht reguliert werden. So blieb er auch nach der Körperpflege bestehen. Die Seitenlage, die angestrebt wurde, konnte auch mit Hilfe von Kissen nicht stabilisiert werden, da sich die Bewohnerin ständig wieder zurückdrehte. Aufgrund dessen war die Durchführung der ateminformierenden Einreibung (AIE) erschwert. Des Weiteren konnte die Mundpflege nicht durchgeführt werden. Ein Reinigen der Mundhöhle und der Zähne mittels Watteträger und Zahnbürste war nicht möglich. Während der therapeutisch beruhigenden Körperpflege fiel auf, dass die Bewohnerin abgeführt hat. Nach der Durchführung wurde ihr Oberkörper wieder angekleidet, wobei sie nicht in der Lage, war mitzuhelfen. Im Anschluss an die Pflege schlief die Bewohnerin ein und machte auf die pflegende Person einen entspannten Eindruck. Während der Behandlung wurden einige störende Faktoren sichtlich: Das Antidekubitus-(AD-)System macht bei starker Belastung, d. h. bei Bewegungen im Bett, unangenehme Geräusche. Des Weiteren lassen sich die Bettgitter und das höhenverstellbare Kopfteil ebenfalls nicht geräuschlos bewegen. Circa 2 Stunden nach der therapeutischen Anwendung erhielt die Bewohnerin eine physiotherapeutische Behandlung, wobei der zuständige Therapeut äußerte, dass die Bewohnerin recht müde wirkte. Allerdings habe es bereits auch Zeiten gegeben, in denen sie überhaupt nicht zu wecken gewesen ist.

- **Pflegetag 4: 7. Februar 2007, 9:30–13:00 Uhr**

In dieser Sitzung wurde die Bewohnerin mit viel Körperinformationsfläche (KIF) aus der Rückenlage in die 90°-Seitenlagerung nach links gebracht. Ein Aufstellen beider Beine war möglich, wobei die Füße allerdings keine Fußbelastung aufbauen konnten. Eine Intimpflege war für die Bewohnerin notwendig, da diese abgeführt hatte. Während der Umlagerung und der Versorgung reagierte sie zudem mit Gänsehaut, so dass nach den Maßnahmen eine 30-minütige Ruhephase eingelegt wurde.

Nach der Pause wurde die Bewohnerin mit viel KIF aus der linken Seitenlagerung in die rechte gedreht. Ziel dabei war es, dass sie auf der Bettkante sitzen konnte. Während dieser Umlagerung regulierte sich der Tonus in den Beinen, Füßen und Armen. Für die Fußsohlen-KIF wurde ein Stuhl an das Bett gestellt und dieses in die höchstmögliche Einstellung verstellt. Beim Aufsetzen erhielt die Bewohnerin von einer weiteren pflegenden Person eine Rumpfrückenunterstützung. Eine adäquate Kopfkontrolle konnte jedoch nicht eigenständig aufgebaut werden. Durch ein Wegrutschen der Fußsohlen-KIF wurde zweimal eine einschießende Streckspastik ausgelöst. In der Zeit, in der die Bewohnerin auf der Bettkante saß, erhielt sie ein indifferentes Handbad, erst an der linken und danach an der rechten Hand. Es war zu erkennen, dass sich der Faustschluss beider Hände löste. Die Bewohnerin machte Versuche, mit den Händen zu greifen und etwas festzuhalten. Nach dem indifferenten Handbad wurde eine Bauch-Rücken-Atmung durchgeführt, die nach Erachten der pflegenden Person von der Bewohnerin als sehr positiv empfunden worden ist. Während des Sitzens auf der Bettkante, befanden sich beide Arme im regulierten Tonus und konnten bis auf Höhe des Sternums angewinkelt werden. Der anschließende Rückentransfer wurde mit viel KIF und Rumpfrückenunterstützung durch eine zweite Pflegeperson durchgeführt, mit dem Ziel einer 90°-Seitenlagerung nach rechts. Es folgte erneut eine 30-minütige Ruhephase für die Bewohnerin.

Für die visuelle Wahrnehmung während dieser Lagerungsposition wurde ein buntes Halstuch an dem Bettgitter befestigt. Des Weiteren wurde ein großes persönliches Foto von der Bewohnerin in Blickrichtung positioniert. Als die behandelnden pflegenden Personen nach der Ruhepause wieder in das Zimmer der Bewohnerin kamen, stellten sie fest, dass sie das private Foto fixierte und anlächelte. In der rechtsseitigen Lagerung wurde schließlich, mit einem leicht erhöhten Kopfteil, die intraorale Stimulation mit Kaffee, verbunden mit einem olfaktorischem Angebot (Kaffeepulver) durchgeführt. Die Bewohnerin nahm das Aroma des Kaffeepulvers sofort wahr und akzeptierte die intraorale Stimulation. Der Erfolg der Maßnahme zeigte sich durch schmatzende Mundbewegungen und weit geöffnete Augen. Danach wurde sie wieder mit viel KIF in die 90°-Seitenlagerung gebracht und erhielt für die visuelle Wahrnehmung erneut das bunte Halstuch sowie das persönliche Foto, welches in ihrem Blickfeld positioniert wurde.

- **Pflegetag 5: 8. Februar 2007, 9:00–12:00 Uhr**

Die Bewohnerin wurde mit viel KIF aus der Rückenlage in die 90°-Seitenlagerung nach links gedreht. Das Aufstellen beider Beine war gut möglich, wobei die Füße keinerlei Fußbelastung aufbauen konnten. Im Anschluss wurde eine 30-minütige Ruhephase eingehalten.

Es folgte eine Intimpflege, da die Bewohnerin mittlerweile abgeführt hatte. Anschließend wurde sie erneut mit viel KIF aus der linken Seitenlagerung in die rechte Lagerung gedreht, mit dem Ziel, die therapeutische Körperpflege durchführen zu können. Während der Umlagerung regulierte sich der Tonus in Beinen, Füßen und Armen. Ebenso reagierte die Bewohnerin während Umlagerung und auch Waschung mit Gänsehaut. In der Zeit, in der die Körperpflege durchgeführt wurde, seufzte die Bewohnerin mehrere Male laut und tief, welches bei der pflegenden Person den Anschein vermittelte, dass sie entspannt war. Im Anschluss an die Körperpflege wurden auch in dieser Pflegesitzung eine intraorale Stimulation mit Kaffee und ein olfaktorisches Angebot mit Kaffeepulver durchgeführt. Auch dieses Mal konnte beobachtet werden, dass die Bewohnerin dieses sehr genossen hat. Danach wurde sie komplett im Bett angekleidet und mit viel KIF in die 90°-Seitenlagerung nach links gelagert. Für die visuelle Wahrnehmung wurde wieder ein persönliches Foto in Blickrichtung positioniert. Für die akustische Wahrnehmung wurde eine Spieluhr eingesetzt. Nach Lagerung und Pflege wurden einige Maßnahmen vorgenommen: Zum einen wurden die geschlossenen Inkontinenzslips in anatomische Vorlagen mit Netzhose oder Schlüpfer gewechselt. Zur Mobilisation im Bett sowie Rollstuhl erhält die Bewohnerin einen Beinkatheterbeutel. Des Weiteren wurde das AD-System entfernt, und ein PEG-Überwachungsgerät wurde am Fußende des Bettes positioniert. Ebenso wurde eine tägliche Kontrolle der Körpertemperatur angeordnet (Feststellung von Aspiration).

- **Pflegetag 7: 22. Februar 2007, 9:00–12:00 Uhr**

Das Ziel dieser Pflegesitzung war die Durchführung der beruhigenden therapeutischen Grundpflege inklusive Fußbad in sitzender Position auf der Bettkante.

Zuerst wurde die Bewohnerin mit viel KIF aus der Rückenlage in die 30°-Seitenlagerung rechts gebracht. Auch hierbei war das Aufstellen beider Beine gut möglich. Ein Erfolg zeigte sich darin, dass zum ersten Mal Fußstabilität auf der Rutschmatte aufgebaut werden konnte. Nach dem Lagerungswechsel wurde ein auditives Angebot mittels einer Spieluhr gegeben, und es wurde eine 20-minütige Ruhepause eingehalten.

Nach Beendigung der Ruhepause wurde der Genitalbereich gereinigt. Im Anschluss an die Reinigung wurde die Bewohnerin mit viel Körperinformationsfläche an die Bettkante transferiert. Wie in der vorherig beschriebenen Pflegesitzung wurde auch dieses Mal von einer weiteren pflegenden Person eine Rückenunterstützung gewährleistet. Die Füße wurden durch eine Bank stabilisiert. Während des gesamten Waschvorgangs war die Fußsta-

bilität gegeben. Die Bewohnerin rutschte nicht weg und infolgedessen entstand kein Strecktonus im Körper. Die zweite pflegende Person, die den Rücken der Bewohnerin unterstützte, brummte und schaukelte während der Maßnahme. Ein weiterer Erfolg zeigte sich dadurch, dass die Bewohnerin zeitweise eine gute Kopfkontrolle und Stabilität aufbauen konnte. Wenn die Kontrolle fehlte, erhielt sie Unterstützung. Als die pflegende Person ein oder zwei Mal während des Körperschaukelns zum Stillstand kam, wiegte sich die Bewohnerin sehr langsam für kurze Zeit weiter. Im Anschluss daran wurde die Mundpflege durchgeführt und die Bewohnerin wieder angekleidet. Dann wurde sie mit viel KIF in die 30°-Seitenlagerung links gebracht. Im Folgenden wurde ein olfaktorisches, gustatorisches und ein akustisches Angebot gegeben. Während dieser Pflegesitzung wurden positive Beobachtungen gemacht. Während des gesamten Pflegevorgangs war der Tonus in Beinen, Füßen, Armen und Körper reguliert. Des Weiteren wirkte die Bewohnerin entspannt und verfolgte aufmerksam die Aktivitäten innerhalb ihres Umfeldes. Die Fuß- und zeitweilige Kopfstabilität waren ein weiterer kleiner Fortschritt in der Therapie. Zudem wurde ein Wochenplan erstellt und im Zimmer aufgehängt, in dem die wöchentlichen Anwendungen mit der jeweiligen Uhrzeit vermerkt sind.

- **Pflegetag 9: 7. März 2007, 9:00–11:30 Uhr**

Das Ziel dieser Sitzung war die Durchführung der beruhigenden therapeutischen Grundpflege in sitzender Position auf der Bettkante mit anschließender Durchführung eines Schluckauftrages mit Bitterschokolade.

Zu Beginn wurde die Bewohnerin mit viel KIF aus der Rückenlage in die 30°-Seitenlagerung rechts gelagert und erhielt eine einstündige Ruhepause. Nach der Pause wurde sie mit Hilfe einer weiteren pflegenden Person, welche ihr Rückenunterstützung gewährleistete, auf die Bettkante gesetzt. Hierbei wurde die Fußstabilität durch einen Schaumstoffklotz aufgebaut. Die Bewohnerin hatte während der gesamten Maßnahme keinerlei Kopfstabilität. Sie war sehr schläfrig, und eine ständig vorhandene Gänsehaut wurde festgestellt. Der Tonus war nur selten in Regulation vorzufinden. Nach der Waschung wurde die Bewohnerin mit viel KIF in die 30°-Seitenlagerung gebracht und die Maßnahme mit einen auditiven Angebot beendet. Es folgte eine Ruhephase von 30 Minuten. Nach der zweiten Pause wurde die Bewohnerin im Bett mittels A-Lagerungs-Unterstützung in die aufrechte Sitzposition gebracht. Sie erhielt ein gustatorisches und olfaktorisches Angebot. Danach wurde, durch die Schluckexpertin Kerstin Schlee, mit Bitterschokolade ein Schluckauftrag erteilt. Die Bewohnerin war weiterhin sehr müde, hat zwischenzeitlich jedoch geschluckt und geschmatzt und zeitweise die Augen weit geöffnet. Im Anschluss wurde sie wieder mit viel KIF in die 30°-Seitenlagerung rechts gelagert und die Maßnahme mit einem akustischen Angebot (Spieluhr) beendet.

- **Pflegetag 14: 18. April 2007, 9:00–12:30 Uhr**

An diesem Pflegetag war das Ziel ein Transfer aus dem Bett in den Rollstuhl mit Hilfe eines Rutschbrettes und anschließendem intensivtherapeutisch geführtem Angebot. Vorab erhielt die Bewohnerin eine beruhigende therapeutische Grund- und Intimpflege und wurde danach in die 30°-Seitenlagerung links gebracht. Im Anschluss wurde eine 45-minütige Pause eingelegt.

Vor dem Lagerungswechsel erhielt die Bewohnerin ein intraorales Angebot mit Orangensaft, welches mit dem Finger durchgeführt wurde. Sie ging währenddessen nicht aus dem Kontakt heraus. Stattdessen machte sie schmatzende Geräusche mit leichten Kaubewegungen. Ebenso wurde ein Schluckvorgang ausgelöst. Anschließend wurde sie mit Bewegungsübergängen in die Rückenlage gebracht. Sie wurde mit Strümpfen und einer langen Hose bekleidet und dann mit Bewegungsübergängen in die 30°-Seitenlagerung rechts gedreht. Es folgte eine weitere Pause von 30 Minuten.

Aus der vorliegenden Seitenlagerung wurde die Bewohnerin zurück in die Rückenlage gebracht. Nun wurden ihr ihre Schuhe angezogen. Die Füße sowie die Fußknöchel wurden jeweils mit einer Zugbinde stabilisiert. Aus der Rückenlage erfolgte schließlich wieder die 30°-Seitenlagerung rechts, und mit Rückenunterstützung einer weiteren pflegenden Person wurde die Bewohnerin auf die Bettkante transferiert. Von dort aus erfolgte der Transfer über das Rutschbrett in den Rollstuhl. Es folgte eine weitere Pause von 20 Minuten.

Nachdem die 20 Minuten verstrichen waren, erfolgte der Rücktransfer aus dem Rollstuhl in das Bett. Im Folgenden wurde das intensivtherapeutische Führen durchgeführt, welches wie folgt abgelaufen ist: Der Reißverschluss eines Kulturbeutels wurde aufgezogen. Die Cremedose wird entnommen und der Deckel der Dose geöffnet. Die Creme wird auf den Handrücken gestrichen. Anschließend wird die Hand mit der Creme zum Gesicht geführt. Hierbei konnte der Arm der Bewohnerin bis zu 20 cm an das Gesicht geführt werden. Das Gesicht wird dabei nicht eingecremt. Nach dem Führen des Armes, wird die Creme auf beiden Handrücken verteilt und einmassiert. Anschließend wird die Dose wieder mit dem Deckel verschlossen, mit der linken Hand gegriffen, um sie der pflegenden Person am Bett zu überreichen. Der Aufbau von Eigenaktivität im rechten Arm wurde durch Auf-und-ab-Bewegungen gefördert. Während des intensivtherapeutischen Führens war die Bewohnerin sehr aufmerksam und schien an der Aktivität interessiert zu sein. Erfreulich war die Tatsache, dass sie nach Verschließen der Cremedose diese für einen Augenblick halten konnte. Des Weiteren waren bei der Durchführung einige Kompetenzsteigerungen zu beobachten. Der Tonus während der Bewegungsübergänge konnte gut reguliert werden. Außer bei aufkommenden Blähungen konnte keine einschießende Spastik festgestellt werden. Ebenso war das Anstellen beider Beine fast vollständig und ohne Beugedefizit möglich. Beide Beine befanden sich in Abduktion, wodurch die Beckenstellung verändert wurde. Der linke Arm der Bewohnerin konnte in gebeugtem Zustand bis zu 20 cm vor das Gesicht geführt werden. Der rechte Arm konnte in Abduktion zum Thorax bis unter den Rippenbogen bewegt werden. Eine Steigerung der Vigilanz bei Aktivitäten ist deutlich erkennbar. Bei Veränderungen der horizontalen oder vertikalen Körperpositionen zeigt die Bewohnerin jedoch eine Störung im vestibulären System durch einen leichten Nystagmus.

- **Pflegetag 16: 30. April 2007, 10:00–11:30 Uhr**

In dieser Sitzung sollte ein Hand- und Fußbad in sitzender Position auf der Bettkante durchgeführt werden. Vorab erhielt die Bewohnerin eine Intimpflege und wurde dann in die Rückenlage gebracht. Anschließend folgte eine Pause von 20 Minuten. Mit Bewegungsübergängen wurde sie schließlich in die 30°-Seitenlagerung links gebracht und erhielt eine intraorale Stimulation mit kaltem, rotem Traubensaft. Während der Durchführung schmatzte die Bewohnerin und konnte den Schluckauftrag ausführen. Zeitweise ging sie durch Wenden des Kopfes aus dem Kontakt heraus. Danach wurde eine weitere Pause von 20 Minuten eingelegt.

Im Anschluss erfolgte mit Bewegungsübergängen die 30°-Seitenlagerung rechts mit der Vorbereitung zum Sitzen auf der Bettkante. Währenddessen zeigte die Bewohnerin keinen Strecktonus. Die Arme und Beine waren gut beweglich. Das Aufsetzen, mit gegebener Rückenunterstützung durch eine weitere pflegende Person verlief problemlos. Es folgte das Hand- und Fußbad. Hierbei zeigte die Bewohnerin Wohlbefinden, war sehr aufmerksam und wach. Zeitweise wurde die Durchführung jedoch von ihr unterbrochen, da einige Bauchkrämpfe (Blähungen) auftraten. In diesen Momenten ging sie in einen Strecktonus über. Die Fußstabilität wurde aufgehoben, und es musste vermehrt eine neue Entspannung aufgebaut werden. Im Folgenden wurde die Bewohnerin wieder mit Bewegungsübergängen in die 30°-Seitenlagerung links gelagert. Zum Abschluss erhielt sie ein akustisches sowie visuelles Angebot mit einer Spieluhr und einem persönlichem Foto. Daraufhin wirkte die Bewohnerin sehr entspannt und schlief kurze Zeit später ein. Während der Umlagerung waren keine Störungen im vestibulären System zu erkennen und während der Bewegungsübergänge war eine gute Tonusregulation erkennbar.

- **Pflegetag 17: 7. Mai 2007, 14:00–17:00 Uhr**

Wieder war ein Transfer mit dem Rutschbrett, welches sich vor der Bettkante befindet, in den Rollstuhl das Ziel. Während des Sitzens im Rollstuhl sollte die Anprobe für ein therapeutisches Kopfstützsystem, evtl. Head Support, durchgeführt werden. Vorab erhielt die Bewohnerin eine Intimpflege und wurde dann in die 30°-Seitenlagerung links gebracht. Nach der Umlagerung wurde eine Pause von 20 Minuten eingehalten.

In Rückenlage gebracht, wurde schließlich der Unterkörper der Bewohnerin angekleidet, und be-

vor ihr ihre Schuhe angezogen wurden, wurden die Fußknöchel beidseitig für eine bessere Stabilität bandagiert. Anschließend wurde sie mit Bewegungsübergängen in die 30°-Seitenlagerung rechts gedreht und für das Aufsetzen auf der Bettkante vorbereitet. Das Aufsetzen, mit Rückenunterstützung durch eine weitere pflegende Person, war problemlos möglich. Während dieser Durchführung waren die Beine und Arme sehr gut beweglich. Es bestand eine gute Tonusregulation im gesamten Körper, und die Bewohnerin war sehr aufmerksam. Nach dem Transfer saß sie entspannt im Rollstuhl. Ihre Arme konnten gut auf einem Kissen auf den Oberschenkeln angewinkelt werden. Ihre Füße hatten einen guten Halt auf den Fußrasten (unter die Füße wurden Keile in Form von Büchern platziert, um die KIF zu erhöhen). Die Anprobe für ein geeignetes Kopfstützsystem konnte erfolgreich durchgeführt werden. Durch die vorherrschenden Umgebungsgeräusche wurde die Bewohnerin abgelenkt, saß allerdings weiterhin entspannt im Rollstuhl. Um ihr die Wartezeit zu erleichtern, holte die pflegende Person eins von den hauseigenen Meerschweinchen und ließ die Bewohnerin, mit therapeutischer Führung, das Tier tasten, streicheln und in den Armen halten. Sie war sehr aufmerksam, hatte die Augen weit geöffnet und nahm Blickkontakt zu dem Tier auf. Zeitweise hob sie den Kopf und nahm Blickkontakt zur pflegenden Person auf, die sich an ihrer rechten Seite befand. Einige Male schaute sie auch zur linken Seite, wobei sie die Bilder an der Wand betrachtete. Anschließend wurde die Bewohnerin über das Rutschbrett zurück aus dem Rollstuhl in ihr Bett transferiert und in die 30°-Seitenlagerung links gebracht. Die Bewohnerin wirkte sehr müde, aber entspannt, und zum Abschluss erhielt sie ein auditives Angebot mit einer Spieluhr.

Bei der Auswahl der Kopfstütze wurde sich für das Modell der geschwungenen Form entschieden, da diese die Abstützung am Hinterhaupt verlaufen lässt. Die Ohren liegen frei und somit wird die akustische Wahrnehmung nicht eingeschränkt. Um die zeitweise laterale Kopffixierung zu verhindern, wird zusätzlich eine Seitenpolsterhalterung in Höhe der rechten Schläfe in das Kopfstützsystem integriert.

■ **Pflegetag 19: 21. Mai 2007, 14:00–17:00 Uhr**

Die Bewohnerin sollte mit dem Rutschbrett von der Bettkante in den Rollstuhl transferiert werden. Während des Sitzens sollte dann ein professioneller Haarschnitt durchgeführt werden. Vorab erhielt die Bewohnerin in der linksseitigen 30°-Seitenlagerung eine intraorale Stimulation mit gekühltem Orangensaft. Nach den Prinzipien der therapeutischen Mundpflege wurde diese Maßnahme mit dem Finger durchgeführt. Mit Bewegungsübergängen wurde sie anschließend in die 30°-Seitenlagerung rechts gebracht, und eine Pause von 20 Minuten wurde eingelegt.

Nach der Pause wurde die Bewohnerin in die Rückenlage gebracht und ihr Unterkörper angekleidet. Um die Fußgelenke wurden zur Stabilitätsunterstützung Stützverbände angelegt. Im Anschluss erfolgte mit Bewegungsübergängen wieder die 30°-Seitenlagerung rechts und eine Vorbereitung zum Aufsetzen auf die Bettkante. Dieses war, mit Rückenunterstützung durch eine weitere pflegende Person, problemlos möglich. Die Bewohnerin zeigte keinerlei Störung im vestibulären System. Nach dem Transfer in den Rollstuhl saß die Bewohnerin dort entspannt. Ihre Arme konnten gut auf einem Kissen auf den Oberschenkeln angewinkelt werden. Die Füße jedoch rutschten zeitweise von den Fußrasten herunter. Da die Friseurin zu diesem Zeitpunkt noch nicht eingetroffen war, ist die pflegende Person mit der Bewohnerin im Rollstuhl langsam durch den Wohnbereich gefahren. Am Meerschweinchenkäfig wurde eine Pause eingelegt. Als die Meerschweinchen in ihrem Käfig quiekten, umherliefen und im Stroh raschelten, nahm die Bewohnerin Blickkontakt zu den Geräuschen auf. Bis die Friseuse kam, hielt die Pflegeperson sich mit der Bewohnerin in ihrem Büro auf. Sie verfolgte das Geschehen dort mit ihren Augen. Während der Handlungen der Friseurin war die Bewohnerin sehr aufmerksam und wach. Zeitweise konnte sie Kopfstabilität aufbauen. Sie war durch die Geräusche, die sich in unmittelbarer Nähe ihrer Ohren und um den Kopf herum abspielten, keineswegs schreckhaft. Ebenso ging sie nicht aus dem Kontakt heraus, als die pflegende Person ihr vorsichtig die abgeschnittenen Haarreste aus dem Gesicht und Nacken abbürstete. Anschließend wurde die Bewohnerin wieder über das Rutschbrett aus dem

Rollstuhl zurück ins Bett transferiert und wurde dort schließlich in die 30°-Seitenlagerung links gebracht. Sie wirkte nicht müde, war entspannt und erhielt zum Abschluss ein akustisches Angebot mit einer Spieluhr.

■ **Pflegetag 21: 1. Juni 2007, 14:00–16:00 Uhr**

In dieser Sitzung war das Ziel eine Bauchmassage im Bett unter Verwendung eines »Vier-Winde-Öls«. Die Bewohnerin erhielt eine A-Lagerung, und die Bauchmassage wurde durchgeführt. Während der Maßnahme war sie wieder sehr aufmerksam, verfolgte alle Handlungen mit den Augen, und es hatte den Anschein, dass sie über die Massage etwas verwundert war. Es folgte eine Pause von 20 Minuten.

Dann erhielt die Bewohnerin ein olfaktorisches Angebot mit Kaffeemehl und eine intraorale Stimulation mit heißem Kaffee. Zusätzlich bekam sie danach noch einen Kausack mit Bitterschokolade, den sie bis auf einen kleinen Rest lutschte. Nach Erachten der pflegenden Person ging sie schließlich bewusst aus dem Kontakt mit dem Kausack heraus. Im Anschluss wurde die Bewohnerin in die 30°-Seitenlagerung gebracht und erhielt zum Abschluss ein akustisches und visuelles Angebot mit der üblichen Spieluhr und dem persönlichen Foto. Der Tonus war während der gesamten Durchführung in Regulation, und die Bewohnerin wirkte entspannt. Die Bauchmassage wurde am 4. Juni erneut wiederholt, mit dem Erfolg, dass die Bewohnerin kurze Zeit später abführen konnte. Am 5. Juni wurde die Bauchmassage nach dem Abführen durchgeführt, um Blähungen und Bauchkrämpfe zu lindern.

■ **Pflegetag 22: 13. Juni 2007, 8:30–11:30 Uhr**

In dieser Sitzung wurden mehrere Ziele angestrebt. Es sollte eine beruhigende therapeutische Körperpflege, ein therapeutisches Führen beim Ankleiden des Oberkörpers, ein Rutschbretttransport in den Rollstuhl und anschließendes Kaffeekochen unter therapeutischer Führung durchgeführt werden.

Die Bewohnerin wurde in der Rückenlage in Sitzposition gebracht und ausgekleidet. Während der Körperpflege war sie sehr aufmerksam, verfolgte alle Aktivitäten mit den Augen und seufzte mehrere Male. Der Tonus war in Regulation, so dass auch die Pflege unter den Achseln und das

Reinigen des Gesichts gut möglich waren. Im Anschluss wurde die Mundpflege mit einer Kinderzahnbürste durchgeführt, wobei die Bewohnerin nicht aus dem Kontakt herausging. Anschließend legte sich die pflegende Person seitlich zu der Bewohnerin ins Bett. Sie hat dann mit der Hand der Bewohnerin das T-Shirt am Bettrand angefasst, damit sie erstmals Kontakt zu dem Stoff aufbauen konnte. Dann haben sie das T-Shirt gemeinsam auf die Brust der Bewohnerin gezogen. Die pflegende Person hat schließlich mit beiden Händen der Bewohnerin das T-Shirt etwas auseinander gezogen und hoch gehalten, damit sie es betrachten konnte. Anschließend wurde das T-Shirt gemeinsam auf dem Oberkörper so positioniert, dass ein Hineinleiten mit den Armen zu den Ärmelöffnungen möglich war. Nach jeder Aktivität hat die pflegende Person in kleinen Schritten Körperwelt auf das Becken gegeben. Aufgrund der Stellung, welche die pflegende Person im Bett einnahm, konnte die Mimik der Bewohnerin nicht erkannt werden. Die Arme und Hände waren jedoch gut beweglich und der Muskeltonus entspannt. Im Anschluss sind beide mit den Händen und Armen durch das T-Shirt und durch die Ärmelöffnungen geglitten. Sie konnten jeweils den Ärmelstoff an den gegenüberliegenden Armen bis zu den Ellbogen hochschieben. An diesem Zeitpunkt musste das therapeutische Führen abgebrochen werden, da die Bewohnerin plötzlich einen erhöhten Muskeltonus aufwies, aufgrund von zeitweise auftretenden Bauchkrämpfen. Es dauerte eine ganze Zeit, bis die Bewohnerin wieder entspannt war. Die pflegende Person übernahm anschließend das weitere Ankleiden von T-Shirt, Hose, Strümpfen und Schuhen. Da die Bewohnerin immer wieder Phasen von einschießenden Bauchkrämpfen mit Tonuserhöhung bekam, fiel der Entschluss, den Rutschbretttransfer und das geführte Kaffeekochen nicht durchzuführen. Stattdessen erhielt die Bewohnerin eine Bauchmassage, mit dem Erfolg, dass sie sich entspannte und einschlief. Nach der Schlafpause erhielt sie noch eine intraorale Stimulation mit heißem Kaffee und wurde dann auf die Seite gelagert. Unmittelbar danach schlief sie ein. Der Tonus war am gesamten Körper reguliert.

- **Pflegetag 23: 25. Juni 2007, 10:00–12:00 Uhr**

In dieser Sitzung sollte die beruhigende therapeutische Körperpflege, ein therapeutisches Führen beim Ankleiden des Oberkörpers, ein Rutschbretttransfer in den Rollstuhl und eine anschließende Spazierfahrt im Sonnenschein durch den Garten stattfinden.

Zu Beginn wurde die Bewohnerin mit Bewegungsübergängen und viel KIF in die Rückenlage gebracht und erhielt anschließend eine orale Stimulation mit gekühltem Johannisbeersaft. Die Körperpflege wurde dann in sitzender Position im Bett durchgeführt. Während der gesamten Aktivitäten war die Bewohnerin aufmerksam und im Tonus reguliert. Das therapeutische Führen, in Form vom Anziehen des T-Shirts, wurde mit abwechselnder Körperwelt und in kleinen Schritten durchgeführt. Hierbei machte die Bewohnerin bis zum Überstreifen des T-Shirts über den Kopf gut mit. Das weitere Anziehen musste dann jedoch von der pflegenden Person übernommen werden. Beim Rutschbretttransfer konnte die Bewohnerin mit Rückenunterstützung gut von der Bettkante in den Rollstuhl transferiert werden. Anschließend wurden beide Füße zur besseren Stabilität bandagiert. Während des Spaziergangs im Garten war die Bewohnerin sehr wach. Auf Geräusche reagierte sie mit Blickkontakt und einer Kopfbewegung zur Geräuschquelle. Im Anschluss an den Spaziergang blieb die Bewohnerin noch im Rollstuhl sitzen, und es wurde leise Musik eingeschaltet. Um den zeitweise starken Bauchkrämpfen der Bewohnerin entgegenzuwirken, wurde die Sondenkost, erstmal zur Probe, von stark fetthaltiger, vorverdauter Kost auf ballaststoffreiche Kost umgestellt. Gleichzeitig erhielt sie eine neue Sondenkostpumpe, die geräuschlos arbeitet. Zur Unterstützung der Darmtätigkeit soll noch eine Besprechung mit dem Arzt über die Gabe von Movicol erfolgen. Die Möglichkeit, der Bewohnerin bei ihren zeitweiligen Bauchkrämpfen ein Buscopan-Suppositorium zu verabreichen, um festzustellen, ob eine organische Erkrankung vorliegt oder ob es sich um Verwachsungen handelt, wurde mit dem Arzt bereits abgeklärt. Allerdings wurde die Maßnahme noch nicht durchgeführt. Einige Veränderungen konnten in dieser Sitzung festgestellt werden. Die Bewohnerin reagiert auf Körperweltgabe und viel KIF sofort mit einer Tonusentspannung. Mittlerweile kann sie zudem zwischen zwei Gegenständen den Blickkontakt wechseln. Die Mundpflege ist durch die Anwendung der fazio-oralen Trakt-Therapie (FOTT) wesentlich leichter geworden. Die Bewohnerin geht nicht mehr so häufig aus dem Kontakt heraus.

■ **Pflegetag 24: 2. Juli 2007, 10:00–14:00 Uhr**
Das Ziel in dieser Pflegesitzung war ein intensivtherapeutisches Führen in Seitenlage, welches das Entnehmen einer Cremedose aus einem Kulturbeutel und das Eincremen der Wangenseite beinhalten sollte.

Als die pflegende Person das Zimmer der Bewohnerin betrat, bemerkte sie, dass mit dieser etwas nicht in Ordnung war. Sie befand sich in einem erhöhten Tonus, war völlig verschwitzt und hatte so stark abgeführt, dass eine umfangreiche Intimpflege und die Reinigung des gesamten Bettes notwendig waren. Mit langsam ausgeführten Bewegungsübergängen und abwechselnder Körperweltgabe wurde die Intimpflege durchgeführt und die Bewohnerin ging währenddessen langsam in einen regulierten Tonus über. Die Ausscheidungsaktivität war sehr anstrengend für die Bewohnerin. Sie wirkte müde und abgespannt. Da die pflegende Person einen Matratzenwechsel vornehmen musste, wurde die Bewohnerin angekleidet und anschließend mit dem Rutschbrett und Rückenunterstützung durch eine weitere pflegende Person in den Rollstuhl transferiert. Während des Transfers war sie in einem regulierten Tonus, konnte eine gute Fußstabilität aufbauen und halten und verfolgte ebenfalls alle Aktivitäten mit den Augen. Nachdem das Bett gereinigt, die Matratze getauscht und die Bettwäsche neu aufgezogen war, saß die Bewohnerin noch eine weitere Stunde im Rollstuhl. Als die pflegenden Personen zum Rücktransfer wieder das Zimmer betraten, war die Bewohnerin trotz Beckengurtfixierung aus der Sitzposition schräg nach vorne gerutscht. Zudem befand sie sich in einem Strecktonus, war kaltschweißig, hatte leichten Speichelschaum um den Mund herum und zitterte am Körper. Den Symptomen nach zu urteilen, hatte sie einen ihrer Krampfanfälle erlitten. Sie wurde diesmal ohne Rutschbrett aus dem Rollstuhl transferiert, da eine Tonusregulation in diesem Zustand nicht möglich gewesen wäre. Sie wurde von zwei

pflegenden Personen in das Bett gelegt. Im Bett konnte dann ganz langsam mit Bewegungsübergängen und abwechselnder Körperweltgabe eine Regulierung des Tonus wiederhergestellt werden. Mit viel KIF wurde sie dann in die rechte Seitenlagerung gebracht, woraufhin sie sofort einschlief.

■ **Pflegetag 26: 24. Juli 2007, 11:00–13:00 Uhr**
Ziel war die Anregung der Eigenwahrnehmung, die Wahrnehmungsförderung und die Regulierung des erhöhten Muskeltonus durch eine beruhigende therapeutische Körperpflege in sitzender Position im Bett, durch ein indifferentes Handbad und durch Kiefernwickel mit heißen Kompressen. Des Weiteren sollte die Eigenbewegung durch Tonusregulation, durch selektive, kleinschrittige Bewegungsübergänge im Bett gefördert werden mit anschließendem Transfer mit einem Rutschbrett vom Bett in den Rollstuhl.

Zu Beginn lag die Bewohnerin in der Seitenlage und wurde von der pflegenden Person mit einer Initialberührung an der rechten Oberarmseite begrüßt. Mit viel KIF und Spürinformationen wurde die Bewohnerin in die Rückenlage bewegt. Sie erhielt eine unterstützende A-Lagerung mit Rutschbremse und wurde in die sitzende Position gebracht. Nun konnte die therapeutische Körperpflege durchgeführt werden. Während der gesamten Maßnahme befand sie sich in einem regulierten Tonus, war aufmerksam und verfolgte die Aktivitäten mit den Augen. Das anschließende Eincremen des Körpers schien von ihr genossen zu werden. Mehrere Male seufzte sie. Nach der Körperpflege wurde ein indifferentes Handbad durchgeführt, wobei die Hände währenddessen völlig entspannt und gut beweglich waren. Zur Aktivierung der Wahrnehmung bekam die Bewohnerin jedes Kleidungsstück, bevor es angezogen wurde, zum Fühlen und zum Riechen gereicht (taktil-haptische und olfaktorische Wahrnehmung). Während des Ankleidens war der Tonus reguliert, und es machte den Anschein, dass die Situation von der Bewohnerin erkannt wurde. Nach Beendigung des Ankleidevorgangs wurde die Bewohnerin mit langsamen Bewegungsübergängen und Körperweltgabe auf die linke Seite und in Richtung Bettkante bewegt, um das Sitzen an der Bettkante vorzubereiten. In dieser Position erhielt sie eine extraorale Stimulation durch das Auflegen eines warmen Tuches im Wangenbereich. Dies wurde zweimal hintereinander durchgeführt. Danach wurde eine Pause für 15 Minuten eingelegt.

Beim Aufrichten zum Sitzen auf der Bettkante erhielt die Bewohnerin Rückenunterstützung durch eine weitere pflegende Person. Der Tonus blieb reguliert und die nötige Fußstabilität wurde auf dem Fußhocker aufgebaut. Anschließend erfolgte der Transfer über das Rutschbrett in den Rollstuhl. Die Position musste mit dem Schinkengang noch korrigiert werden. Auch während dieser Aktivität verblieb der Tonus in Regulation. Zur Unterstützung der KIF wurde noch ein dreieckiges Kissen auf dem Schoß der Bewohnerin platziert und die Enden in die Seiten des Rollstuhls gedrückt. Für eine bessere Stabilität und Tonusregulation wurden die winkelverstellbaren Fußstützen der Fußstellung der Bewohnerin angepasst. Da diese im Tonus so gut reguliert war, im Rollstuhl saß und eine gute Armbeweglichkeit zeigte, bürsteten die pflegende Person und die Bewohnerin durch intensivtherapeutisches Führen gemeinsam die Haare. Die Bewohnerin bekam den Auftrag, die Bürste vom Nachttisch zu fühlen und zu greifen. Dann wurde die Bürste zu ihrem Körper bewegt. Gemeinsam wurde zuerst die linke Haarseite gebürstet, wobei sich die Bürste in der linken Hand befand. Dann wechselten sie die Position der Bürste zur rechten Hand und bürsteten im Anschluss die rechte Haarseite. Die Bewohnerin machte hierbei einen erstaunten Eindruck, konnte aber dennoch gut mithelfen. Zum Abschluss verblieb die Bewohnerin noch für etwa eine Stunde im Rollstuhl, wirkte entspannt und schlief später ein.

- **Pflegetag 28: 20. August 2007, 11:00–13:00 Uhr**

In dieser Sitzung wurden mehrere Ziele gesetzt: Die Eigenbewegung sowie die Tonusregulation sollte gefördert werden. Eine Körperentspannung sollte durch eine beruhigende therapeutische Körperpflege in Rückenlage erfolgen. Die Wahrnehmungsförderung im Mund- und Rachenbereich sollte durch eine therapeutische Zahnpflege mit einer Kinderzahnbürste erfolgen. Durch selektive, kleinschrittige Bewegungsübergänge im Bett wurde eine Förderung der Eigenbewegung angestrebt. Ein

Rutschbretttransfer vom Bett in den Rollstuhl sollte das Gleichgewichtsgefühl verbessern. Wie auch bereits in der vorherigen Sitzung sollte durch ein therapeutisches Führen (Bürsten der Haare mit einer Haarbürste) die Spür- und Wahrnehmungsinformationen gestärkt werden. Eine weitere Wahrnehmungsförderung sollte das geführte Aufziehen und Abspielen einer Spieluhr darstellen.

Anfangs befand sich die Bewohnerin in der Rückenlage und wurde von der pflegenden Person mit einer Initialberührung an der rechten Oberarmseite begrüßt. Eine taktile Spürinformation erfolgte durch Abrollen der Bettdecke. Nach Senken des Bettkopfteils wurde die Bewohnerin mit kleinschrittigen Bewegungsübergängen in Rückenlage zum Kopfende gebracht. Anschließend erhielt sie eine unterstützende A-Lagerung mit Rutschbremse und wurde in die Sitzposition gebracht. Nach dreimaligem Setzen der Triggerpunkte wurde die Mundpflege mit einer Zahnbürste durchgeführt. Die Bewohnerin ging mehrmals aus dem Kontakt heraus. Es war ersichtlich, dass das Zähneputzen ihr unangenehm war. Danach führte die pflegende Person die beruhigende therapeutische Körperpflege durch. Während der Maßnahme war die Bewohnerin sehr aufmerksam und im Tonus reguliert. Anschließend wurde die Bewohnerin angekleidet. Jedes Wäschestück konnte sich die Bewohnerin, unter Führen, von der Bettkante zum Oberkörper holen. Sie führte es zur Nase und reichte es der pflegenden Person, damit sie es ihr anziehen konnte. Daraufhin wurde die Bewohnerin in die Seitenlage auf der Bettkante gelagert, um so den bevorstehenden Transfer vorzubereiten. Mit Hilfe einer weiteren pflegenden Person wurde die Bewohnerin langsam auf die Bettkante gesetzt. Danach folgte der Transfer über das Rutschbrett in den Rollstuhl. Während des Transfers wirkte die Bewohnerin sehr entspannt, konnte die Fußstabilität gut aufbauen, und ihre Gelenke waren passiv gut beweglich. Im Rollstuhl wurde eine nötige Sitzkorrektur mit dem Schinkengang durchgeführt. Um der Bewohnerin eine weitere KIF anzubieten, wurde ein dreieckiges Kissen vor ihrem Bauch platziert.

Mit dem Rollstuhl wurde sie an den Tisch herangeführt, auf dem sich die Haarbürste befand. Mit der linken Hand geführt, wurde die Haarbürste zuerst taktil wahrgenommen, anschließend gegriffen und langsam in Richtung Kopf geführt. Dann wurde die linke Haarseite, soweit es die Armbeweglichkeit erlaubte, gebürstet. Die linke Hand wurde dann mit der Bürste auf das Kissen vor dem Bauch bewegt. Anschließend erfolgte die Führung der rechten zur linken Hand. Die rechte Hand nahm die Haarbürste taktil wahr, übernahm sie und wurde anschließend langsam zum Kopf geführt. Dort wurde die Haarseite gebürstet. Nach Beendigung des Bürstvorgangs wurde die Bürste wieder langsam in Richtung Tisch geführt und abgelegt. Die Bewohnerin war während des intensiven Führens konzentriert und sehr wach. Im Folgenden wurde ein gemeinsamer Versuch vorgenommen, die Spieluhr aufzuziehen. Die Bewohnerin behielt die spielende Uhr in den Händen und erhielt somit ein akustisches und taktil-haptisches Angebot.

- **Pflegetag 29: 26. August 2007, 8:30–11:30 Uhr**

Das Vorhaben in dieser Sitzung war die Förderung der Eigenwahrnehmung und der Tonusregulation, die Wahrnehmungsförderung im Mund- und Rachenbereich, die Förderung eines physiologischen Schluckaktes und Verhinderung einer Aspiration durch extra- und intraorale Stimulation in sitzender Position im Bett. Eine Körperentspannung sollte durch eine beruhigende therapeutische Körperpflege in Rückenlage hervorgerufen werden. Die Eigenbewegung der Bewohnerin sollte durch selektive, kleinschrittige Bewegungsübergänge im Bett erreicht werden. Durch einen Transfer über den Tisch vom Bett in den Rollstuhl wollten die pflegenden Personen das Gleichgewichtsgefühl der Bewohnerin stärken. Zur Förderung der Spür- und Wahrnehmungsinformation sollten durch ein therapeutisches Führen die Haare der Bewohnerin mit einer Haarbürste gebürstet werden.

Zu Beginn der Sitzung bemerkte die pflegende Person, dass sich die Bewohnerin in einem erhöhten Muskeltonus befand. Das Becken war in Flexion. Aufgrund dessen fand man beide Beine in Adduktion, die Füße in Supination und die Arme im Beugedefizit vor. Die Bewohnerin wurde mit einer Initialberührung an der rechten Oberarmseite begrüßt, wodurch sie aufmerksam wurde. Die Bettdecke wurde abgerollt, und eine taktile Spürinformation wurde gegeben. Um die richtige Sitzposition

im Bett zu erreichen, wollte die pflegende Person die Bewohnerin mit kleinschrittigen Bewegungsübergängen zum Kopfende befördern. Durch das Senken des Kopfteils allerdings ging die Bewohnerin in einen starken Strecktonus über. Somit war es nicht möglich, sie mit kleinschrittigen Bewegungsübergängen zum Kopfende zu bewegen. Mit Hilfe einer weiteren pflegenden Person wurde die Bewohnerin anschließend mit den schonenden Bewegungsübergängen im »Wellengang« zum Kopfende befördert. Mit der Bettdeckenrolle wurde der Bewohnerin KIF an den Körperseiten gegeben, und durch eine Handtuchrolle wurde zusätzlich eine Rutschbremse unter dem Gesäß platziert. So wurde die Bewohnerin in die sitzende Position im Bett gebracht. Daraufhin reagierte sie mit einschießender Tonuserhöhung, wodurch keine Maßnahmen durchgeführt werden konnten. Aus dieser Situation heraus wurde der Ablaufplan geändert.

Mit langsamen und kleinschrittigen Bewegungsübergängen wurde die Bewohnerin in die rechte Seitenlagerung gebracht. Nach dreimaligem Setzen der Triggerpunkte wurde eine intraorale Stimulation mit gekühltem Orangensaft auf der linken Seite durchgeführt. Der Oberkörper wurde auf der linken Seite entkleidet und die beruhigende therapeutische Körperpflege wurde mit Lavendelöl im Waschwasser durchgeführt. Anschließend wurde die Körperseite eingecremt. Der Tonus regulierte sich nicht und die Bewohnerin ging kurzzeitig in eine einschießende Tonuserhöhung über. Danach wurde die Bewohnerin auf die linke Seite gelagert und nach dreimaligem Setzen der Triggerpunkte wurde die intraorale Stimulation rechtsseitig durchgeführt. Die rechte Seite wurde schließlich entkleidet und auch dort wurde dann die beruhigende therapeutische Pflege durchgeführt und die Körperseite danach eingecremt. Im Anschluss wurde die Bewohnerin mit einem frischen T-Shirt angekleidet, welches ihr zuvor, zwecks einer taktilen Wahrnehmung, über die Hand geführt wurde. Danach wurde sie in die Rückenlage mit erhöhtem Kopfteil gebracht und die linke Körperseite angekleidet. Da sich die Bewohnerin weiterhin im erhöhtem Tonus befand und die einschießende Tonuserhöhung eine Reaktion auf ihre Bauchkrämpfe vermuten ließ, machte die pflegende Person zwei hintereinander folgende heiße Kieferkompressen, um die Zungen- und Kaubewegungen aufzubauen und um die Muskulatur zu lockern. Nach einer Pause von 30 Minuten wurde eine Bauchmassage mit dem »Vier-Winde-Öl« durchgeführt. Während dieser Durchführung half eine weitere Person, die während der Massage die sich im Beugedefizit befindlichen Armen der Bewohnerin aus dem Massagebereich anhob. Die Handtücher verblieben auf dem Bauchbereich der Bewohnerin, und die Bettdecke wurde zur Spürinformation von den Füßen zum Oberkörper hochgerollt. Seit der Mittagszeit befand sich die Bewohnerin dann in einem regulierten Zustand.

- **Pflegetag 30: 3. September 2007, 8:00–11:30 Uhr**

In dieser Sitzung wurden einige Ziele gesetzt. Zum einen sollte die Wahrnehmung im Mund- und Rachenbereich gefördert werden. Ebenso sollte der physiologische Schluckakt gefördert und die Aspiration durch eine intraorale Stimulation in sitzender Position im Bett verhindert werden. Der Körper sollte durch eine beruhigende therapeutische Körperpflege in Rückenlage gewährleistet werden. Die Förderung der Wahrnehmung und des Wohlbefindens sollte durch eine Haarwaschung und anschließendes Trockenföhnen, in sitzender Position, erfolgen. Durch selektive, kleinschrittige Bewegungsübergänge im Bett sollte die Eigenbewegung gefördert und der Tonus reguliert werden. Ebenso wie in der vorherigen Sitzung sollte das Gleichgewichtsgefühl der Bewohnerin in dieser Sitzung ebenfalls durch einen Tischtransfer vom Bett in den Rollstuhl gestärkt werden.

Zu Beginn der Pflegesitzung lag die Bewohnerin auf der linken Seite und wurde von der pflegenden Person mit einer Initialberührung an der rechten Oberarmseite begrüßt. Durch das Abrollen der Bettdecke wurde eine taktile Spürinformation gegeben. Mit kleinschrittigen Bewegungsübergängen wurde die Bewohnerin in die Rückenlage gebracht. Mit einer Kissenrolle um den Körper herum wurde eine KIF gegeben. Mit einer Handtuchrolle als Rutschbremse unter dem Gesäß wurde sie schließlich in die sitzende Position gebracht. Nach dreimaligem Setzen der Triggerpunkte, beginnend auf der rechten Seite, führte die pflegende Person die intraorale Stimulation mit gekühltem Orangensaft durch. Im Anschluss an die Stimulation wurde die Bewohnerin entkleidet und die beruhigende therapeutische Körperpflege durchgeführt. Im bereitstehenden Waschwasser befand sich wieder Lavendelöl. Die Bewohnerin war sehr aufmerksam und verfolgte die Handlungen mit ihren Augen. Im Anschluss an die Waschung hat die pflegende Person die Bettdecke wieder zum Oberkörper hochgerollt. Der Oberkörper wurde von einem Badehandtuch abgedeckt. Danach wurde mit Hilfe einer weiteren pflegenden Person das aufblasbare Kopfwaschbecken unter dem Kopf der Bewohnerin platziert. Bevor die Haare mit dem Wasser getränkt wurden, bekam die Bewohnerin eine taktile Information, indem sie einen nassen Waschlappen mit der Wassertemperatur in die Hand bekam. Somit konnten die Haare langsam nass gemacht werden. Sie wurden shampooniert, und die Haarspülung konnte gut durchgeführt werden. Während der Durchführung blieb die Bewohnerin im Tonus reguliert und zeigte eine große Aufmerksamkeit. Im Folgenden wickelte die pflegende Person ein Handtuch um die Haare und gab der Bewohnerin eine kurze Ruhepause von 15 Minuten.

Nachdem die Haare etwas frottiert wurden, gab die pflegende Person der Bewohnerin den Föhn zur taktilen Wahrnehmung in die Hand und gemeinsam schalteten sie den Föhn ein. Damit die Bewohnerin die Temperatur wahrnehmen konnte, wurden ihr die Hände geföhnt. Der Weg des Föhns führte über den Arm und die Außenschulter zu den Haaren. Die Haare wurden geföhnt und gekämmt, bis sie trocken waren. Währenddessen schloss die Bewohnerin die Augen und schien die Durchführung zu genießen. Nachdem die Haare getrocknet waren, wurde die Bewohnerin erneut angekleidet. Jedes Kleidungsstück, auch die Schuhe, wurden ihr vorher zur taktilen Wahrnehmung in die Hand gegeben. Nach dem Ankleiden wurde die Bewohnerin mit kleinschrittigen Bewegungsübergängen auf die linke Körperseite und in Richtung Bettkante befördert, um den Transfer vorzubereiten. Zur Rückenunterstützung legte sich die pflegende Person mit ins Bett, und gemeinsam setzten sie sich auf die Bettkante. Die pflegende Person versuchte im Anschluss, die Bewohnerin in die Rumpfbeugung nach vorne und zum Tisch zu beugen. Obwohl sie Druck in der Kontaktzone Becken nach unten gab und die Bewohnerin auch auf dem Fußpodest vollflächigen Bodenkontakt hatte, konnte sie nicht so weit über den Tisch geführt werden, dass ein Transfer möglich gewesen wäre. Letztendlich ging sie kurzzeitig in einen erhöhten Tonus über, und so wurde ein normaler Rutschbretttransfer mit Rückenunterstützung in den Rollstuhl durchgeführt. Im Rollstuhl wurde die Sitzposition schließlich mit dem Schinkengang korrigiert. Zum Schluss erhielt die Bewohnerin dann noch KIF durch ein dreieckiges Kissen vor dem Bauch, welches auf ihren Oberschenkeln platziert wurde. Sie machte daraufhin einen entspannten Eindruck auf die pflegenden Personen.

- **Pflegetag 31: 5. September 2007, 8:00–11:30 Uhr**

Das Ziel war eine beruhigende therapeutische Ganzkörperpflege in sitzender Position im Pflegebett. Die Wahrnehmung sollte gefördert und der Tonus in eine Regulation gebracht werden. Zudem war die Easy-Day-Massage und eine AIE geplant, welche aus zeittechnischen Gründen nicht durchgeführt wurde.

Zu Beginn der therapeutischen Pflege wurde die Bewohnerin von der Pflegeperson mit einer Initialberührung am rechten Oberarm begrüßt. Die Bewohnerin war in einem wachen Zustand und befand sich in der Nest-Lagerung. Auffällig war der angespannte Strecktonus in beiden Armen. Weiterhin negativ auffällig war, dass sie mit dem Kopf von ihrem Kissen gerutscht war. Das Kissen hatte ebenfalls nicht die geeignete Form. Des Weiteren lag die Bewohnerin zu tief im Bett. Nachdem die pflegende Person all das bemerkt hat, wurde das Kissen in die richtige Position gebracht, um den Kopf zu stützen. Im Anschluss wurde die Bettdecke vom Körper zu den Füßen abgerollt, um eine taktile Information zu geben. Zuvor hatte die pflegende Person den Aromastreamer mit Lavendelöl eingeschaltet, um die Bewohnerin auf die therapeutische Körperpflege mit Lavendel einzustimmen. Die pflegende Person hatte hierzu eine Wasserschüssel mit 45° warmem Wasser gefüllt. Die Schüssel wurde zwecks Isolierung mit Aluminiumfolie umwickelt. Außerdem hatte sich die pflegende Person die von ihr benötigten Therapieutensilien in greifbarer Nähe zurechtgelegt. Um zur Therapie-

maßnahme selbst zurückzukehren: Das Kopfteil des Pflegebettes wurde heruntergestellt, das Nest entfernt, und die Bewohnerin wurde mit Hilfe einer weiteren pflegenden Person in Wellenbewegungen ans Kopfende befördert. Als Rutschbremse wurde ein Handtuch unter das Gesäß der Bewohnerin platziert, und anschließend wurde sie in die sitzende Position gebracht. Die Kissenrolle wurde anschließend wieder als Nest um die Bewohnerin gelegt. Das anschließende Auskleiden des Oberkörpers gestaltete sich schwierig, da die Bewohnerin sehr verschwitzt war. Beide Arme waren im erhöhten Tonus, der allerdings während der Waschung in einen regulierten Tonus überging. Die Bewohnerin war während der Maßnahme sehr aufmerksam und fixierte das Geschehen mit ihren Augen. Als die pflegende Person zum linken Arm hinüberging, drehte die Bewohnerin den Kopf nach links und beobachtete das Vorgehen weiter. Nach der Oberkörperwaschung wurde die Zahnpflege durchgeführt, welche von der Bewohnerin mit Unbehagen gewürdigt wurde. Zeitweise drehte sie sich aus dem Kontakt heraus. Ebenfalls machte sie zeitweise schmatzende Geräusche. Nach der Mundhygiene wurden der Oberkörper und das Gesicht eingecremt. Ebenso wurde ihr Oberkörper mit einem frischen T-Shirt angekleidet. Beim Ankleiden war die Bewohnerin sehr beweglich. Während der gesamten Maßnahme wurde von Seiten der pflegenden Person, indem sie mit ihrem Bein stetig Kontakt zur Hüfte der Bewohnerin hielt, ständiger Körperkontakt gehalten. Im Anschluss erhielt die Bewohnerin eine Pause von 15 Minuten.

Nach der Pause wirkte die Bewohnerin sehr entspannt. Eine weitere pflegende Person übernahm die Beinwaschung. Die Bewohnerin war währenddessen aufmerksam, mit den Beinen allerdings in einem erhöhten Tonus, der sich beim dreimaligen Waschen und dem anschließendem Eincremen etwas lockerte. Zwischenzeitlich hatte die Bewohnerin Bauchkrämpfe und ging in einen Strecktonus über und stöhnte laut. Die pflegende Person hielt weiterhin Körperkontakt zu ihr und legte ihre Hand mit leichtem Druck auf ihren Unterbauch. Die Krämpfe erstreckten sich über einen Zeitraum von ca. 10 Minuten. Dann entspannte sich die Bewohnerin wieder und befand sich in einem regulierten Tonus. Mit viel KIF und langsamen Bewegungsübergängen wurde sie schließlich in die Rechtslagerung gebracht. Die zweite pflegende Person führte dann die Easy-Day-Massage in der Seitenlage durch. Die Bewohnerin lag sehr entspannt und wirkte aufmerksam, kam aber zeitweise wieder in den Strecktonus des zu behandelnden Armes. Der linke Arm war entspannter und dort konnte die Bewohnerin die Massage gut annehmen. Im Anschluss war sie sehr entspannt, und ebenso zeigten sich keine Bauchkrämpfe mehr. Zum Ende hin wurde noch eine intraorale Stimulation, in der Seitenlage, mit kaltem Fruchtsaft durchgeführt. Hierauf fing die Bewohnerin an zu schmatzen. Zum Abschluss erhielt die Bewohnerin ein audiovisuelles Angebot durch eine Spieluhr und ein persönliches Foto, welches sie mit großen Augen fixierte. Mit einer Initialberührung verabschiedete sich die pflegende Person von ihr.

- **Pflegetag 34: 24. September 2007, 11:00–13:00 Uhr**

In dieser Sitzung war der Transfer von der Bettkante in den Sitzsack das Ziel.

Die Bewohnerin lag angekleidet auf dem Bett. Sie befand sich in der Rückenlage. Die pflegende Person zog der Bewohnerin die Schuhe an. Anschließend wurde die Bewohnerin mit kleinschrittigen Bewegungsübergängen in die 30°-Rechtslagerung gedreht und für das Aufsetzen auf die Bettkante vorbereitet. Das Aufsetzen mit Rückenunterstützung einer zweiten pflegenden Person war problemlos. Die Bewohnerin war aufmerksam, schaute mit großen Augen herum und zeigte keinen Nystagmus. Der Transfer in den Sitzsack über das Rutschbrett erfolgte mit zwei pflegenden Personen und war gut durchführbar. Die Bewohnerin saß sehr entspannt, interessiert und aufmerksam im Sitzsack. Sie hatte fast mit dem ganzen Fuß Bodenkontakt. Mit einem dreieckig geformtem Federkissen auf ihrem Oberschenkel erhielt die Bewohnerin zusätzlich eine KIF. Ihre Unterarme ruhten entspannt auf dem Kissen. Um den Kopf in Flexion zu bringen, erhielt die Bewohnerin ein kleines Nackenkissen. Nach einer halben Stunde schaute die pflegende Person nach der Bewohnerin. Sie saß sehr entspannt. Zudem hatte sie zeitweise die Augen geschlossen und immer noch Bodenkontakt mit beiden Füßen. Eine weitere halbe Stunde später

war die Bewohnerin über die Hälfte hinaus aus dem Sitzsack gerutscht. Die Beine und Arme waren im Strecktonus, und die Bewohnerin zeigte sich kaltschweißig. Daraufhin wurde sie mit zwei pflegenden Personen wieder in die sitzende Position gebracht. Der Transfer zurück in das Bett wurde im Anschluss vorbereitet. Er gestaltete sich sehr schwierig, da das Bett in maximaler Tiefstellung immer noch ca. 10–15 cm höher war als der Sitzsack. Eine zweite pflegende Person setzte sich hinter die Bewohnerin und nahm sie auf den Schoß. Schritt für Schritt, sehr langsam, wurde die Bewohnerin unter zeitweilig starkem Einsatz von Kraft über das Rutschbrett zurück in das Bett transferiert. Die Bewohnerin konnte nun in die 30°-Linkslagerung gebracht werden. Sofort nach Beendigung schlief die Bewohnerin ein.

- **Pflegetag 38: 5. Dezember 2007, 15:00–16:30 Uhr**

Das Ziel war eine therapeutische Körperpflege, die im Sitzen auf der Bettkante zur Wahrnehmungsförderung und Eigenbewegung durchgeführt werden sollte. Hinzu kam ein therapeutisches Führen beim Kämmen der Haare mit einer Haarbürste.

Zwei pflegende Personen betraten das Zimmer der Bewohnerin, und von einer pflegenden Person wurde die Bewohnerin mit einer Initialberührung am rechten Oberarm begrüßt. Diese lag in der Seitenlagerung links und wirkte entspannt. Wie schon in den vorherigen Sitzungen wurde auch dieses Mal der Aromastreamer mit Melisse angestellt, um die Bewohnerin auf die therapeutische Körperpflege einzustimmen. Durch ein Abrollen der Decke wurde eine taktile Spürinformation gegeben. Im Anschluss wurde die Bewohnerin mit viel KIF und in kleinschrittigen Bewegungsübergängen erst in die Rückenlage und dann in die Seitenlagerung rechts gebracht, um sie für das Sitzen auf der Bettkante vorzubereiten. Das Aufsetzen auf die Bettkante mit Hilfe einer zweiten pflegenden Person war problemlos durchführbar. Die Bewohnerin hatte einen guten Fußkontakt auf der Fußbank, die vor dem Bett positioniert wurde. Die zweite pflegende Person gab der Bewohnerin KIF von vorne, so dass sich die andere pflegende Person hinter der Bewohnerin ins Bett setzen konnte, um sie zu halten und um ebenfalls KIF zu geben. Von der zweiten pflegenden Person wurde die therapeutische Körperpflege durchgeführt. Hierbei war die Bewohnerin entspannt und aufmerksam, mit den Händen jedoch in einem erhöhten Tonus. Beide pflegenden Personen hatten das Gefühl, dass die Bewohnerin bemerkte, dass eine fremde pflegende Person die Waschung durchführte. Sie wirkte verwundert und dennoch aufmerksam. Bei der linken Hand löste sich die Spannung während der Maßnahme. Zwischenzeitlich kam die Bewohnerin leicht in einen Strecktonus, und die eine pflegende Person begann mit ihr zu schaukeln. Die Bewohnerin entspannte sich, und gemeinsam atmeten sie im gleichen Rhythmus. Nach dem Eincremen und Ankleiden legte sich die pflegende Person gemeinsam mit der Bewohnerin seitlich ins Bett. Schließlich wurde sie mit viel KIF, Bewegungsübergängen und Körperweltgabe in die Rückenlage befördert. Sie erhielt eine Deckenrolle als KIF und wurde in die sitzende Position gebracht. Die Beine konnten problemlos in den Schneidersitz geführt werden. Eine taktile Spürinformation wurde durch Aufrollen der Bettdecke gegeben. Im Anschluss wurde der Bewohnerin die Bürste in die rechte Hand gereicht. Gemeinsam wurde die Bürste über die linke Hand zum Kopf geführt. Gemeinsam kämmten sie den Pony und die rechte Kopfseite. Mit Unterstützung gab die Bewohnerin die Bürste zurück. Sie holte einmal tief Luft und prustete durch Nase und Mund. Zum Abschluss erhielt die Bewohnerin als akustisches Angebot eine Spieluhr, die sie mit beiden Händen festhielt, und hatte somit noch eine taktil-haptische Spürinformation. Mit einer Initialberührung am rechten Oberarm verabschiedete sich die pflegende Person von der Bewohnerin. Diese war immer noch wach und aufmerksam und verfolgte das Verlassen mit den Augen.

- **Pflegetag 40: 18. Dezember 2007, 10:00–12:00 Uhr**

Das Ziel an diesem Pflegetag war die Durchführung einer therapeutischen Körperpflege im Sitzen im Bett zur Wahrnehmungsförderung und eine Tonusregulation. Des Weiteren sollte eine Förderung der Spür- und Wahrnehmungsinformation durch ein therapeutisches Führen gewährleistet werden. Ebenso sollten die Hände und die Unterarme mit Hautcreme eingecremt werden.

Zu Beginn der Sitzung lag die Bewohnerin in der Seitenlage rechts. Ihr Kopf war überstreckt. Das dreieckige Federkissen lag nicht gut. Der Oberkörper befand sich in Rotation nach hinten, die Beine und Arme im Strecktonus. Die Bewohnerin wurde mit einer Initialberührung am rechten Oberarm begrüßt. Sie hatte starken Speichelfluss. Die pflegende Person entfernte den Speichel mit einem angefeuchteten Tupfer aus der rechten Wangentasche und richtete dreieckig geformte Federkissen neu. Eine taktile Spürinformation wurde durch das Abrollen der Bettdecke vermittelt. Die Bettrolle wurde entfernt und die Bewohnerin wurde in die Rückenlage gebracht. Nach Gabe von Körperwelt auf dem Beckenkamm wurde die Bewohnerin mit langsamen Bewegungsübergängen in die sitzende Position gebracht. Es erfolgte eine unterstützende A-Lagerung, und es wurde eine Rutschbremse unter dem Gesäß angebracht. Die pflegende Person setzte sich zu der Bewohnerin ins Bett und führte als Erstes eine Gesichtsmassage durch, um die Spannung zu nehmen. Zeitweilig konnte die Bewohnerin dies auch gut annehmen. Bei der therapeutischen Körperpflege war sie sehr aufmerksam und entspannte sichtlich. Am Ende der Maßnahme war ein regulierter Tonus vorhanden. Die pflegende Person holte nun die geöffnete Cremedose und hielt sie der Bewohnerin zum Riechen unter die Nase und legte sie dann vor sie auf die Bettdecke. Sie führte die rechte Hand der Bewohnerin zu der Dose und ließ ihre Finger in die Creme eintauchen. Dann führte sie die rechte Hand zum linken Arm und gemeinsam cremten sie den Unterarm und die Handoberfläche ein. Anschließend nahm die pflegende Person die linke Hand und führte sie in der gleichen Weise zur Cremedose. Wieder gemeinsam cremten sie den rechten Arm und die rechte Hand ein. Die Bewohnerin war sehr aufmerksam, sehr konzentriert und fixierte zeitweise, jedenfalls dem Anschein nach, die Cremedose.

Nach dem Ankleiden wurde die Bewohnerin mit langsamen, kleinschrittigen Bewegungsübergängen in die Seitenlagerung links gebracht. Während der ganzen Maßnahme waren keine Bauchkrämpfe erkennbar und dadurch war sie sehr entspannt. Anschließend erhielt sie als visuelles Angebot ein persönliches Foto, welches sie mit großen Augen ansah. Sie wirkte zufrieden und lag sehr entspannt. Die Verabschiedung erfolgte mit einer Initialberührung. Als die pflegende Person nach 15 Minuten nochmals ins Zimmer kam, war die Bewohnerin eingeschlafen.

- **Pflegetag 41: 3. Januar 2008, 14:30–16:00 Uhr**

An diesem Pflegetag wurde das Ziel gesetzt, die Wahrnehmung im Mund zu fördern. Die Zungenbewegung sollte aufgebaut und Schluckaufträge erteilt werden. Dies sollte mittels einer intraoralen Stimulation mit heißem Kaffee und anschließendem Kauen auf einem Kausäckchen, das mit Bitterschokolade gefüllt war, erfolgen. Die Spür- und Wahrnehmungsinformation sollte durch ein therapeutisches Führen mit einer Haarbürste gefördert werden.

Zu Beginn der Maßnahmen lag die Bewohnerin in der Seitenlage links und machte einen entspannten Eindruck. Die Begrüßung erfolgte mit einer Initialberührung an der rechten Oberarmseite. Zudem erfolgte eine taktile Spürinformation durch das Abrollen der Bettdecke. Mit langsamen Bewegungsübergängen und Unterstützungsfläche wurde die Bewohnerin in die Rückenlage gelagert. Anschließend erhielt sie eine unterstützende A-Lagerung mit einem Handtuch als Rutschbremse. So wurde sie in die sitzende Position gebracht. Bevor die intraorale Stimulation durchgeführt wurde, wurde zweimal eine heiße Kieferkompresse angelegt, da die Bewohnerin einen angespannten Gesichtsausdruck zeigte. Nach den Kieferkompressen war das Gesicht der Bewohnerin weich und sie führte die Mundbewegungen durch. Die vorherigen Falten zwischen den Augenbrauen hatten sich entspannt. Nach anschließendem dreimaligem Setzen der Triggerpunkte wurde die intraorale Stimulation mit heißem Kaffee durchgeführt. Hierbei ging die Bewohnerin zeitweise aus dem Kontakt heraus, schmatzte und konnte abschlucken. Ihr Kehlkopf bewegte sich auf- und abwärts.

Anschließend legte die pflegende Person ein Stück Bitterschokolade in ein Mullsäckchen, feuchtete dieses an und nach Setzen der Triggerpunkte konnte sie der Bewohnerin das Säckchen zwischen die Lippen schieben und langsam in den Mund einführen. Die Bewohnerin lutschte mit laut schmatzenden Geräuschen und konnte die sich ansammelnde Flüssigkeit schlucken. Nach mehrmaligem Schlucken wurde das Kausäckchen entfernt, um der Bewohnerin etwas Zeit zu geben, die restliche Flüssigkeit zu schlucken. Nach 5 Minuten wurde der Vorgang wiederholt. So konnte die Bewohnerin das ganze Stück Bitterschokolade auflutschen, wobei sie jedes Mal gut abschlucken konnte. Der Kehlkopf bewegte sich auf- und abwärts. Dabei wurden keine Anzeichen eines Verschluckens deutlich. Während der Maßnahme war die Bewohnerin sehr aufmerksam und befand sich in einem regulierten Tonus. Im Anschluss wurde eine Pause von 30 Minuten eingelegt.

Nach der Beendigung der Pause wollte die pflegende Person gemeinsam mit der Bewohnerin die Haare kämmen. Diese bemerkte jedoch, dass die Bewohnerin mit ihren Armen in einem erhöhten Tonus war und so die Durchführung eines therapeutischen Führens nicht möglich war. An dieser Stelle entschloss sich die pflegende Person, zuerst eine Easy-Day-Massage durchzuführen. Die Easy-Day-Massage wurde von der Bewohnerin gut angenommen. Sie verfolgte das Geschehen mit weit geöffneten Augen, entspannte sich und befand sich nach Beendigung der Maßnahme in einem regulierten Tonus.

Nach der Massage konnte nun auch das therapeutische Führen durchgeführt werden. Hierzu holte die pflegende Person, die immer noch im Bett neben der Bewohnerin saß, gemeinsam mit der rechten Hand der Bewohnerin die Haarbürste, die zuvor in Bauchhöhe auf die Bettdecke gelegt worden war. Die Bürste wurde in Kopfhöhe geführt und so wurden der Pony und die rechte Haarseite gebürstet. Dann wurde die Hand in die Mitte (Bauchhöhe) geführt, wobei die Bürste nun in die linke Hand gegeben wurde. Wieder wurde sie in Kopfhöhe geführt, und die linke vordere Seite wurde gebürstet. Ebenso wie bei der rechten Hand wurde dann die linke Hand auch wieder auf Bauchhöhe zur Hand der pflegenden Person geführt. Diese nahm die Bürste entgegen, bedankte sich bei der Bewohnerin und lobte sie zudem noch. Daraufhin wirkte die Bewohnerin sehr entspannt und war weiterhin aufmerksam.

Zum Abschluss der Durchführung erhielt die Bewohnerin ein visuelles Angebot mit einer Sechsfarbenlampe, bei der sich die Farben langsam verändern. Kurzfristig konnte die Bewohnerin diesen Farbwechsel verfolgen und schlief dann ein. In der Position, in der sich die Bewohnerin befand, verblieb sie auch, da sie sehr entspannt wirkte. Die Verabschiedung erfolgte wieder mit einer Initialberührung.

- **Pflegetag 43: 16. Januar 2008, 8:15–11:15 Uhr**

Dieser Pflegetag gestaltete sich wieder in Form eines Praxistages. Die Aufgaben waren die Durchführung einer therapeutischen Körperpflege, einer Mundpflege und des Zähneputzens, einer intraoralen Stimulation, einer Erteilung eines Schluckauftrages mit Hilfe eines Kausäckchens und die Durchführung eines therapeutischen Führens in Form des Anschaltens eines CD-Players. Dies sollte mit dem Ziel der Tonusregulation, der Wahrnehmungsförderung, der Förderung der Kau- und Zungenbewegung und der daraus resultierenden Wahrnehmungsförderung im Mund, des Ausführens des Schluckauftrages, der Förderung der Spür- und Wahrnehmungsförderung und mit dem Ziel des Aufbaus der Eigenbewegung durchgeführt werden.

Die Bewohnerin lag in der Seitenlage links in ihrem Pflegebett. Die pflegende Person begrüßte sie wie gewohnt mit einer Initialberührung an der rechten Oberarmseite. Ebenso wie gewohnt erfolgte eine taktile Spürinformation durch das Abrollen der Bettdecke. Mit langsamen Bewegungsübergängen und KIF wurde die Bewohnerin erst auf den Rücken gelagert. So konnten im Anschluss daran die notwendigen Vorbereitungen für das Sitzen auf der Bettkante getroffen werden. Das Aufsetzen erfolgte, wie schon in den Pflegetagen zuvor, mit Hilfe einer zweiten pflegenden Person. Diese befand sich während der Maßnahme, zur Stabilisation, am Rücken der Bewohnerin. Der Vorgang konnte problemlos durchgeführt werden. Im Folgenden konnte die therapeutische Körperpflege begonnen werden. Während der Maßnahme war die Bewohnerin sehr entspannt und aufmerksam.

Nach dem Eincremen, nachdem die therapeutische Körperpflege beendet wurde, und dem Ankleiden legte sich die zweite pflegende Person mit der Bewohnerin gemeinsam in das Pflegebett, wo die Bewohnerin mit kleinschrittigen Bewegungs-

übergängen auf den Rücken gelagert wurde. Um sie von dort in die sitzende Position zu bringen, wurde der Vorgang durch eine Deckenrolle unterstützt. Die Bewohnerin jedoch bekam Bauchkrämpfe. Sie stöhnte stark und befand sich in einem erhöhten Tonus. Zudem gingen Winde ab. Der Zustand entspannte sich daraufhin wieder und die Bewohnerin konnte nun im Nest gelagert und aufgesetzt werden. In dieser Position konnte die Mund- und Zahnpflege durchgeführt werden. Nach dreimaligem Setzen der Triggerpunkte konnten die Zähne auf der rechten Seite problemlos mit einer Kinderzahnbürste geputzt werden. Auf der linken Seite allerdings war es erkennbar, dass das Zähneputzen der Bewohnerin unangenehm war. Sie drehte sich aus dem Kontakt heraus. Zudem stellte sich ein leichtes Zahnfleischbluten ein. Der sich angesammelte Speichel wurde mit einem feuchten Tupfer aus den Wangentaschen entfernt. Anschließend wurde eine intraorale Stimulation mit kaltem Fruchtsaft durchgeführt. Dieses war der Bewohnerin ebenfalls unangenehm. Später erkannte die pflegende Person, dass sie nicht bedacht hatte, dass der kalte Fruchtsaft nach dem Zahnfleischbluten eventuell ein Brennen im Zahnfleisch auslöst. Nach der Mund- und Zahnpflege wurde eine kleine Pause eingelegt.

In dieser Pause bereitete die pflegende Person das Kausäckchen mit einem Frucht-Sahne-Bonbon vor. Nach der Pause und nachdem das Kausäckchen angefeuchtet wurde, wurde dieses an die Lippen der Bewohnerin geführt und im Folgenden konnte es in ganz kleinen Schritten in den Mund eingeführt werden. Hierbei war die Bewohnerin sehr aufmerksam und mit weit geöffneten Augen fing sie an zu schmatzen. Ebenso konnte sie mehrmals abschlucken. Das Kausäckchen wurde entfernt, um der Bewohnerin die Möglichkeit zu geben, auch die Restflüssigkeit abzuschlucken. Der Vorgang wurde dann noch zweimal wiederholt. Jedes Mal konnte die angesammelte Flüssigkeit gut geschluckt werden. Eine weitere, diesmal etwas längere Pause von 20 Minuten wurde eingelegt.

Als die pflegende Person nach Beendigung der Pause wieder das Zimmer der Bewohnerin betrat, wirkte diese sehr entspannt. Sie lag mit weit geöffneten Augen im Bett und fixierte ihren Betthimmel. Die pflegende Person lagerte sie nun auf die linke Seite, um das therapeutische Führen mit dem CD-Player einzuleiten. Der CD-Player wurde so ans Bett gestellt, dass die Beine und der Bauch Berührung zu ihm hatten. Die pflegende Person setzte sich hinter den Rücken der Bewohnerin mit ins Bett und gewährleistete so einen ständigen Körperkontakt zu ihr. Mit kleinschrittigen Bewegungen versuchte die pflegende Person, die Hände, abwechselnd links und rechts, dem CD-Player näher zu führen. Zwischendurch gab sie immer Körperwelt auf dem oben liegenden Beckenkamm. Die Körperweltgabe sollte eine Spürinformation geben, und letztendlich wollten sie Musik ertönen lassen. Auch während dieser Maßnahme war die Bewohnerin sehr aufmerksam und hatte ihre Augen weit geöffnet. Als die Musik schließlich ertönte, erschien es, als würde die Bewohnerin die Quelle der Töne suchen. Während des therapeutischen Führens waren einmal Bauchkrämpfe erkennbar, die sich aber schnell wieder legten. Die ganze Maßnahme wurde mit einer Videokamera aufgezeichnet. Im Anschluss wurde die Bewohnerin in der Seitenlage links belassen. Sie erhielt ein rotes und gelbes Tuch als visuelle Information, welche an ihrem Bettvorhang befestigt wurden. Am Ende der Sitzung erfolgte die Verabschiedung wieder mit einer Initialberührung.

Die Videoaufzeichnung wurde von der ausführenden Person als störend empfunden, da diese sich unter Druck gesetzt fühlte. Dies äußerte sich darin, dass sie etwas ungeduldig war. Sie wollte mehr erreichen, als an diesem Tag überhaupt möglich gewesen wäre. Im Nachhinein gesehen, konnte sie die Aufzeichnung jedoch auch als positiv anerkennen, da es ihr so möglich war zu sehen, was sie eventuell hätte anders bzw. besser machen können.

- **Pflegetag 46: 4. Februar 2008,
  14:30–16:00 Uhr**

Die Bewohnerin lag bekleidet auf dem Bett, als die pflegende Person das Zimmer betrat. Mit einer Initialberührung wurde die Bewohnerin begrüßt. Diese war wach und wirkte sehr entspannt. Das Zimmer wurde für die pflegetherapeutische Intervention vorbereitet. Sie positionierte eine Kamera auf dem Nachttisch, um das geplante therapeutische Führen aufzuzeichnen. Der Bewohnerin wurden die Schuhe angezogen und sie wurde für das Sitzen auf der Bettkante vorbereitet. Mit Hilfe einer zweiten pflegenden Person konnten das Aufsetzen sowie der folgende Rutschbretttransfer in den Stuhl problemlos durchgeführt werden. Mit dem Schinkengang wurde die Bewohnerin in die richtige Sitzposition gebracht. Mit beiden Füßen hatte sie Kontakt auf dem Fußpodest. Zur Unterstützung und als Informationsfläche wurde ein dreieckiges Federkissen auf ihren Oberschenkeln platziert. Die zweite pflegende Person konnte nun den Tisch vor die Bewohnerin schieben, damit das therapeutische Führen mit der Entnahme einer Cremedose aus dem Kulturbeutel und dem Eincremen der Hand durchgeführt werden konnte. Die andere pflegende Person hob die Arme der Bewohnerin an, um sie auf dem Tisch zu positionieren. Danach waren die Bewohnerin und die ausführende pflegende Person wieder alleine im Zimmer. Als die Kamera eingeschaltet wurde, fiel der Kopf der Bewohnerin in Extension. In diesem Moment war es der pflegenden Person nicht möglich, Unterstützung zu geben. Das therapeutische Führen begann. Es beinhaltete das Heranziehen der Kulturtasche, das Öffnen des Reißverschlusses, das Entnehmen und Befühlen der Cremedose und das Eintauchen der Finger in die Creme sowie das anschließende Eincremen der Hände. Das Öffnen der Cremedose wurde von der pflegenden Person übernommen. Die einzelnen Sequenzen wurden abwechselnd rechts und links und in langsamen Schritten durchgeführt. Während der gesamten Maßnahme war die Bewohnerin wach, sehr aufmerksam, hatte die Augen weit geöffnet und befand sich in einem regulierten Tonus.

Störend war, dass es die Positionierung der Bewohnerin am Tisch nicht zuließ, Körperwelt zu empfangen. Zusätzlich erschwerend war die Höhe des Tisches. Obwohl die pflegende Person die Arme der Bewohnerin bereits mit Handtüchern unterstützt hat, kam sie mit den Ellenbogen nicht auf die Tischplatte. Es sollte überlegt werden, in den nächsten Sitzungen ein festes Kissen auf den Stuhl zu legen, um den Sitz zu erhöhen, oder das therapeutische Führen im Bett durchzuführen. Durch Aufzeichnen des Führens war es möglich zu sehen, was hätte besser gemacht werden können, und dass es, trotz Fehlern, der Bewohnerin gefallen hatte.

- **17. Februar bis 16. März 2008**

In diesem Zeitraum konnten aufgrund einer Noro-Virus-Welle keine Maßnahmen durchgeführt werden.

- **Pflegetag 48: 4. April 2008, 11:00–12:15 Uhr**

Die Bewohnerin wurde zu Beginn der Sitzung mit einer Initialberührung am rechten Oberarm begrüßt und die pflegende Person stellte den Aromastreamer mit Melisse, zur Einstimmung, ein. Zudem legte sie sich eine Waschschüssel mit 32° warmem Wasser, Handtücher, Waschlappen und einen Föhn, mit dem Ziel eines indifferenten Handbades, bereit. Mit kleinschrittigen Bewegungsübergängen wurde die Bewohnerin in die sitzende Position gebracht. Hierbei wurde ein zusammengerolltes Handtuch als Rutschbremse unter dem Gesäß platziert. Mit einer Deckenrolle, welche um den Körper gelegt wurde, konnte KIF gegeben werden. Die pflegende Person stellte nun die Waschschüssel ins Bett und setzte sich neben die Bewohnerin, um Kontakt zu halten. Das Handbad erfolgte. Der anfängliche Faustschluss konnte nach dem zweiten Waschen mit anschließendem Föhnen der Hände beidseitig gelöst werden. Nach dem indifferenten Handbad wurde die Easy-Day-Massage mit angewärmtem Mandelöl vorgenommen. Dieses schien die Bewohnerin zu genießen. Sehr aufmerksam verfolgte sie die Maßnahme. Die Finger der rechten Hand konnten durch die Easy-Day-Massage komplett gelöst werden. An der linken Hand blieben der Daumen und der kleine Finger jedoch noch in Beugeposition.

- **Pflegetag 50: 9. April 2008, 8:30–11:00 Uhr**

An diesem Pflegetag wurden zahlreiche Ziele gesetzt. Es sollte eine Wahrnehmungsförderung im Mund- und Rachenbereich erfolgen. Des Weiteren sollte eine intraorale Stimulation in der 90°-Seitenlagerung durchgeführt werden, um den Tonus zu regulieren. Eine therapeutische Körperpflege sollte der Bewohnerin eine Körperentspannung gewährleisten. Durch ein adäquates Sitzen auf der Bettkante sollte das Gleichgewicht gefördert werden. Zudem sollte neben der Wahrnehmungsförderung im Mundbereich auch der Tonus im Mund- und Kieferbereich reguliert werden. Dazu kamen das Ziel der Erhaltung einer intakten Mundschleimhaut sowie die Erhaltung eines guten Zahnzustan-

des durch eine intensivtherapeutische Mundpflege. Die Eigenbewegung der Bewohnerin und die Tonusregulation sollten durch selektive, kleinschrittige Bewegungsübergänge im Bett gefördert werden. So sollte es, was die Hände betrifft, ebenfalls durch ein indifferentes Handbad und die Easy-Day-Massage erfolgen. Die Wahrnehmung im taktil-haptischen Bereich sollte durch eine Spieluhr gefördert werden.

Zu Anfang des Pflegetages lag die Bewohnerin auf der linken Seite. Sie wurde mit einer Initialberührung an der rechten Oberarmseite begrüßt. Das dreieckig geformte Federkissen wurde gerichtet, da sich der Kopf der Bewohnerin leicht in Extension befand. Eine zweite Kraft führte nach Setzen der Triggerpunkte die intraorale Stimulation mit gekühltem Fruchtsaft auf der rechten Seite durch. Dies konnte die Bewohnerin gut zulassen. Im Folgenden wurde ihr eine taktile Spürinformation durch das Abrollen der Bettdecke gegeben. Mit kleinschrittigen Bewegungsübergängen lagerte die pflegende Person die Bewohnerin in die 90°-Seitenlage rechts, um die intraorale Stimulation auf der linken Seite durchführen zu können. Die Bewohnerin konnte dies erst nach dem dritten Mal annehmen und fing dann an zu schmatzen. Nach der intraoralen Stimulation wurde die Bewohnerin für das Aufsetzen auf der Bettkante vorbereitet. Der Transfer auf die Bettkante konnte problemlos durchgeführt werden. Die Bewohnerin befand sich im regulierten Tonus, ihr Kopf befand sich in Flexion und die Füße hatten bis zum Mittelfuß Bodenkontakt auf der Fußbank. Die zweite pflegende Person gab der Bewohnerin von vorne KIF mit ihrem eigenen Körper, so dass sich die andere pflegende Person hinter die Bewohnerin ins Bett setzen konnte, um ihr KIF im Rücken zu geben. Im Anschluss hieran entkleidete die helfende pflegende Person den Oberkörper der Bewohnerin und führte die beruhigende therapeutische Körperpflege mit Melisse durch. Hierbei war die Bewohnerin sehr aufmerksam und verfolgte die Handlungen mit den Augen. Sie lehnte währenddessen ihren Kopf an den Kopf der im Rücken KIF gebenden pflegenden Person. Leicht schaukelten sie zusammen hin und her, woraufhin die Bewohnerin einen entspannten Eindruck machte.

Im Anschluss daran führte die helfende pflegende Person, die schon bereits die therapeutische

Körperpflege durchgeführt hatte, ein Fußbad durch, wobei die Bewohnerin leicht in einen erhöhten Tonus kam. Dieser allerdings ging zügig wieder in den regulierten über. Nach dem Fußbad führte die oben KIF gebende pflegende Person eine AIE durch. Hierbei konnte die Bewohnerin zweimal durch Prusten kräftig die Luft abstoßen. Nach der AIE wurde der Oberkörper der Bewohnerin wieder angekleidet. Langsam legte sich eine der pflegenden Personen mit der Bewohnerin in die Seitenlage ins Bett. Mit kleinschrittigen Bewegungsübergängen wurde sie nun in die Rückenlage gebracht und an das Kopfende befördert. Sie erhielt zudem eine Rutschbremse in Form einer Handtuchrolle unter ihr Gesäß sowie eine Deckenrolle als KIF um den Körper gelegt und wurde dann in die sitzende Position gebracht. Durch ein Aufrollen der Bettdecke wurde wieder eine taktile Spürinformation gegeben. Danach wurde nach viermaligem Setzen der Triggerpunkte die therapeutische Mundpflege durchgeführt. Die Bewohnerin konnte dies gut zulassen. Ebenso auf der linken Seite, die bisher empfindlicher schien als die andere. Der Mund war geöffnet und die Bewohnerin ging nicht aus dem Kontakt heraus. Dies war für beide Seiten ein positives Erlebnis. Nach der therapeutischen Mundpflege erhielt die Bewohnerin eine Pause von 15 Minuten.

Eine Beobachterin führte im Anschluss an die Pause ein indifferentes Handbad durch, wobei die Hände allerdings im Faustschluss verblieben. Nach dem indifferenten Handbad wurde die Easy-Day-Massage mit angewärmtem Mandelöl durchgeführt. Beide Hände öffneten sich für eine kurze Zeit und gingen dann wieder in einen leichten Faustschluss über. Während der ganzen Maßnahme war die Bewohnerin sehr aufmerksam und beobachtete das Geschehen. Im Anschluss an die Massage wurde die Bewohnerin von der pflegenden Person mit kleinschrittigen Bewegungsübergängen in die 90°-Seitenlage rechts gebracht, und in Form einer Deckenrolle wurde eine KIF gegeben. Ganz entspannt lag sie so in reguliertem Tonus. Zum Abschluss wurde ihr eine Spieluhr gereicht, die sie mit ihrer linken Hand umschloss. Somit war zum Ende der Sitzung auch noch eine taktil-haptische Spürinformation gegeben. Während der gesamten Maßnahmen war die Bewohnerin wach und aufmerksam.

Ebenso befand sie sich in einem regulierten Tonus. Die Verabschiedung erfolgte wieder mit einer Initialberührung.

- **Pflegetag 51: 17. April 2008, 11:15–13:45 Uhr**
Bevor die pflegende Person mit ihrem Programm begann, hatte die Bewohnerin bereits eine Körperpflege erhalten. Sie wurde mit der Initialberührung begrüßt und in kleinschrittigen Bewegungsübergängen und mit Körperweltgabe von der Seitenlage in die Rückenlage befördert, um ihr die Hose und Schuhe anzuziehen. Danach wurde sie für das Aufsitzen auf der Bettkante vorbereitet. Dieses konnte problemlos durchgeführt werden. Es zeigten sich keine Störungen im vestibulären System. Ebenfalls erhielt die Bewohnerin KIF am Rücken. Die Füße hatten Kontakt auf der Fußbank vor dem Bett. Nun transferierte die handelnde pflegende Person die Bewohnerin mit einem Nachsetzen der Füße über das Rutschbrett in den Stuhl. Hier wurde eine gute Sitzposition durch das Anwenden des Schinkengangs erreicht. Zusätzlich zur KIF erhielt die Bewohnerin ein dreieckig geformtes Federkissen auf die Oberschenkel und konnte so gut ihre Arme positionieren. Die zweite pflegende Person unterstützte den Kopf der Bewohnerin, und so konnte die andere pflegende Person das gesetzte Ziel des Haareschneidens durchführen. Währenddessen war die Bewohnerin aufmerksam und befand sich in einem regulierten Tonus. Nach Beendigung der Maßnahme fühlte die Bewohnerin sich kaltschweißig an. Aufgrund dessen sahen die pflegenden Personen von einer AIE ab und transferierten die Bewohnerin über das Brett zurück in ihr Bett. Dort setzten Bauchkrämpfe ein. Die Bewohnerin wurde seitlich am Thorax unterstützt. Hierdurch schien sie entspannen zu können. Die Krämpfe hielten für ca. 1 Minute an, und die Bewohnerin wirkte erschöpft. Sie wurde danach mit kleinschrittigen Bewegungsübergängen und viel KIF in die 90°-Linkslagerung gebracht. Daraufhin schlief sie ein und befand sich in einem regulierten Tonus. Die pflegenden Personen gaben ihr eine halbstündige Pause.

Als sie das Zimmer nach der Pause wieder betraten, war die Bewohnerin wach und fixierte ihren Bettvorhang. Nachdem alles für die geplante Haarwäsche vorbereitet war, wurde die Bewohnerin in die Rückenlage gebracht, erhielt KIF, und die Haarwäsche wurde durchgeführt. Zur olfaktorischen Wahrnehmung wurde ihr das Shampoo unter die Nase gehalten. Die Bewohnerin schaute sehr aufmerksam und konnte dann die Wäsche sichtlich genießen. Zudem wirkte sie entspannt. Vorhandene Borken an der betroffenen Seite am Kopf konnten zum Teil gut entfernt werden. Anschließend wurden die Haare frottiert, welches der Bewohnerin nicht gefiel. Sie kam zeitweise in einen erhöhten Tonus. Die Beine befanden sich im Strecktonus. Nach einer Körperweltgabe war der Tonus wieder reguliert. Bevor die Haare geföhnt werden konnten, wurde der Föhn mit warmer Luft zur Wahrnehmung und Spürinformation über die Unterarme der Bewohnerin geführt. Diese war sehr aufmerksam und schien den Föhn mit den Augen zu fixieren. So konnte sie das Trocknen der Haare gut annehmen. Nach der Haartrocknung wurde die Bewohnerin mit kleinschrittigen Bewegungsübergängen in die 90°-Seitenlage rechts gelagert. Sie war sehr weich in ihren Bewegungen und ebenso sehr entspannt. Durch das Aufrollen der Bettdecke wurde ihr zudem eine taktil-haptische Spürinformation gegeben. Als akustisches Angebot erhielt die Bewohnerin eine Spieluhr, die sie mit der rechten Hand umschloss, und hatte so eine zusätzliche taktil-haptische Spürinformation. Wie gewohnt wurde die Bewohnerin mit einer Initialberührung verabschiedet.

- **Pflegetag 53: 22. April 2008, 11:00–12:15 Uhr**

Die Eigenbewegung und Stabilisation des Gleichgewichts sollte durch einen Knietransfer gefördert werden. Ebenso sollte die Eigenbewegung sowie die Tonusregulation durch eine taktile Spürinformation mit einem Hirsekissen auf dem Fußpodest gefördert werden. Eine Förderung der Eigenbewegung, der Wahrnehmung und der Spürinformation sollte durch ein therapeutisches Führen in Form vom Zerschneiden einer Paprika erfolgen. Die Förderung der Wahrnehmung im olfaktorischen und gustatorischen Bereich sowie der Aufbau der Zungen- und Kiefermotorik und der Aufbau der Schluckkompetenz sollten durch das Verwenden eines Kausäckchens mit Paprika erfolgen.

Zu Beginn der Maßnahmen wurde die Bewohnerin mit dem Knietransfer und Unterstützung durch eine zweite pflegende Person vom Bett in den Stuhl transferiert. Eine Korrektur der Sitzposition wurde mittels Schinkengang erreicht, so dass der Stuhl anschließend an den Tisch geschoben werden konnte. Dort erhielt die Bewohnerin ein Fußpodest mit einem kleinen Hirsekissen. Sie hatte Anti-Rutsch-Socken an und konnte so einen guten Kontakt halten. Das Hirsekissen passte sich dem leichten Spitzfuß der Bewohnerin an, so dass sie vollständig Kontakt mit den Füßen auf der Unterfläche hatte. Die pflegende Person stellte ihr Bein hinter die Bewohnerin auf den Stuhl, um eine leichte Beugung nach vorne – Flexion des Oberkörpers – zu erreichen. In dieser Position konnte das therapeutische Führen begonnen werden. Gemeinsam holten sie das Brett, die Paprika und das Messer und zerschnitten das Gemüse. Die pflegende Person hielt der Bewohnerin ein Stück Paprika unter die Nase zur olfaktorischen Wahrnehmung. Hierbei schien es, als würde sie die Paprika wiedererkennen. Ebenso im gustatorischen Bereich. Hier setzte starker Speichelfluss ein. Die Bewohnerin war sehr aufmerksam und befand sich in einem regulierten Tonus. Anschließend führte eine zweite pflegende Person gemeinsam mit der Bewohnerin das vorbereitete Kausäckchen zum Wasserglas und tauchte es zur Anfeuchtung ein. Das Säckchen wurde dann zum Mund der Bewohnerin geführt und in diesen auch eingeführt. Die Bewohnerin fing daraufhin an zu lutschen, konnte zweimal zubeißen und gut abschlucken. Sie war sehr aufmerksam, kam beim Abschlucken mit dem Kopf hoch und hatte kurzzeitig Kopfstabilität. Im Anschluss konnte der Transfer mit dem Rutschbrett zurück ins Bett durchgeführt werden. Mit viel KIF wurde die Bewohnerin im Bett in die 90°-Seitenlage gebracht.

Der Knietransfer zu Beginn der Sitzung funktionierte nicht gut. Der Oberkörper der Bewohnerin konnte nicht weit genug in Flexion gebracht werden. Dies ging zwar mit Hilfe einer zweiten Person problemloser, trotzdem fühlte sich die vorwiegend handelnde pflegende Person unsicher. Das Rutschbrett ist für die Bewohnerin die bessere Wahl. Positiv war das Hirsekissen auf dem Fußpodest, welches sich der Neigung der Füße gut anpasste. Ebenso hatte die Bewohnerin durch ihre Socken einen guten Halt. Sie hatte eine gute Spürinformation bei vollständigem Kontakt auf dem Kissen.

Literatur

Bienstein C, Fröhlich A (1991) Basale Stimulation in der Pflege. Selbstbestimmtes Leben, Düsseldorf

Born K, Heinrichs M (1993) Basiswissen Biopsychologie. Psychologisches Institut, Bonn. http://www.geffers.info/psychologie/zus/biopsych-skript-zus.pdf. Zugegriffen: 12. Oktober 2012

Citron I (2004) Kinästhetik – Kommunikatives Bewegungslernen. Thieme, Stuttgart

Davies PM (2002) Hemiplegie: ein umfassendes Behandlungskonzept für Patienten nach Schlaganfall und anderen Hirnschädigungen. Springer, Berlin

Deutsche Vereinigung für die Rehabilitation Behinderter e. V. et al. (Hrsg) (1996) Empfehlungen zur Rehabilitation und Pflege von Menschen mit schwersten neurologischen Schädigungen. Bericht über die Klausurkonferenz am 10. und 11. Mai 1996 in Maikammer/Pfalz. http://www.dvfr.de/fileadmin/download/Publikationen_Schriftenreihe/weitere_Publikationen/Empfehlungen_Phase_F_neurol_Schäden.pdf. Zugegriffen: 12. September 2012

Fechner GT (1860) Elemente der Psychophysik. Erster Teil. Breitkopf und Härtel, Leipzig

Freeman EA (1987) The catastrophe of coma: a way back. Sheridan, Dobbs Ferry, NY

Fröhlich A (2008) Basale Stimulation: Das Konzept. Selbstbestimmtes Leben, Düsseldorf

Hebb D (2002) The organization of behaviour. A neuropsychological theory. Erlbaum, Mahwah, NJ (1st edn 1949)

Palmer SE (1999) Vision science. MIT Press, Cambridge

Pschyrembel (2008) Klinisches Wörterbuch. De Gruyter, Berlin

Raschke K, Müller SD (2004) Dysphagie aus ernährungsmedizinischer Sicht. Schwerpunkt: Diätetische Therapie. Interdisziplinär 12(4): 244–255

Rilke RM (1902) Der Panther. http://de.wikipedia.org/wiki/Der_Panther. Zugegriffen: 12. Oktober 2012

Sarris V (1995) Max Wertheimer in Frankfurt. Beginn und Aufbaukrise der Gestaltpsychologie. Pabst, Lengerich

Star, A van der (2001) Schöpferisch Pflegen. Ein Beitrag aus antroposophischer Perspektive, 2. Aufl. Urachaus, Stuttgart

World Health Organization (WHO) (2001) International Classification of Functioning, Disability and Health (ICF). WHO, Geneva

Stichwortverzeichnis

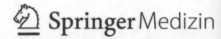
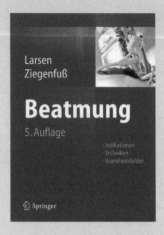
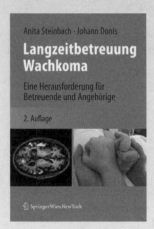

Printing: Ten Brink, Meppel, The Netherlands
Binding: Stürtz, Würzburg, Germany